文明天下　匹夫有责

中醫藥的全球教化

张超中 著

全国百佳图书出版单位
中国中医药出版社
·北京·

图书在版编目（CIP）数据

中医药的全球教化 / 张超中著. --北京：
中国中医药出版社，2025.4.（2025.8 重印）
（中医药自主知识体系研究文丛）.
ISBN 978-7-5132-9130-9

Ⅰ. R2

中国国家版本馆 CIP 数据核字第 2025H9E832 号

中国中医药出版社出版

北京经济技术开发区科创十三街 31 号院二区 8 号楼
邮政编码　100176
传真　010-64405721
山东临沂新华印刷物流集团有限责任公司印刷
各地新华书店经销

开本 710×1000　1/16　印张 22.25　字数 304 千字
2025 年 4 月第 1 版　2025 年 8 月第 2 次印刷
书号　ISBN 978-7-5132-9130-9

定价　109.00 元
网址　www.cptcm.com

服 务 热 线　010-64405510
购 书 热 线　010-89535836
维 权 打 假　010-64405753

微信服务号　zgzyycbs
微商城网址　https://kdt.im/LIdUGr
官 方 微 博　http://e.weibo.com/cptcm
天猫旗舰店网址　https://zgzyycbs.tmall.com

如有印装质量问题请与本社出版部联系（010-64405510）

《中医药自主知识体系研究文丛》
总　序

近代以来，中医药的自主发展问题一直隐藏在国家兴亡和民族独立之中，未能成为一个学术界关心和聚焦的基础理论问题。与这种状态相适应，在中医药知识体系的现代建构过程中，"自主"也被"科学""哲学""现代医学"等置换和遮蔽，致使中医药陷入了一种"不由自主"的被动阐释意识和语境。日积月累，渐愈百年，潜移默化，习以为常。如今要研究中医药的自身发展规律，建设中医药的自主知识体系，不仅需要新的"解蔽"理论，而且需要创造新的"解蔽"方式。其情其景，真可谓唐宋之际"古文运动"的再现。

作为"古文运动"的倡导者，韩愈创造了一种新的"解蔽"方式，即在追溯中国文化"道统"的基础上，通过"文以载道"的阐释方式，促进了中国原创思想"自主意识"的觉醒，实现了佛教中国化背景下儒学的复兴，为开创中华文明儒、道、释三教合一的新格局作出了历史性贡献。同为"唐宋八大家"之一的苏东坡对韩愈推崇备至，赞其"文起八代之衰，道济天下之溺"，即借助新的教化方式，改变了中国上古之道被普遍遮蔽的局面。推古验今，所以不惑。在推进西方文明中国化的历史进程中，寻找和创造"与时俱进"的解蔽方式，不仅可以直接促进中国自主知识体系的建设，也将深刻影响人类文明新形态的形成。

从历史来看，新的解蔽方式皆是与"综合创新"的时代任务相适应的思想方式，如今中国文化的综合创新更是需要革弊鼎新，为"天下"解蔽。《庄子·天下》评判百家之学，其实是以"古之博大真人"作为解蔽标准的，这既是对"且有真人而后有真知"（《庄子·大宗师》）的具体诠释，也是对知识本身的反思。"吾生也有涯，而知也无涯。以有涯随无涯，殆已；已而为知者，殆而已矣。"（《庄子·养生主》）如果认识不到知识是主客体的统一，舍人舍身而逐知，那么求知行为所带来的只能是不可持续的后果，这对学派及其创始人来说皆是悲剧。"悲夫，百家往而不反，必不合矣！后世之学者，不幸不见天地之纯，古人之大体，道术将为天下裂。""惜乎！惠施之才，骀荡而不得，逐万物而不反，是穷响以声，形与影竞走。悲夫！"（《庄子·天下》）

与"百家"的"往而不反"不同，"真人""真知"的表现就在于"知""反"，亦即《老子》所说的"反者道之动"。2003年夏天，我从《老子》关于"人"（官长、侯王）的主宰性的论述中看到了其关键作用，解决了"整体的生成机制"这一整体论方法的核心问题，其要义就在于"人"是整体论的基点，没有人参与的整体就不是真正的整体。从整体论出发，原本的科学问题则一变而成为文化问题，科学的转型发展问题也就必然与文化和文明的转型发展联系起来，即只有"迷途知返"，在方法中加入"人"，才能促进解决科学技术和社会发展的根本问题。与此同时，这一方法论上的发现促进了对中医药的再发现，亦即中医药在理论与实践中对"人"的强调和遵循，使得其成为整体论的最佳典范。从此出发，董光璧先生认为，未来的科学与文明发展应当以中医药作为评判的"镜鉴"标准。这就是说，只有亲近中医药，才能获得对于未来的"真知"。

由此来看中医药自主发展的战略问题，近现代以来其"自主性"的迷失恰恰在于"科学"对"文化"的遮蔽，中医药自主知识体系建设的关键则在于去掉"遮蔽"，开创文化引领未来的基础路径。我们看到，以科学作为标准，中医药曾经一度被认为是"无理可通"，"阴阳五行"更是被称作"迷信的大本营"。在那种"无处可逃"的时代压力下，中医药研究者对各个领域的新理论都情有独钟，以便阐释中医药的合理性，为其实践应用和传承发展扫清障碍，其思想行为并无不当之处。只是"上穷碧落下黄泉，两处茫茫皆不见"，与中医药全然合辙的自然科学、社会科学和人文哲学理论至今尚未发现。尽管没有发现有另一个"他者"，但借助于"他者"却发现了自身，实现了对中医药自身的再发现。我认为，对中医药的再发现既是我国哲学社会科学领域取得的基础性成果，也是为"天下"解蔽的新方法。

2004年以来，我先后参加了中医药发展战略研究和中医药事业国情调研，并从2006年起参与中国哲学史学会中医哲学专业委员会的筹备和组织工作。在长达二十多年的研究过程中，我深切体会到放弃原来的被动阐释方式，发挥中医药理论方法自身的原创潜力成为必然。我们看到，中医药已经成为中国文化的新主体，正在深刻改变原来儒道释为主体的基本格局。更为重要的是，中医药也正在成为健康时代下全球科技的新主体，并将深刻改变人类对科技的认知。"总把新桃换旧符"，可以说中医药是"百年未有之大变局"最积极的促进因素，可解"百家"之蔽，可启"百家"新思，成为新科技、新文化和新文明建设的基础性资源。

基于上述认识，中医药的自主知识体系建设过程，应当是一个放弃原来被动阐释自身合理性的旧路径，建立以中医药自身为标准从而阐释新世界的历史过程。这将是一个与全球科技转型和文化文明转型相一致的艰难曲折的历史过程，也是充分发挥中医药的原创潜力和阐释能力，从而使中医药焕然一新的创新性发展过程。"天街小雨润如酥，草色遥看近却无"，尽管中医药的发展仍然存在各式各样的问题，但是中医药发展的春天已然到来。由此再看历史上关于"解蔽"的争论，《荀子·解蔽》虽然对庄子提出了批评，认为其"蔽于天而不知人"，其实这是一种"圣人"对"真人"的价值判断，体现出儒道两家精神价值追求的差异。而在这差异之外，荀子认为，只有具备"壹虚而静""大清明"的素养才能胜任"解蔽"之繁，这与《庄子》的"真人说"则有相通之处。更进一步说，中医药与各家之间亦有通路。能否意会到这种通路将取决于"百家"自己，中医药的自主知识体系建设只能起到促进作用。《老子》曾经告诫过，"夫代大匠斫者，希有不伤其手矣"。由此可见，在中医药自主知识体系建设的过程中，如何恰如其分地阐释，这将是未来面临的最大挑战。

实际上，应对上述挑战的基础方式还是认识自己，做好自己，传承发展"为己之学"。我认为，中医药学既是"为己之学"，也是中国文化"为己之学"的总纲。从此入手，"解蔽"即"齐物"，传承即发展。《老子》曰："知人者智，自知者明。"《中医药自主知识体系研究文丛》立足当下，展望未来，力求"智""明"兼取，"道通为一"。

张超中

2024年11月25日

于中国科学技术信息研究所

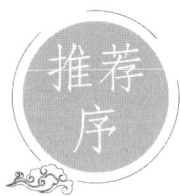

推荐序一

自明末清初西学东渐以来，西方文化与中国传统文化的矛盾纠葛连绵不断。其中影响深远、旷日持久、诉之法律尚未已的，是中医问题。

关于中医问题，于1929年爆发了一次全国性的抗议斗争。原因是国民政府的卫生部刚一成立，就召开国民政府第一届中央卫生委员会会议，通过余云岫等人以"医学革命"名义提出的"废止旧医以扫除医事卫生之障碍案"的决议。

决议提出"旧医一日不除……新医事业一日不能向上"的口号，国民政府企图施用行政力量，一棍子把中医置于死地。

此后几十年来，在革命化、现代化、国际化大潮中，西方医学日益发展，中医药学日益衰微。中华人民共和国成立后，国家用中医政策调整局面，缓和矛盾，先后提出"团结中西医""中西医结合"和"中西医并重"的政策，并在1982年通过的《中华人民共和国宪法》中提出"发展现代医药和我国传统医药"，2016年制定了《中华人民共和国中医药法》，从法律上保证了中医药的继承与发展。

问题似乎已经解决。

问题实际依然存在。

问题在于，有了政策，有了法律，还得认真贯彻执行。

问题在于，每年的卫生工作统计报表，显示中医与西医之间发展的差距仍在继续扩大。

为了加强中医的继承发展，从根本上改变中医工作衰颓的面貌，国家于1986年成立了国家中医管理局（1988年又将中药管理职能并入国家中医管理局，改名为国家中医药管理局），力图解决中医药的自主管理问题。同时，全面加强中医业务建设，发展中医医疗、教育、科技，深耕中医学术，突出中医特色，把疗效作为中医的生命力和竞争力。邓铁涛、陆广莘、朱良春等老一辈中医大师大声疾呼，要求改变中医的从属地位；用生生之道的健康医学替代当代的疾病医学；发皇古义，融会新知，固本创新，使中医药与时俱进！

科技界以钱学森为代表，大力支持中医发展，指出"人体是由亿万个分子组成的。所以它不是一个小系统，也不是一个大系统，而是一个比大系统还大的巨系统""和西医相反，中医理论才是和系统科学完全融合在一起，中医的看法跟现代科学最先进、最尖端的系统科学的看法是一致的""中医现代化，是中医的未来化，也就是21世纪我们要实现的一次科学革命，是地地道道的尖端科学"。

文化界根据《中华人民共和国非物质文化遗产法》，对各类别的传统文化的原创思维、知识技艺、文化空间实行保护。中医药作为非物质文化遗产的重要组成部分，建构了保护框架，明确了保护方向，落实了一批保护项目和保护人。

哲学社会科学界从中国古典哲学、古典文化的层面，对中医学的哲学背景、哲学思维、哲学贡献，特别是与儒道释的文化渊源关系等方面，剖析阐明，给予中医药历史文化的支撑，楼宇烈、刘长林等也为中医药频频发声。其中，张超中的《中医药的全球教化》，是从哲学和古典文化层面论述中医的代表性著作之一。

《中医药的全球教化》作者从全球化发展情势下文明演变的内在规律出发，重新看待和评价中医药的历史和时代特征，认为面对西方的衰落，现代文明处于"再文明化"的过程之中，中医药学成为与儒道释并立的主流文化。"从大的方面来看，中医药属于中华优秀传统文化，是堪与儒道释并列而立的中国文化的'四大金刚'之一"，《黄帝内经》成为医经群经之首，中医药成为时代的"新学"和文化"转型的'新标准'"。"站在时代发展的高度来综合判断，中医药学将超越长期以来对其低估和错置的定位，成为引领未来新文明建设的高地。""对中医药学的重新认识将有可能改变21世纪的世界文明地图。"

《中医药的全球教化》作者还说道："应用中医药的思想和方法，能够使人们对中华文明和世界文明的发展获得一种通解。""在健康逐渐成为一种全球的共同追求和共通语言的时代，中医药所蕴含的健康至理将为新的全球治理提供鲜活的中华文明智慧，并为全球性的从科学向健康的转型提供具体的可行路径。""随着对中医药认识的逐步深化，才能深深感受到时代和历史的力量。只有这种力量才能使中医药从中国文化的配角一变而为主角，并在新的全球化时代尽情展现中华文明的魅力。"

最后，《中医药的全球教化》作者提出："按照贾谦等人的说法，在战略上，'我国应建立以中医为主、中西医并重的医疗保健体系'，一旦向这个战略目标稳步推进，那么根据中国稳步上升的世界影响力，全球的医疗和健康格局也将会朝着这个'中国式的格局'逐步演变。那么可以想见，中医药未来全球发展的战略空间就会急速增大。为了满足未来的全球性需求，深入研究中医药的自身发展规律及其国际传播发展规律，势必成为一项必不可少的基础性工作。"

在这里我不得不说，《中医药的全球教化》的作者是一位值得尊敬的理想主义者。他对中医药做了前所未有的高度评价，浓墨重彩地描绘了中医药光辉灿烂的前景。更值得庆幸的是，他又非常清醒，马上想到中医药现实的处境、面临的困难、与西医学存在的差距和未知的不确定性，于是旗帜高高举起，冲锋处处小心，在一往无前时留有余地，在峰回路转处柳暗花明。

但作者毕竟是一个人文学者，不可能参与具体的临床实践，难以体会面对患者的痛苦时医生追求疗效的艰辛。中医药是中国人民创造的对人体生命、健康和疾病的知识体系，它是传统医学，饱含深刻的哲学思想和人文精神；它既是自然科学，又是社会科学。作者从自身的学术优势出发，充分阐述了中医药的人文精神。从《黄帝内经》的养生之道当中，领会到"精神内守""心主神明"的重要意义。但疗效决定生命，人体的病痛并非全部来自自主功能和精神因素。相反，大部分疾病来自天灾人祸、洪水猛兽，来自难产、感染、伤害、饥饿，来自年老体衰、油尽灯灭。患者们辗转反侧，痛苦呻吟，恳求医生实实在在地治病救人。我们反对医学以疾病为中心，但并不意味着健康医学可以轻视疾病。我们一直呼唤德艺双馨的苍生大医挽救生命，也就是这个道理。

在发展中医的同时，也应该看到现代科学的飞速发展，看到西医作为世界主流医学的客观存在，看到西医的优势和进步。文化如水，从善如流；文化如海，海纳百川。我们赞同文化的多样性，赞同费孝通先生提出的"各美其美，美人之美，美美与共，天下大同"的文明共处原则。世界医学的发展，要由世界人民来决定。中医药的命运，需要依靠中医药人自强不息、不懈奋斗，需要一个更加学术自由、公平竞争的社会环境，以保证人民对医疗保健的多样化的选择和需求。

总之，《中医药的全球教化》给我们提供了足够的历史证据、学术信息和精神养料，使中医在困难中看到新时代的曙光和全球化的身影！这就足矣！这就足矣！

是为序。

诸国本

2022年9月5日

推荐序二

张超中先生的新著《中医药的全球教化》，比起他研究《黄帝内经》的博士论文，其视野更开阔，其所论说的中医药内涵及其价值也更深透。此书的研究不仅对于中国文化和文明发展具有重要意义，而且对于世界文化与文明发展也具有重要意义。正是在展开研究中国医药文化这种意义上，本书借助中国传统文化诸多经典研究，提出了中医药全球教化——中国新礼乐文明建构的重大理论问题。

中国中医药的发明与创造，可以说是人类文明史上的一大奇迹。中国俗语说"人为万物之灵"。那么，中国先贤的灵，"灵"在何处？可以说，就灵在他们对于宇宙与人的关系，具有早熟的深刻认识。这种认识，开始于距今七八千年前伏羲"仰则观象于天，俯则观法于地"所画出的八卦图，成熟于周文王又将伏羲八卦叠卦成六十四卦，并对卦爻系辞，即传承至今的《周易》或称《易经》。正是在这部重要的中国经典中，提出了动态整体观、追求阴阳平衡的宇宙观和人生观。在中医看来，宇宙与人是一体相通的。或者说，对应大宇宙，人体可以称为"小宇宙"。在中国文化和文明创造的历史中，中医药的经典如《黄帝内经》《伤寒杂病论》《千金要方》《本草纲目》等，都与《周易》密切相关，中医道论之阴阳五行说，就源于《周易》。至于中医其术论之经络说，它的神奇治疗效果，如针灸或穴位按摩，则正在通行世界的普世化中。

当然，中国早期的诸多经典，都产生于农耕文明时期，与西方的经典产生于工业文明时期，各不相同。但是，怎么看待两种文明优劣长短呢？从人们的心态看，农耕文明时期，人们亲近大自然，欣赏和崇拜大自然，模仿和美化大自然，如中国的苏州园林、欧洲沿河依山修筑的城堡，等等。而工业文明时期，人们则以"改天换地"，破坏原生态大自然，来满足自己难填的欲壑，以种种工业制造，如文化工业泛滥，在

"同一性"模式下，满足人的一切需求，以致人不再思考。

当今世界，表面上似乎很繁荣，让人眼花缭乱。其实，种种科技无限制地发展，其负面影响已经威胁到人类生存以及地球作为人类唯一家园的存在。例如，核武器的大量生产，最终取代"智人"的"机器人"之发展，以及用人工机械代替人身上各种器官的"生物工程"，等等。可以毫不夸张地说，所有这一切人类异化发明出来的东西，都有可能导致地球和人类毁灭。

张超中先生的这部书，就是让人们从中医药视角回头看看人和世界，看看历史。中医药研究及其伟大的历史实践，已经告诉世人，只有善待地球，人类才能与大自然共存共荣。但是，自西学东渐以来，作为中国文明窗口的中医药却屡遭厄运。一些人甚至妄图用西医药完全取代中医药，完全废黜中医药这一伟大的国宝。妄图废黜中医药的人们提出的理由，主要是认为中医药与西医药比较起来，中医药"落后、不科学"。

对于上述对中医药的责难，如何看待？西方从古希腊至今主流的思维方式是理性的逻辑的概念的思维方式，西方的文化、文明主流是靠这种思维方式所支撑，特别是西方近现代科学技术的发展，主要是靠这种思维方式（也可以把这种思维方式称作科学主义思维）。无疑，应当充分肯定这种思维方式对于世界现代化发展的伟大功绩。但是，能否由此就可以说，理性至上，科学至上，一切不同于理性、科学的思维方式都是错误的、没有价值的，应当予以废黜？显然这是绝对不允许的。因为，中国传统文化、中国农耕文明或更早所创造的思维方式，是一种比西方理性逻辑的概念思维更早产生的"象思维"。这是一种富于原创性的思维方式，即悟性的诗意联想的原创性思维。而之后产生的理性逻辑概念思维，乃是"象思维"所创造出来的，或者说，"象思维"乃是理性逻辑的概念思维的生母。实际上，即使是理性逻辑的概念思维在工作运行中，也几乎离不开在关键时候得力于"象思维"深刻联想和超越的推动。"象思维"支撑并产生的中医药文化，经几千年的历史实践已经证明，虽然不是理性逻辑的概念思维支撑，即不是科学主义思维所支撑，但是，却别具特异的合理性和卓越的功能。例如，中国广州"非典"疫情严重时刻，正是中医药所治疗的特区，全员治愈出院，没有死亡的病例。中医药的奇迹有力地说明，理性、科学不是万能的。事实证明，所谓"中医药不科学"就要废黜中医药，倒是更加不科学而且荒谬的。因为，科学必须正视和尊重事实。

《周易》有言："天行健，君子以自强不息。"这种思想显示出，君子之个体人要与天体运行相比照与沟通。中医最高的理念，即治未病，也与上述《周易》的理念相通。君子之个体人能自强且不息，就包括不得病，在治未病的修炼中强身健体，如此才能"生生不息"。治未病理念之高，更在于能祛除疾病带给人的各种痛苦，也减少了为治病的钱财损失。至今，中国城乡一些家庭为治病而倾家荡产。这种人间大不幸，也从反面有力地证明了治未病理念极其高明伟大。

中医之医道的博大精深，在于医道还借鉴和融会中国儒释道等各家之道，尤其是借鉴道家道教形而上之大道，以及形而中、形而下之道术，从而，中国中医之医道具有多角度诊疗病患的全面性和深刻性，治病不是治标，而是要祛除病根。可以说，大医与病患的关系，在一定意义上乃是"道通为一"的传道与体道的互动关系。

张超中先生的这部书，提出中医药研究必须反观其历史，甚至提出作"考古式研究"，这是中医药深入研究必须遵从的方法论。因为，中国的中医药之道、术，几乎与中国文化、中国文明同时并生，所以，我们特别把中医药历史，划分为"远古、上古、中古、至今"。远古、上古与至今的历史划分，在研究中被问及"远古与上古医道医术，就一定落后于至今吗"？或远古、上古，有其至今已经被忘记的"辉煌时期"吗？对于当代，这是非常值得研究与回答的问题。

就治未病之养生而言，远古、上古的自然环境与人自身之心神、身体状况，比起之后的中古，特别是当今时代，都处于极佳状态。这种状态的表现，就是人间主客两方面都是处于天道无为，或者说是"大道至简"的状态。客观自然没有遭到破坏，人的身心还处于与天道自然相通，即"道通为一"的状态。按张超中先生书中引述，直到中古，由于欲望膨胀而"损道"，人才出现衰败现象。但是，人的欲望如同潘多拉魔盒，一旦放开，就不可控制。从中古至今，不知回头。人的身心衰败，致使百病丛生，研究治病之方技发明因此而成为热门。从《黄帝内经》《伤寒杂病论》以降，治未病之养生这个中医最高理念，几乎被忘记了。不过，物极必反。张超中先生在书中指出，"治未病"这个中医最高理念，在人们身心衰败到当下的这种情况下，太古、上古时期人们的那种"大道至简""道通为一"的生活方式，就很值得重新借鉴并加以发扬了。所谓太古、上古有过中医最高理念的"辉煌"，乃是特殊历史时代，人们的生产生活，都不得不"道法自然"之使然。那种时代是回不去了。但那时的那种精神，却在中国传统文化经典中有丰厚的积淀，这是可以在传道体道中，拾之捡回，用以发挥身心保健的积极作用的。

如果说太古、上古时期，人们所处的社会环境及其身心状态都自然地合于"道常无名，朴"，那么现在，无论社会环境还是人们的身心，都发生了天翻地覆的变化，就是说，在物欲横流、人欲横流的当下，人们离天道越来越远。在这种情形下，如何回归天道无为、"与道为一"呢？途径还有不少。总的来说，就是发掘和继承积淀在道、儒、禅等中国传统文化中的"中国功夫"。

中国功夫论与西方知识论，各有所长，各有所短。"知识就是力量"，一时间成为压倒一切的声音。但是，这种力量所及并不是无限的。对于精神和肉体的五脏六腑，"治未病"的养生则只能借助悟性修心的功夫。同时，中国传统文化的动态整体观，使得中国医道与治国之道也有机相连。个体人治病之道，无论是治未病或治已病，与治国之道，一体相通。事实上，对于一个国家，无论大小，治未病，防患于未然，都是最重要的事情。

张超中先生这部书提出的重要问题，特别着眼于如何使中国医道现代化。也就是如何使中医药进一步发展到适合现代的需要，并进而使中国的礼乐文明也与中医药同步发展。世界现代化源于欧美西方世界，所以，向西方学习，是不可避免的。但是，如何学习？中国在学习过程中，曾走过弯路。如20世纪初，曾经出现过完全照搬西方的"全盘西化论"，也有另一种极端，认为西方现代化文化，在中国文化中古已有之。现在看来，这两种看法都失于偏颇，或者过于简单化，或者夸大其词，没有认识到真正实现现代化的复杂性，没有认识到中西文化融合的复杂性。后来，到20世纪下半叶，美国学者亨廷顿（Samuel Huntington）又提出"文化冲突论"，颇有影响。此论认为，似乎不同文化只有冲突而不可调和。或者说，落后国家若实现现代化，就只能全盘接受西方的现代化之文化模式。实质上，这种文化冲突论，不过是为西方的新殖民主义张目。

但是，世界文化的发展，更重要的不是冲突而是文化的融合。而文化冲突，恰恰是文化融合的前奏。中国文化与汉代传入的佛教文化之间，早期也是冲突不断，到大唐时期达到顶峰，毁坏庙宇，迫使大批僧侣还俗。经过融合后，不仅庙宇逐渐得到复建，僧侣返还寺庙，而且还发展出中国特有的佛教派别——禅宗。正是禅宗这个中国文化与佛教文化融合的佛教，使大唐以后的中国文化显出崭新的面貌。可以说，中医的医道医术与西医学，当下在中国还处于文化冲突又稍有融合的阶段。这里的问题，在于占主流地位的西医学一方还不能真正认识中医医道、医术的真面目及其不可替代的重要价值，两种医文化还没有达到有效的融合。

从佛教文化传入中国与中国文化融合的经验来看，中西医两种医文化的融合，需要有主次。就是说，必须以中医医道医术为母本，而不是两种医文化的机械凑合。显然，这不是短时间内所能做到的。需要长时间的理论研究、辩论和实践的检验，才能结出两种医文化融合的丰硕果实。我们期待中西医两种医文化真正融合结出果实的时代能早日到来。张超中先生这部书，对于这两种医文化的融合，结出果实，也具有启发引导作用，值得重视。

上述，是我读张超中先生大作的几点解析和体会，聊以为序。

王树人

2022 年 10 月 29 日

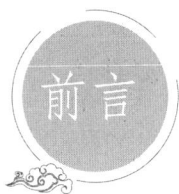

重新评价中医药是全球化时代下中华文明传承发展的基础课题，也是一项历史性的任务，而要深入其中，理出端绪，既需要把握中华文明自身发展的起承转合，又需要洞察全球文明特别是西方文明的转型发展。通识古今，综观内外，才能深刻理解中医药的重要性及其特殊性，并对这一特殊性的普遍发展作出未来展望。

事实上，基于中国文化发展的历史经验，陈寅恪、柳诒徵等近代诸贤皆对中华文明与西方文明的融合发展作出原则性预测，认为中国文化固有一变，但变在何处尚需观望。2006年，中国哲学史学会中医哲学专业委员会成立，标志着中医药成为与儒、道、释等量齐观的中国文化的新主体。自兹之后，全面阐明中医药的主体地位同样成为一项重大命题，方克立先生称之为"中医哲学研究的历史使命"。从学理上看，这项研究既需要从理论上阐释中医药与儒道释之间的相通性，又需要把握其对现代科学体系的独特性。如今来看，只有以中医药自身作为方法，才能真正把握其自身的独特性，确立其自身的主体地位，促其成为中国文化的新主体。

2004年以来，我有幸参与了科技部中医药发展战略研究和中国社会科学院中医药事业国情调研，亦在参与的过程中逐步意识到，能否自觉以中医药自身作为方法，这既是取得"高质量"成果的关键，也是区分陆广莘先生提出的"中医研究"和"研究中医"的关键。主客异位，标准亦变，标准体系也自然随之而不同。扩而论之，文化研究和文明研究也是如此。贾谦老师在总结中医药的自身发展规律时，把"与中华传统文化密不可分"列为首要规律，并以"铺轨论"而不是"接轨论"为主导性观点研究中医药国际化的系列问题。可以说，《中医药的全球教化》是对"铺轨论"的系统论证和阐释，力求首先做到费孝通先生提倡的"各美其美"，如果对此没有"文化自觉"，那么"美人之美，美美与共，天下大同"也就会失去理想之光。

初读本书者或对"教化"一词不甚认同，然若要取得他人对中医药的理解和认同，舍此别无他路。"教化"的词义是政教风化和教育感化。我认为，"教化"偏重人文意义上的教育和普及，重在化人，与"科普"偏重于知识教育显然不同。2014年4月27日，我曾应邀在国家中医药管理局组织的干部培训班上授课，讲题为"中医药全球发展的战略格局"，这是"人文社会科学视野下的中医药"系列专题培训中的一堂课。时任中国中医科学院研究生部主任的宋春生教授主持讲座，并对授课内容给予了充分肯定。2017年，国家社科基金"国际问题研究"领域设立了与中医药相关的选题，我遂以上述讲课材料为基础组织申报，题目则改为"我国中医药全球发展的战略格局与路径研究"并获正式立项。2018年4月26—28日，我应邀参加上海中医药大学《中医药文化》杂志社主办的"中医药国际化传播及相关问题研究工作坊"，在准备讲题期间我才真正"体贴"出"教化"一词，认定这是中医药全球发展的"基础路径"。接下来的系统论证和阐释则非一帆风顺，几次下笔又几次改弦易辙，直到项目研究五年期满，才得以最终成稿。在写作过程中，把中医药看作"为己之学"也是在不期然而然的状态下呈现出来的，最后提出的"文明天下，匹夫有责"则可看作中医药全球发展的启蒙价值。

目前来看，中华文明与西方文明皆处于转型发展之中，中医药则具有"得乎环中，以应无穷"的战略地位。进一步讲，我认为中医药是中国文化"为己之学"的总纲，是西方文明的接引者、转化者和提升者。

中医作为方法，或可促进人类文明别开生面。"众里寻他千百度，蓦然回首，那人却在灯火阑珊处。"我相信随着健康时代的来临，中医药的"可信"与"可爱"将会与日俱增，中华文明的转型发展之义也会越来越明。

目录

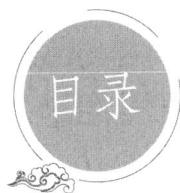

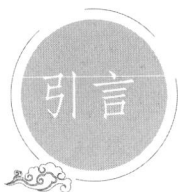

引言

自主与文明

在可预见的范围内，中医药的全球发展应当引发全球性的变化，其在理论上是存在的，在实践中也是可行的。很多人对此抱有怀疑，认为中医药只是中国传统文化的一部分，中医不仅在科学性上受到质疑，说不清自己到底是什么，而且长期以来一直攀附各种理论，早已"积贫积弱"，几乎丧失了独立发展的基础。在如此严峻的现实面前，开展传承自救都来不及，又有何余力影响全球？这种怀疑有其一定的道理，因为按照目前的基础、规模、做法和现实环境来评估，中医药在国内实现与现代医学的并重发展尚属不易，需要多措并举，攻坚克难，齐心协力，共度时艰，才能筚路蓝缕，薪火相传。在国内问题层出不穷、国外崇尚中医药的基本态势仍属青萍微末之际，讨论中医药的全球发展几同猜想，更遑论能够制定成熟的全球发展战略。这种其来有自的怀疑值得称道，是扎扎实实基于当前世情做出的评估。不过，如果稍稍扬起头，看到中医药所带来的希望，就会自觉不自觉地告别悲观，拥抱乐观。

可以说，抱怨、悲观或者悲愤已经成为一种历史性情绪，经年笼罩在中医药仁人志士的心头，如影随形。如果不能以理胜情，一旦再次论及中医药的近现代发展，忆起其所遭受的几乎和中华民族一样的苦难历程，触发在长期的压抑下所形成的心理积淀，就不免于目之所接，势之所至，常常使人心有所悲，仰天长叹。当然，在感叹之余复又感叹，阴阳盛衰固属天之常道，中医药也当否极泰来，进入新一轮的历史发展时期。其实，就在20世纪初期中国传统文化经受"全面否定"之时，德国著名学者奥斯瓦尔德·斯宾格勒（Oswald Spengler，1880—1936）在其《西方的没落》中就已经发出了遥远的历史性的呼唤。他写道：

> 但是，在帷幕落下之前，历史的浮士德精神尚有一项工作可做，这是一项迄今从未做过，甚至从未有人以为是可能的工作。这即是：尚待写下一部各精确科学的形态学，去研究所有的定律、概念、理论如何内在地互相扭结在一起，而构成文化的诸般形式，以及它们在浮士德文化的生命历程中究竟意义何在。这就要把理论物理学、化学、数学作为一组象征予以再处理——这将是以一种直观的、再度宗教性的世界观，对机械的世界观作的确定性的征服；是以一种最终的和最有效的观相方法，将系统的方法击溃压服，并将之作为一种表达和象征而吸纳于自身的领域之内。终有一天，我们将不再如19世纪那般，去追问作为"化学亲和力"或者"抗磁力"之基础的有效定律究竟为何物。甚至，我们其实会惊诧，第一流的心智何以会沉迷于这一类的问题不能自拔。到那时候，我们将追问：属于浮士德精神的这些形式从何而来？它们何以只专属于我们的这种人性？我们所获得的数字，以如此图象①式的伪装而成为现象的东西，这其中可否有深刻的意义？可以这样说，我们今天甚至尚不曾觉知到：在我们的著名的客观价值和经验之中，有多少只是伪装，只是意象和表现。②

---

① 象：应为"像"。
② 奥斯瓦尔德·斯宾格勒.西方的没落：第一卷［M］.吴琼，译.上海：上海三联书店，2006：405–406.

斯宾格勒在百年之前对西方科学与文明的诊断直中肯綮，他所采用的"观相"分析方法与中医药学的望闻问切颇为类似，即超越形体，达到对研究对象之精神气运的整体把握。他以此直接指出了西方诸多科学学科和文明表现形式背后的文化意象根源，完成了对以科学为基础的西方现代文明的解构性分析。在蔚然惆怅，发出"没落"的预警之际，他也提出了建构"一部更精确科学的形态学"的愿望，用以承载科学与文明的原创精神和意志，实现"以一种直观的、再度宗教性的世界观，对机械的世界观作的确定性的征服"。在经过百年的发展之后，我们看到斯宾格勒的这一愿望并没有实现。与此同时，我们蓦然发现，中医药学的学科性质比较接近于"精确科学的形态学"。故而德国慕尼黑大学东亚研究所原所长、著名中医药研究专家满晰博博士（Manfred Porkert，1933—2015）称其为"成熟科学"，认为"就绝大部分或者主体而言，应当称得上是精密科学"①。在缺少相应的参照时，我们对满晰博博士关于"人类为什么不能缺少中医"的提法难以深入理解，但在西方"衰落"的背景及其学术传统之下重温他的观点，确实为斯宾格勒未能及早遇到中医药而感到遗憾。

　　满晰博博士早期研究的是中国《道藏》，属于20世纪初西方中国道教研究的开拓者沙畹（Édouard Émmannuel Chavannes，1865—1918）的学术谱系，到他这儿是第四代。他曾随首批联邦德国政府代

---

① 2005年6月，满晰博博士受中国科学技术信息研究所中医药发展战略研究课题组之邀，开展学术交流，《科技中国》以"中医是成熟的科学"为题对他进行了专访。在接受采访时，满晰博博士把科学分为精密科学、原始科学和伪科学三种。他认为，少数学科属于精密科学，如物理、化学、天文学等，多数学科可称为原始科学。在现代医学（西医）中，绝大多数是原始科学的知识，只有一小部分是精密科学，其中还有较大的伪科学的成分。与此相反，中医除了还有一部分是原始科学和伪科学的残余外，就绝大部分或者主体而言，应当称得上是精密科学。《黄帝内经》《神农本草经》《伤寒杂病论》等中国古代医书的传世，表明中国在两千多年前就已经形成了一套较完整的中医理论体系，而且很早就有自己的药物学专著，确立了中医学辨证施治的理论体系与治疗原则。参见《科技中国》2006年第2期。

表团访华，也曾意气风发，随后则一直比较失落，感到他关于中医药的观点被"淹没"，没有得到应有的重视。在 2005 年访问中国期间，他关于中医药的看法在国家发展战略研究层面得到了认同，但在中医药发展总体上处于被忽视的情势下，他的观点也未能幸免①。他与李约瑟（Joseph Terence Montgomery Needham，1900—1995）是志同道合的朋友，但与后者在中国和国际上得到的重视及其影响相比，他的地位则堪称"民间"。这里不妨提出一个假设，即对斯宾格勒来说，如果当时他对中医药的研究具有满晰博一样的程度，或者更深，那么他还会提出建构"一部更精确科学的形态学"的愿望吗？从李约瑟对中国科学与文明的研究、海德格尔（Martin Heidegger）对《老子》的研究、荣格（Carl Gustav Jung）对《易经》和《太乙金华宗旨》的研究成果来看，虽然是基于西方的科学、哲学和文明传统，但他们对中国和东方文明的研究还是属于西方传统的发展，并不能代替中国和东方传统本身。因此，斯宾格勒冀望于"浮士德精神"，从欧洲诸民族的传统出发继续开始永不停止的探索，这也是他出于教养传统本能的选择。

著名德国诗人歌德（Johann Wolfgang Von Goethe）历经 60 年创作了诗剧《浮士德》，其中描写了浮士德博士和魔鬼靡菲斯特斗争的一生，刻画了浮士德立身处世的风格，对"浮士德精神"做了典型的阐释。作为歌德研究专家，冯至认为，"浮士德精神"与我国《周易》所强调的"天行健，君子以自强不息"的精神有相通之处②。辜鸿铭则把浮士德精神概括为"不趋不停，譬如星辰，进德修业，力行近仁"③，亦接近于儒家的君子精神。为了纪念歌德诞辰 260 周年，吴晓江自言以浮士德为典范撰写长文反思"浮士德精神"与西方科技文化的关系，从另一个角度

---

① 满晰博博士对中医药的看法虽然高远，但他是基于西方科学与文明的背景下来看待中医药作用的，与中国的中医药界对中医药发展道路的选择不尽一致，故而有曲高和寡之叹。

② 冯至.论歌德［M］.上海：上海文艺出版社，1986：192.

③ 辜鸿铭.辜鸿铭文集：上卷［M］.黄兴涛，译.海口：海南出版社，1996：474.

指出了这种精神的负面作用①。他认为："自斯宾格勒以来，国际学术界个别有识之士对浮士德精神的研究，则触及现代性问题反思，诸如，如何看待浮士德精神无止境地探索自然、制服自然带来的资源环境后果和财富增长限度的问题，如何看待浮士德精神所表征的西方'动的文明'无限发展的欲望的意义，如何看待浮士德式永不停息地变动、奋斗、竞争、冒险带来现代'焦虑社会'的人生困境问题。这些反思有益于我们对未来科技文化发展路向做出合理选择。"②据他统计，在《西方的没落》中，斯宾格勒从西方近现代文化的意义上谈论"浮士德型文化"有六十多处，对"浮士德精神"可谓知之甚深。但是我们也看到，纵然这种精神仍在，至今并没有建构出斯宾格勒所预想的"形态学"，这也彰显了东西方所共同面临的问题，即对传统的突破何以可能的问题。事实上，斯宾格勒的反思是深刻的，其在西方科学与文明的发展尚未到达顶峰之际就提前预警可能发生的没落，根本原因是他看到了这一文明与生俱来的内在缺陷。如何消除或者弥补缺陷，使文明得到健全的发展，这是古往今来各种文明发展所面临的共同挑战。

　　受其影响，英国历史学家阿诺德·约瑟夫·汤因比（Arnold Joseph Toynbee，1889—1975）对世界文明进行了系统深入的历史研究，认为文明如同生命一样，有其起源、成长、衰落、解体的周期，从而建立了文明的生命史观。他承认斯宾格勒对他的研究的启发性作用，但也感到了其中的不足，从而转向了自己的开创性研究。他这样描述这一过程：

---

① 吴晓江在文章的附记中说："《浮士德》最后一幕中，名叫'忧愁'的幽灵侵袭浮士德，企图以吹瞎他双目，威胁浮士德放弃事业追求。笔者近十多年来亦遭遇浮士德之忧，眼疾严重而使工作陷于困境。然今以浮士德不懈奋进、战胜'忧愁'之精神艰辛笔耕，终成此文，以资对歌德的纪念。"出自吴晓江.浮士德精神与西方科技文化——纪念爱好科学的杰出诗人和思想家歌德诞辰260周年［M］.自然辩证法通讯.2009，8（31）：8.

② 吴晓江.浮士德精神与西方科技文化——纪念爱好科学的杰出诗人和思想家歌德诞辰260周年［J］.自然辩证法通讯，2009，31（183）：8.

然而，当我在斯宾格勒的书中寻找关于文明起源之问的答案时，我发现仍然有自己可以去做的工作，因为我觉得斯宾格勒在这一点上启发性最弱，颇为教条武断。在他看来，各个文明是一成不变地在一个固定的时间表内兴起、发展、衰落和沉没，但他对此又没有给出任何解释。它就是斯宾格勒探测到的一种本质法则，你必须从这位大师处不加怀疑地接受它。颇为武断！这种令人失望的武断之举与斯宾格勒的才华横溢很不相称，我也因此领悟到了一种国家传统上的不同。当德国的推理演绎方式一无所获时，我们不妨来看看英国的经验主义怎么做。我们来测试依据这些事实而来的不同可能的解说，看看它们怎样经受考验。①

在对众多文明更替兴亡的研究中，汤因比提出了文明发展的"挑战—应战"机制。他承认这是在歌德的《浮士德》中找到的启发，上帝接受了魔鬼靡菲斯特的挑战，也就赢得了推进自己创造工作的新的机会②。他以此机制来解释"用其他思路难以解说和不可预知的"文明的起源、发展、崩溃和瓦解，而在他关于对死亡文明的死后考察中，看到了如同生命原则一样的"文明自主"原则：

> 我们对死亡文明的死后考察，并不能使我们对自己的文明或任何仍然活着的其他文明进行占星预测。在斯宾格勒这里，为什么连续的刺激挑战不会遇上连续的胜利回应，如此无限持续下去？他并没有给出理由。另一方面，当我们对那些死亡文明分别走过的从崩溃到瓦解的道路进行经验主义的比较研究时，我们看来找到了斯宾格勒所言一致性的某种尺度。无论如何，这也并不令人吃惊。由于

---

① 阿诺德·汤因比.文明经受考验［M］.王毅，译.上海：上海人民出版社，2016：7.
② 阿诺德·汤因比.文明经受考验［M］.王毅，译.上海：上海人民出版社，2016：8.

崩溃意味着失去控制，那么反过来则意味着自主已经失效而进入自动过程。自主行为有着无限变化，根本上不可预测；而自动过程则倾向于一成不变和整齐划一。①

我们看到，和斯宾格勒相比，汤因比用"自主行为"来解释文明的生命力，给出了一个文明对连续的刺激挑战是否回应的合理理由。当"自主已经失效而进入自动过程"的时候，其在性质上已是生与死的区别，文明的形体虽然继续存在，但其精神已不免于衰败，在整体上主宰不了文明体的继续生长，其引起的社会连锁反应则是社会个体的背叛和逃离，并最终导致没落和消亡。《庄子·德充符》的一个寓言故事可以形象地说明这种变化：

> 丘也尝使于楚矣，适见豚子食于其死母者，少焉眴若，皆弃之而走。不见己焉尔，不得类焉尔。所爱其母者，非爱其形也，爱使其形者也。②

在感觉到母亲已经死亡，"使其形者"不再发生作用的时候，猪仔的本能反应是"弃之而走"，离开与自己不再一样的身体。此之"不得类"，亦即所谓的"阴阳两隔"，在中医学上则称为"得神者昌，失神者亡"。在《黄帝内经·素问·汤液醪醴论》中有所谓的"神不使"的论述，具体是指当人的精神已经丧失了主宰身体的作用时，死亡就不可避免。按照中医学的解释，导致"神不使"的原因在于人不知养生，精气丧失殆尽，失去了内在回应的基础，纵然施之针刺，服用汤药，患者也毫无反应，医家束手。由此我们看到，汤因比对文明生命范式的解释比

---

① 阿诺德·汤因比.文明经受考验［M］.王毅，译.上海：上海人民出版社，2016：9.
② 陈鼓应.庄子今注今译［M］.北京：中华书局，1983：156.

较接近于医学，更准确地说，其与中医学对生命的解释方式是一致的，这种方式也能够有效解释斯宾格勒以"观相"的方式对文明的研究。其实，中医学的解释方式与黄老道家"身国同构"的思想是一脉相承的，从"观相"的方式来看，治身与治国的原理并没有根本性的区别。从斯宾格勒到汤因比，我们看到中医学的解释方式也可以延伸应用到对文明兴衰的研究，这为我们研究中医药的全球发展奠定了理论基础。

我们也能够从汤因比对历史理解的顿悟中看到古今相通的可能性，这也与《黄帝内经·素问》所谓"善言古者，必验于今"的意义相符。据郭小凌介绍，第一次世界大战爆发之后，汤因比在讲授古希腊史学家修昔底德（Thucydides）的《伯罗奔尼撒战争史》时，顿悟历史事件的共同性，即第一次世界大战的爆发带给他的感受，在公元前431年伯罗奔尼撒战争爆发时修昔底德早已感受过了。尽管这两个事件距离两千多年之远，却具有相似的意义，标志着西方历史和希腊历史的转折点。这使得汤因比不仅确信了维科的直觉，即不处在一个时代的两个文明是平行的和可以比较的，而且促使他从维科的两个文明的比较扩展到所有文明的比较研究①。可以说，如果要进一步概括文明兴亡的共性及其理论基础，那么"文明的自主发展能力"则是决定性的。

从文明的自主性出发，汤因比不仅表现出了比斯宾格勒更大的开放性和包容性，而且他把人类的生死存亡作为晚年时与日本学者池田大作对谈的核心议题。他用"选择生命"（Choose Life：a Dialogue）作为记述这次对谈的总主题，认为人类文明即将发生世界一体化的巨大变革，而这种变革也应当符合生命的"自主"原则：

> 在人类发展史的下一个阶段，西欧将会把主导权让与东

---

① 阿诺德·汤因比.历史研究［M］.郭小凌，王皖强，杜庭广，等，译.上海：上海人民出版社，2016：总序Ⅲ.

亚。……这一巨大的变革将以人类整体的平等为前提，即不是一部分人继续统治他人，而是以自主的方式去实现。①

自主具有最深层的精神意义，也是自由和平等的基础。自主在逻辑上先于民主，故而尊重自主原则就意味着真正尊重民主的精神，从而为即将到来的大变局奠定首要的交往原则。作为历史学家，汤因比显然意识到了西方"在以往人类生活的政治层面，尤其是精神层面发生的悲剧性的失败"，因此，纵然取得了技术上的辉煌，没落仍然不可避免。在回顾这次对谈的时候，他形象地描述了在讨论过程中，他和池田大作，一个西方人和一个东方人的微妙的心理状态，虽然理智使他清醒，但他仍然摆脱不了"秋声"之悲情：

> 我们一致相信，人类的存续所不可欠缺的条件即是人类需要对自身的态度、目标和行为进行根本的变革。但是，从整体上看，阿诺德·汤因比预测人类要进行这种根本的变革必须付出高昂代价，这一点比池田大作显得悲观。汤因比之所以比较悲观，或许只是因为其年龄的缘故（无论是谁，到了老年，通常都容易以带有偏见的眼光看社会，这是众所周知的事实），或许是因为他作为一名西欧人，在某种程度上接受了斯宾格勒的信念，相信在20世纪人类将目睹"西欧的没落"，抑或是因为作为自己的天职，他选择了历史学家的道路，因此特别地（可能是过度地）意识到在以往人类生活的政治层面，尤其是精神层面发生的悲剧性的失败——与技术层面的辉煌业绩相比，这种失败显得尤为突出。②

① 阿诺德·汤因比，池田大作.选择生命——汤因比与池田大作对谈录［M］.冯峰，隽雪艳，孙彬，译.北京：商务印书馆，2017：1-2.
② 阿诺德·汤因比，池田大作.选择生命——汤因比与池田大作对谈录［M］.冯峰，隽雪艳，孙彬，译.北京：商务印书馆，2017：2.

在通观人类文明发展规律的基础上，汤因比在展望21世纪的时候，他还是暂时走出了"悲观"，不顾池田大作对日本文明特色的强调，仍然把未来人类文明的希望寄托于中国文明。他明确指出：

> 在现在的各个民族中，针对世界一体化这一避免人类集体自杀的唯一出路，用了两千多年培养了独特思维方法的中华民族是准备得最充分的。①

汤因比在1929年的时候曾经访问过中国，参观考察了东北、北京、上海、南京等一些地区和城市，与后来对中国文明的期许相比，那时的他感受到的则是这个古老帝国的蹒跚。在他与池田大作对谈期间，中国的"文化大革命"尚未结束，但这一切并没有影响他对中国文明的评价。就这一特点来说，汤因比的评价是超越性的，是基于历史的"理性"而做出的如其所是的认同。如今结合中国文明复兴发展的态势，回过头来再研究汤因比的评价和期望，我们发现他所说的"准备得最充分"，其实指的是中华民族两千多年来所积蓄的文明潜能，而这种潜能有可能在未来"世界一体化"的过程中发挥出关键性的指导作用。

事实上，自第二次世界大战结束之后，随着世界范围内国家独立和民族解放运动的兴起，西方国家的政治殖民和文化殖民方式转变为新兴的经济殖民，全球化在经济层面取得了进展，但也促进了政治的多极化和文化的多样性发展。面对全球发展的新格局，如何有效协调国家、民族、文明之间的关系成为世界政治、经济、文化和社会发展的新问题。在2001年美国发生"9·11"事件之后，塞缪尔·亨廷顿（Samuel Huntington）的"文明冲突论"再次被热议，但是文明之间是否必然冲

---

① 阿诺德·汤因比，池田大作.选择生命——汤因比与池田大作对谈录［M］.冯峰，隽雪艳，孙彬，译.北京：商务印书馆，2017：35.

突？是否也可以通过文明之间的对话，增进理解，化解冲突？对此关系全球未来发展的重大问题，我国学者基于自己的文明发展传统进行了长时间的思考和讨论。他们回到中国文明的起源，基于文明发展的历史智慧和原则，为文明的冲突和融合等全球性问题寻找现实的解决之道。从整体上看，中国学者一直秉持中国文化"和而不同"的理念，从文明对话与互鉴、全球政治制度建构、经济和社会的多元发展等多种途径给予具体论证，在给出现实回应的同时，也向历代先贤表达了历史性的敬意。我们看到，其中比较有代表性的是赵汀阳，他指出了当代全球政治的"国际性"缺陷，并对作为中国政治制度遗产的"天下体系"进行了深度阐释，认为这是真正的"全球政治理论"。但他也很困惑，甚至发出了这样的疑问："在今天这个失去精神性的世界里，什么样的礼乐才能拯救经验呢？"[①] 由于答案不明，他把《乐经》的失踪看作是一个隐喻[①]，似乎以为"内圣外王"之道难以为继。事实上，《乐经》虽然湮没在历史之中，作为典型表现中国文化精神性的《黄帝内经》却在新的历史条件下焕发出新的活力，其所开创的中医药学传统有可能创造出中国文化的新礼乐文明。问题在于，《黄帝内经》的精神性传统已经被遗忘得太久，中医药应该是一个需要进行"怎样的文明"的想象，对沉溺于物质文明的人们来说，重新接受这个与汤因比所指相关的"独特思维方法"，需要认知方式和身心模式的创造性转换，这本身就是一场文明的革命。

通过中医药能否促进全球性的文明革命，这是本项研究在探讨中医药的全球发展战略时需要研究甚至回答的基础问题。从斯宾格勒到汤因比，西方的衰落一再成为他们预感和要面对的现实，他们对此做出了文明层面的研究，特别是汤因比，他期望中华文明能够在未来的世界一体化进程中发挥决定性的作用。在叙述他们的观点时，行文中增加了中医

① 赵汀阳.天下的当代性：世界秩序的实践与想象［M］.北京：中信出版社，2016：283.

药的对应性阐释，只是在这种直观性的认识之外，尚需要开展系统性的论证。从逻辑上来分析，西方的衰落并不一定意味着东方的必然性兴起，西方在历史上曾经几度兴衰起伏，在其传统内也蕴藏着发生自身革命的精神。特别是在西方的现代文明已经主导全球发展的情况下，探讨中国或者东方文明的复兴既要重视西方，又要超越西方，以人类的整体诉求为基础，寻找西方文明不能提供的精神和道路，探讨以新的方式促进人类文明整体性发展的可能性。面对上述发展趋势，历史学家或出于天职，或出于直觉，他们感受到了人类精神的总体诉求，但这些分析、判断和感觉如何能够让普罗大众理解和接受，至今为止，他们并没有发现能够近距离观察和体验东西方运势转换的新兴历史领域。我们看到，在综合性的视角下，医学已经成为文明的缩影，对医学领域的典型分析将有助于对文明盛衰的进一步观察，这也将开辟新的文明研究的领域。

2020年以来，全球经受了新型冠状病毒感染（COVID-19）疫情的冲击，中国的成功应对以及西方国家的比较性失败加速了全球政治和经济格局的转变，也突出了医学的文明复兴。在《2020年哲学研究发展报告》中，我们也看到了赵汀阳的反思，他认为苦难问题可以解释人类文明的起源，新型冠状病毒感染疫情在哲学上唤醒了苦难问题，这也意味着哲学和思维的初始化或重启[1]。但是他把生命的基本需求这一最大的政治、经济和社会问题看作形而下的问题，显示出了传统形而上思维方式的局限性，这也是其初始化的最大障碍。生命本身有其自然遵

---

[1] 赵汀阳指出，新型冠状病毒感染疫情提示我们，生命的基本需求是最大的政治、经济和社会问题，这是世界面临的形而下的问题。要克服这种形而下的问题，改善形而下世界的脆弱性，需要用形而上的思维方式。现代的主流思维模式追求普遍必然性，但人并无能力以主体性定义普遍必然性。当代幸福论追求的作为至善的替代品快乐，会使人缺乏抵挡苦难的能力。苦难问题不仅解释着人类文明的起源，也很可能是人类的一个永久的问题。而新型冠状病毒肺炎疫情则在哲学上唤醒了苦难问题，意味着哲学和思维的初始化或重启。原文参见赵汀阳.病毒时刻：无处幸免和苦难之问 [J].文化纵横，2020，3：73-86.

循的法则，哲学、科学、宗教等对生命的看法可以为医学所借鉴，并在政治、经济、文化的层面取舍发挥，如果论其功能，皆不能代替医学本身。甚为可惜的是，在人类文明的发展史上，医学一直在发挥其基础性的生命保障功能，也许是文明发展的阶段性的原因，医学的地位却没有被看重和提升。我们看到，在中国应对这次新型冠状病毒感染疫情期间，中医药确实发挥了现实有效的作用，增加了人们对中医药的直观性认识。即便如此，也没有实质性改变全球范围内对依赖疫苗控制疫情的信心，也没有深刻意识到中医药对疫情的有效防控实质上能够引发文明的革命。当然也存在这种可能，由于这场革命可能对旧有的利益格局带来不可逆转的冲击，通过种种方式延缓革命的到来，这也是一种反复发生的历史现象。因此，在哲学界对生命、幸福乃至文明问题进行深刻反思之时，也需要反思以往对中医药的哲学解释何以不能尽善的问题。到底是哲学解释中医，还是中医解释哲学？长期以来，这个问题一直存在，而在初始化或者重启的历史条件下，我们可能触及了文明发生的原始机制，使得重新认识医学或者作为医学之一类的中医药学的文明价值成为可能。

赵汀阳所指的"哲学和思维的初始化或'重启'"意味着回归原创之思[①]，这也是近年来我国哲学界和中医药界所共同关注的研究主题，而在研究过程中出现的"原创悖论"[②]现象则显示出"哲学的贫困"。当然，这种"贫困"有其深刻的历史渊源。百年以来，中医药被迫转型，尝试着与现代科学和医学相融通，小试有效，大试则陷入总体上的发展困

---

① 王树人教授认为，与中国哲学的"象思维"相比，西方哲学的"概念思维"不足以把握事物的原创性。参见《回归原创之思："象思维"视野下的中国智慧》，作者王树人，由江苏人民出版社2005年出版。

② 在参加国家重点基础研究发展计划（"973"计划）项目"中医原创思维与健康状态辨识研究"的过程中，张超中观察到研究原创思维的思维不是原创的，他把这一现象称为"原创悖论"。参见《中医原创思维的定性问题》，作者张超中，发表于《南京中医药大学学报（人文社科版）》2018年第1期。

境。这种困境开启了学术界对中医药发展道路的反思，认为除了中医药自身的理论体系，诸如哲学、科学、现代医学、宗教、文化等种种学科皆不足以完成对中医药的现代阐释，特别是还原论的思维方式并不足以阐释中医药的总体特性。这些学科的阐释可以从一个侧面反映出中医药的多样性，但是在整体上却不能代替中医药学的自主性阐释，只有基于自主性的中医药理论体系才能够有效解释其总体特性。那么，什么是中医药的自主性解释？这种解释为什么会丧失或者缺失？建立中医药的自主性阐释体系又具有什么样的意义和价值？我们看到，对上述问题的解答需要重现中医药的原创过程，只有对这一过程具有同情的理解，才能真正体会到中医药对中华文明发展的意义。而与原创性的阐释相比，对中医药的现代解释只是一种历史现象，也是中国从传统社会向现代转型的一种伴生现象。毋庸讳言，中医药的现代转型尚未成功，其根本原因就在于转型的被动性，而要跳出转型困境，只能发挥中医药与生俱来的自主性。我们将要看到，在中医药的自主性里蕴藏着巨大的创造潜能，对中医药的重新发现有可能改变中国文化的发展图景，并重新评估医学对人类文明发展的作用。

与"西方的没落"相适应，现代医学的转型发展早已发生，这一方面表现为全球范围内疾病医学向健康医学的转型，另一方面表现为传统医学对现代医学的替代和提升，并在总体上表现为非常复杂的医学、哲学、科学、宗教和文化之间的互动。我们看到，为了顺应全球健康发展的需求，世界卫生组织分别于2002年和2014年两次发布传统医学发展战略，明确了传统医学不可替代的作用。进入21世纪之后，世界卫生组织再次宣告了发展健康医学的重要性和急迫性，只是在没有明确传统医学的基础性地位之前，难以描摹健康医学发展的清晰路径。一般来说，医学的发展经历了四个历史阶段，并分别相应地表现为神灵主义、自然哲学、生物医学及生物、心理、社会医学模式，而在进一步寻找发展健康医学道路的过程中，我们明显观察到"反者道之动"（《道德经·第四十章》）的文化现象，这表明传统医学发挥着越来越重要的作用。由于受到科研模式、思维方式、法律法规、社会风俗等种种因素的限制，传统医学所表现出的作用基本上是碎片化的，故而难以在全球范围内评估其对未来医学发展的真实影响。那么，究竟如何评价传统医学的作用？通过何种途径才能真正促进传统医学发挥其应当担负的时代使命？要解答上述问题，需要研究中医药学所表现出的独特性。实际上，中医药既是观察中国和中国文明的一个窗口，也是理解全球传统医学兴衰起伏的一个典型。可以说，对中医药的理解和评价，既关乎作为个体的人的健康自由，又关乎人类的健康及其发展命运。在一定程度上，对中医药的重新认识相当于文明启蒙的再现，基于健康自主的中医药的全球教化必将有益于人类的和谐共生。

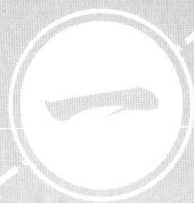

第一章

中医药自主
传统的确立

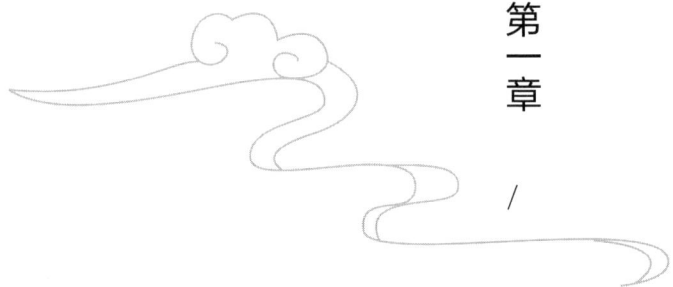

古代也好，现代也好，中医药本来就是自成一家的，不仅渊源甚早，其理论也呈现出一以贯之的特征。对中医药特征的上述认识，是本研究得以开展的基础。可以说本研究从全球化发展情势下文明演变的内在规律出发，重新看待和评价中医药的历史和时代特征，一个基本的认识就是中医药的实际地位被远远低估了。实际上，低估分为两种情况，其一是本土化的，其二则是全球化的。对前者来说，其主要表现是中医药在中国文化总体格局中的主流地位没有得到充分肯定，这可从医卜星相的民间文化形态上直观呈现。对后者来说，也可以从中西医并重方针的全球发展现实及其前景上看出端倪。当然，低估也有其理由，其中包括各种各样的历史因素，如果历史条件不改变，中医药仍然难免一如其旧，埋没于民间。问题就在于，在百年未有之大变局已经到来之际，很多人并没有意识到中医药正是中国和中国文化"藏器待时"的神器。对中医药的这种历史定位，习近平总书记以"打开中华文明宝库的钥匙"作为比喻，也就是说，在当今的社会历史条件下，掌握了中医药这把钥匙，人们对中华文明将会有更深入的了解，从而使其发挥出宝库的作用。

　　在本研究所及的领域里，中医药确实打开了一个新的视域。虽然一开始有些千头万绪，略显纷乱，甚至有些出自本能的怀疑，但是一经悟入，常常使人不由得"失神"，然后在认识上和精神上就犹如获得新生，让人叹为观止。对中医药的这种认识，使得中国文化在面对西方文化时终于获得了学理性的自信，从而不仅解决了百年以来中国"文心"游移不定的问题，且在此基础上开拓了中国文化传承发展的新境界。我们看到，自"西学东渐"以来，中国文化终有一变的观点成为通识，但如何才能最终完成这种创新则百家殊途，未能同归，直至中医药浮出水面，答案才慢慢清晰。这样一来，中医药就获得了一种历史定位，使得中国文化在面临全球变局之时能够继往开来，雍容自得。与以往的中医药现代化和国际化发展战略研究相比，本研究的不同之处就在于，在全球化发展的层面上，中医药能够兼顾原创与本土，做到变通而不失去自我，甚至能够帮助其他文化和文明重新找回自我，实现新的创造性转化。由此来看，中医药的全球发展既促进了中国文化的格局发生变化，也促进了全球文明新格局的形成。可以肯定地说，这是推衍而不是想象，其基本理据就是使中医药自成一家之言的自主传统，此亦符合《荀子·非十二子》所谓的"持之有故，言之成理"。马一浮先生深于义理之学，他常言"但求契理，不必契机"①，并以此作为在自己的见解与时论不合，退无所退时的依归。对中医药来说，百年来也曾经在这样的窘境中艰难度日，更有甚者则是长期处于失语状态。如今否极泰来，中医药已经到了自主转机之时。相信此义一明，长夜即去。

---

① 这是 1938 年 7 月 13 日马一浮写给熊十力信中的话，又见于同年 9 月 29 日写给张立民的信。信中说："'复性'之名（此取'汤武反之'之意，与李翱《复性书》义别），自觉揭出得谛当。今时所谓'革命运动''启明运动'，皆袭取外来名词而失其本义。若能于'复性'两字下荐得，亦尽多了。然亦只图契理，不管契机不契机，吾向来持说如此也。"他在 1930 年 9 月 28 日写给熊十力的信中说："此说与兄恰恰相反，兄或目为故作矫辞，然弟所见实如此，不能仰同尊说。宁受诃斥（应为"呵斥"），不能附和。"参见《马一浮全集·文集》，由吴光主编，朱晓鹏、邓新文编校，浙江古籍出版社 2013 年出版，第 480、801、469 页。

第一节　中医药的理论与文明

一、"习以成性"的疑问

对当代的绝大多数人来说，中医药是什么一直是一个谜。对理论工作者来说，如何向社会解释中医药的合理性也一直是一个非常硬核的任务。特别是在对科学精神普遍存在误解的情况下，人们往往会刻舟求剑，大多是以具体的科学知识来代替恰如其分的判断，从而导致理性的误用。2005年4月，曾经有一位秉持"科学主义"观念的记者来到中国科学技术信息研究所，向当时的中医药发展战略研究课题组提出一个挑战性的问题，即如何用几句话就让老百姓懂得中医药的道理，如果做不到，中医药就难以逃脱"不科学"的责难。我们看到，记者这样认为，其实是把科学与科普混淆在一起，而这是一般人察觉不到的区别。其实，中医药的科普与通常意义上的科普有着显著的不同，很显然，国家中医药管理局在酝酿成立科普专家委员会时已经注意到了二者之间的区别，认为文化建设是中医药科普的前提，并在正式成立时以"中医药文化建设与科普专家委员会"作为定名。该委员会正式成立的时间是2009年6月25日，离这位记者访问课题组的时间已经经过了四年。

这位记者的本意是要以这样的方式证明中医药是科学的，其实他在无意识中已经违背了科学的认知规律。记者本人具有教育学的背景，按照他提出问题的逻辑，课题组同人就反问他能否用几句话向百姓解释清楚什么是教育学，对此他也面露难色。其实中医药学也和教育学一样，各有各的专有领域。教育学是研究教育规律的学科，经过四年的本科教育，才对教育学有了初步的了解，若要进一步了解，还要经过硕士甚至博士阶段的学术研究。由此类推，要让老百姓几乎瞬间就明白中医药的道理，这实质上是一个非常无理的霸道要求，已经违背了教育学的认知规律。从实际情况来看，不要说是普通百姓，就是非中医药专业的研究员或者院士，有时终其一生，也未必真正理解中医药是什么。若要一个人理解中医药，需要经过多年的教育才有可能。经此解释，这位记者倒是领悟了，频频点头表示认同。

与上述提出问题和思考问题的方式相类似，中医药理论也常常被诟病没有"取得突破性进展"，此所谓的"进展"是指科学意义上的重大发现。从提出问题的出发点来看，提问者也许是非常关切中医药的发展，并对其现状深感"哀其不幸，怒其不争"。实际上，如果对中医药理论有系统深入的了解，对其在临床实践中的有效性进行充分的考察之后，一般情况下就不可能提出上述基于现代科学研究模式的要求。也就是说，上述问题和要求来自一种思维上的惯性，即从现代科学和医学的创新规律出发来看待中医药理论的发展规律，认为随着研究的不断深入，应当能够发现更具基础性的科学原理，并以此为基础指导防病治病的实践。可以说，当代中医药科研的基本模式是在这样一种思维方式的指导下建立起来的，其最典型的表现是对中药物质基础的研究，即在研究之前就假定中药的功能是基于尚未发现的物质结构，因此寻找特定的微观物质就成为研究目标，而这种研究模式也决定了中药现代化的基本道路。在为《中药现代化发展战略》一书写的序言中，科技部原副部长、国家新药研究开发协调领导小组组长惠永正曾经指出："领导小组于1996年提出了'中药现代化科技产业行动计划'，旨在运用现代科学的理论和手段，促进中医药这个最具有我国文化特点的学科和产业走向现代、走向世界。"[1]现在看来，在理论上没有解决中医药文化特点与科

---

[1] 甘师俊，李振吉，邹健强.中药现代化发展战略［M］.北京：科学技术文献出版社，1998：45.

技手段的关系之前，单纯运用科技手段促进中医药走向世界，也许能够在产品的层面上暂时实现，只是这种实现与对中医药的理论认同相差稍远，此亦被称为"接轨"而不是"铺轨"。事实证明，按照上述"接轨"模式开展的系统性研究并没有达到所期望的创新目标，但作为具有鲜明时代性的中药现代化发展战略，其影响之深远，至今仍然居于主流地位。由此可以说明不仅优秀的传统能够继承，具有认知偏向的思维方式也能够代际遗传。这种遗传与其说是"科学"的，毋宁说是后天文化教育的结果。

上述现象并非孤例，而是普遍的社会现实的典型反映，楼宇烈教授把这种现象概括为舍人文而"被科技文化整个牵着鼻子走了"：

中国文化最大的特质和特点就在于其人文精神和人文特性，注重以人为本，从人这个角度去观察问题，思考问题，解决问题。尽管重视人的主体性、独立性、能动性，但不是把人跟物隔离起来看问题，更不是说离开了人的问题，单纯去研究物的问题。其研究物的问题，总是跟人联系在一起。现在我们的整个文化，其实是两种不同的文化形态，一种就是统治了人类的科技文化，另一个就是人文文化。可以说，我们已经被科技文化整个牵着鼻子走了，而其中最大的问题就是缺乏人文思考，并常常把人化解成为物。一旦用科技文化的理念、理论去分析中医，就把中医的根本精神瓦解了。所以现在要振兴中医，复兴中医，还要从中国的文化来入手。

我常常跟人们讲到，现在人们的脑子里有一个习惯性的思维，碰到问题开口就问，你这个说法有科学依据吗？几乎没有人会问，你这个说法合乎人文根据吗？或者合乎人文精神吗？比如说人有了病，很多治疗是把他看作一堆肉来治疗，而不是把他看作一个人来治疗，只是解决他物的层面的问题。人是一个高级的物质和精神结合在一起的生命体，不能简单地把他看成一个肉体生命，也不能把他当作一个简单的物。①

可以说，对中医药是否科学的发问一直持续了一百多年，并由此形成了相对稳定的思考、看待和研究中医药的惯常模式。这种模式的基本特点或者最大缺陷在于，它很少考虑和关心中医药本来是什么，而是按照"科学"的标准去强行要求中医药一定符合什么。这样做的结果实际上是造成了双重困惑，在前期主要引起了对中医药自身发展的困惑，在后期则引起了对科学本身适用性的困惑。《庄子·骈拇》在形容类似的困境时说："凫胫虽短，续之则忧；鹤胫虽长，断之则悲。"为了走出这种困境，养成尊重自然本性的思维方式，我们需要在新的时代背景下深度思考和认识中医药到底是什么，它到底能够为当代和未来社会贡献什么。寻求这些问题的答案，不能人云亦云，而是应当深入中医药的基本典籍，从中探寻其理论内核。

就本研究所涉及的论题来看，对中医药基础理论的研究已不能仅限于医学上的临床应用层面，而是要上升到全球文明的比较、互鉴和融合层面。在这个新的视域下来看待中医药的基础理论，将会发现原来争论不休的理论问题倒是逐渐清晰起来，从而赋予其全球意义和价值。我们看到，无论是最早的《中医学概论》，还是近年作为统编教材的《中医基础理论》，其对中医学核心概念的论述基本上是以"气—阴阳—五行"模式为主。王洪图教授在《黄帝内经研究大成》中曾经提到过专家之间的争论，但仍旧不能确定神和气二者究竟哪一个更优先，更核心②。潘桂娟研究员在主持"973"计划中医理论专项子课题——中医学理论体系框架结构与内涵研究的过程中，首先把"道法"作为逻辑上的理论概念加以肯定，但这个概念是借用《道德经》的讲法，在中医药本经中尚缺

① 楼宇烈.应以直觉智慧建立中医药的人文标准［J］.中国哲学史，2018（1）：45-51，79.
② 王洪图.黄帝内经研究大成［M］.北京：北京出版社，1995：35.

少例证①。当然，上述研究及其用法具有专业属性，非深入研究多年，则不易体会概念之间的微妙差异。这种差异是导致中医药学术流派多样性存在的依据，由于各个流派的传承和发展自有其本，其对核心理论及概念的理解自然也不尽相同。

2010年9月12日，首届国家中医药发展论坛（珠江论坛）在广州举办。这是由科技部、国家中医药管理局和广东省人民政府联合发起、共同主办的高层次活动。论坛借鉴了香山科学会议的做法，立足于推动中医药学术科学发展，不以达成共识为目标，鼓励对原有理论提出质疑，提倡发表不同意见和提出非常规思考，采取圆桌会议等方式进行，实行执行主席负责制。应当说，首届论坛便以"中医学术流派研究的历史与现状、继承与发展"为主题，主办者对中医药理论学术特点的把握还是非常合乎历史发展事实的。从性质上看，中医学术流派类似于科学学派，学派越多，其促进创新的潜力也就越大。从这个角度来看，对中医药核心理论与概念理解的多样性倒不是什么坏事，其所显示的恰恰是中医药的创新活力。但是，这次论坛在发言和讨论时也略有不足，这就是与会者对各个地方性的中医学术流派几乎了如指掌，却对中医药在整体上属于何种科学学派缺少深入思考。十多年过去了，对这个论题的研究进展尚不理想，这在实际上也制约了中医药事业的整体发展。

比中医学术流派更丰富的当属中医药的个体实践，其中包括各种各样的非药物疗法和药物疗法。在数千年的发展流变中，这些方法早已深入民间和社会，成为中华文明最重要的组成部分。从理论来源分析，已在世界上广泛传播的太极拳也是中医药体系的一部分，其养生保健效果非常显著，且具有鲜明的民族特色。这些疗法的个体实践常常不受专业场地的限制，既可以在医院里接受专业医生的指导，也可以在公园里、家庭里或者其他允许的地点开展自愿的交流活动，因此兼具专业性和普

① 潘桂娟.中医历代名家学术研究集成［M］.北京：北京科学技术出版社，2017：72.

及性、理论性和实践性。可是，除去本身的局限性因素，这些方法有可能失效，而其失效的根本原因竟然是人自身造成的，与使用什么方法无关。《道德经》第九章曾经告诫人们"金玉满堂，莫之能守"，其意是说若无内在的德性，外在的东西恐怕也会变得毫无价值。第二十三章又告诫"失者同于失"，结合中医学基本典籍《黄帝内经》的论述，我们将更能够加深对德性的具体理解。

二、"独立守神"的教化

我的博士论文是以《黄帝内经》为研究对象，尝试从哲学角度来把握中医学的基本理论。当时我曾经提出设想，希望用一个核心概念求得对《黄帝内经》的贯通性理解。经过反反复复地比较和求证，最后确定这个概念是神，而不是气、阴阳或者其他概念，我认为神是"《内经》理论与技术的生发点"[①]。这里神的含义就是指人的精神，在普遍性和特殊性相统一的视角下来看待人，精神才成为真正具有标识自己独特性的不可替代的主宰，在此视域下其能够成为中医药学最核心的概念也就顺理成章。如今这一认识正逐渐获得学术界的认同，忆及当初提出这个观点的时候，来自中医药理论界、哲学界、科学界、宗教界的专家学者有的表示欣赏，有的提出疑问，也有的不以为然，其中既反映出中医药理论的多面性，也反映出在当代学术环境下需要建立起综合性的视域才能达成对这个观点的共识。马一浮先生对医学素有研究，他在《皇汉医学·序》中曾经表达出同样的看法：

人有恒言：医者，民之司命。使不学者为之，何异操刀而屠。今通国之病，莫大于不学，医特其一端而已。夫学无今古，不可以

---

① 张超中.《黄帝内经》的原创之思［M］.北京：中国医药科技出版社，2013：88.

自锢；学无内外，不可以自碍；学无终穷，不可以自封。晚近异邦之医竞出，知剖析内景，非不审也；明药有专效，非不辩也。大较执局而昧于通，狃常而短于变，故十失三四，已为上工，病者将安赖焉。……独念人生受气以成形，流形而为器，故神居气先，器成相后。神气者，体用之名也；形器者，总别之相也。今世之言医者，有得于器而未得于形；有得于形而未得于气；有得于气而未得于神。故说有精粗，术有高下。兼之者，仲景而下其孙思邈乎。①

马一浮先生在通国引进西学之时以"不学"传统为"病"，观其所言，通常达变，识见自高，而非他所批评的"自锢""自碍""自封"者。他曾自言"我为学得力处，只是不求人知"②，闻"古风"而悦之，守义而不回，真堪当"为己"之典范，故既能见重于当时，亦为重建中国文化教化体系的重要精神文化资源。他在此处所说的"精粗"和"高下"之分，原语出自《黄帝内经·灵枢》的首篇《九针十二原》，其文曰：

小针之要，易陈而难入。粗守形，上守神。神乎，神客在门。未睹其疾，恶知其原？刺之微，在速迟，粗守关，上守机，机之动，不离其空，空中之机，清静而微，其来不可逢，其往不可追。知机之道者，不可挂以发，不知机道，扣之不发。知其往来，要与之期，粗之暗乎，妙哉工独有之。往者为逆，来者为顺，明知逆顺，正行无问。逆而夺之，恶得无虚？追而济之，恶得无实？迎之随之，以意和之，针道毕矣。③

① 吴光.马一浮全集·文集［M］.杭州：浙江古籍出版社，2013：21.
② 吴光.马一浮全集·语录［M］.杭州：浙江古籍出版社，2013：683.
③ 河北医学院.灵枢经校释［M］.北京：人民卫生出版社，1982：7–8.

　　"粗守形，上守神"，不仅针道以此为评判标准，中医药文化的推广也需要从根本处立足。重温确立精神作为中医药理论内核的研究过程，就会发现《黄帝内经》所阐述的医道充分肯定了人的自主性，并以此为核心演绎出具有中国文化特色的医学体系。在这个体系中，首先强调的就是健康的教化，而担当教化责任的则是一个个健康楷模。根据《黄帝内经·素问·上古天真论》的内容，我们首先看到的是一个健康水平达到巅峰状态的社会，其中有"真人""至人""圣人""贤人"等境界不同的"知道者"，他们养生有道，道德高尚，每个人都可以生活到百岁以终其天年，即达到人的自然寿命的限度。在《庄子·山木》中也提到"天年"这个概念，如谓"此木以不材得终其天年"，是指因无所用而没有遭受斤斧之害，其意暗合"质朴"之道，这也是天师岐伯在《黄帝内经·素问》开篇所阐述的教化原则：

　　　　昔在黄帝，生而神灵，弱而能言，幼而徇齐，长而敦敏，成而登天。乃问于天师曰：余闻上古之人，春秋皆度百岁，而动作不衰；今时之人，年半百而动作皆衰者，时世异耶？人将失之耶？岐伯对曰：上古之人，其知道者，法于阴阳，和于术数，食饮有节，起居有常，不妄作劳，故能形与神俱，而尽终其天年，度百岁乃去。今时之人不然也，以酒为浆，以妄为常，醉以入房，以欲竭其精，以耗散其真，不知持满，不时御神，务快其心，逆于生乐，起居无节，故半百而衰也。

　　　　夫上古圣人之教下也，皆谓之虚邪贼风，避之有时，恬惔①虚无，真气从之，精神内守，病安从来。是以志闲而少欲，心安而不惧，形劳而不倦，气从以顺，各从其欲，皆得所愿。故美其食，任其服，乐其俗，高下不相慕，其民故曰朴。是以嗜欲不能劳其目，

---

① 惔：应为"淡"。

淫邪不能惑其心，愚智贤不肖，不惧于物，故合于道。所以能年皆度百岁而动作不衰者，以其德全不危也。①

接下来，在《黄帝内经·素问·四气调神大论》中又提出了"治未病"的原则：

> 夫四时阴阳者，万物之根本也。所以圣人春夏养阳，秋冬养阴，以从其根；故与万物沉浮于生长之门。逆其根则伐其本，坏其真矣。故阴阳四时者，万物之终始也，死生之本也，逆之则灾害生，从之则苛疾不起，是谓得道。道者，圣人行之，愚者佩之。从阴阳则生，逆之则死，从之则治，逆之则乱。反顺为逆，是谓内格。是故圣人不治已病治未病，不治已乱治未乱，此之谓也。夫病已成而后药之，乱已成而后治之，譬犹渴而穿井，斗而铸锥，不亦晚乎？②

把养生和"治未病"作为医学的首务，这是中医药学术思想体系的独创，这与今天医学以治病为中心截然不同。因此，前者可称为健康医学，后者则称为疾病医学，虽同为医学，但侧重点不同。那么，中医药学为什么要这样做？其理论指导的原则是什么？总的来说，当代学术体系对中医药学的研究和阐释尚未完成，且由于科学研究方法上的固有缺陷，这些阶段性的成果难以还原中医药学的原创过程。当前，解释这个原创过程是我国学术界必须努力完成的历史性任务，而重新回到中医药学的原典，对之细细抽绎，应当是最为可靠的途径。可以说，与后世医书对具体病证和方剂的详细记载不同，《黄帝内经》对医道的总结和阐释确实奠定了中医药学发展的理论基础。从后世中医药历史发展的过程

① 黄帝内经·素问 [M].北京：人民卫生出版社，1963：1-4.
② 黄帝内经·素问 [M].北京：人民卫生出版社，1963：13-14.

来看，中医药的核心理论颠扑不灭，直至今日。从其理论特征来看，很多人认为这多多少少带有玄想的成分，难以用科学实证的方式给予说明。现在来看，这倒不是中医药学本身的问题，而是科学实证难以构建充分模拟其实验观察的合适场景。与实验室的封闭和有条件不同的是，中医药学的养生、临床都是充分开放的，而且这种开放特征从一开始就具有历史性，这也从中华民族不断繁衍生息的历史中得到了验证。刘长林教授在哲学上把中医药学定性为时间医学，用以区别西医学的空间医学特征，可以说是看到了中医药学的实质①。

到目前为止，中医药学作为时间医学的潜力尚未得到充分发挥，其原因在于学术转型也是一个历史过程，需要政治、经济、社会、文化等方面的综合作用才能逐步实现。事实上，《黄帝内经》的成书也是一个非常复杂的历史过程，这从至今难以确定其作者的情况来看可见一斑。从现在的传世文本来看，其作者已经深刻地认识到了"治未病"和"治已病"的关系，并在养生和临床方面都具有坚实深厚的基础。在这方面，我们看到的并不是以往印象中的玄想，而是容不得丝毫想象的真实验证，验与不验，都可以用实践去检验，而且在实践中也确实检验到了二者之间的关系。这是因为从临床治病的原理和教训来看，养生和"治未病"是治病的基础，没有这个基础，治病无效。据《黄帝内经·素问·汤液醪醴论》记载，当黄帝请教为什么治之无功的时候，岐伯指出原因即在于"神不使"：

　　帝曰：上古圣人作汤液醪醴，为而不用何也？岐伯曰：自古圣人之作汤液醪醴者，以为备耳！夫上古作汤液，故为而弗服也。中古之世，道德稍衰，邪气时至，服之万全。帝曰：今之世不必已何也。岐伯曰：当今之世，必齐毒药攻其中，镵石针艾治其外也。帝曰：形弊血尽而功不立者何？岐伯曰：神不使也。帝曰：何谓神不

① 刘长林.中国象科学观——易、道与兵、医［M］.北京：社会科学文献出版社，2007.

使？岐伯曰：针石，道也。精神不进，志意不治，故病不可愈。今精坏神去，荣卫不可复收。何者？嗜欲无穷，而忧患不止，精气弛坏，荣泣卫除，故神去之而病不愈也。[①]

由上可见，当"神不使"的时候，所有"攻其中"和"治其外"的方法都会失效。那么反过来思考就可以推定，保证这些方法有效的前提就在于保证神的存在，让神可使。因此可以说，"使神"或者因应神的状态，来使用相应的治疗手段，达到"内真外应"，就成为中医药理论的基本原理。如果更深究"神去之"的深层原因，按照岐伯的解释，这是由于"嗜欲无穷"，养生失当，内气耗竭所致。失效的原因找到了，那么防止失效的措施则是反其道而行之，这就是《黄帝内经·素问·上古天真论》所强调的"恬淡虚无，真气从之，精神内守，病安从来"原则。从这个原则出发，我们就能够理解中医药以精神为理论核心的发生机制，进一步增进对中医药为什么强调养生、预防和"治未病"的理解，在此基础上，既对中医药与道家和道教的密切关系多了一层理解，也对确立构建中医药与当代和未来社会关系的基础路径多了一份明晰。由此反思近代以来对中医药的认识及其研究路径，可以认为，其基本模式虽然体现了中医药与作为主流话语代表的科学的关系，但这种关系在本质上则是中国与当代世界关系的反映。当从中医药的理论核心"精神"出发重新看待这种关系时，旧有的注重物质研究的格局则顿时发生了天翻地覆的变化。

从精神或神的本义来讲，其基本功能就是主宰，或主宰人的生理运化，或主宰人自己的命运，或主宰自然、社会和世界，精神类型和价值取向不同，其所创造的成果也随之而变，这也是人类文化和文明丰富多彩、争奇斗艳的渊源。对中医药来说，以精神作为其理论核心的标识，

① 黄帝内经·素问 [M].北京：人民卫生出版社，1963：86-87.

其所反映的是人是否能够主宰自己健康与命运的终极性的思考，中医药体系的建立则是这种思考和探索的成果。因此，与精神的主宰性和能动性相比，气、阴阳、五行、经络、经脉、脏腑、药性等概念都是在符合精神自身规律的原则下建构中医药理论体系的工具，其间存在主与从的不可改变的先后关系和秩序。正向理解处处皆通，反向格义则时时乖违，这就是"不识本来面目"在中医药上的表现。比如，气有聚散，而所以聚散者神，这也是违背"精神内守"原则导致"神不使"的机制。漫议阴阳则流散无穷，阴阳有主其用则大，所以才有《黄帝内经·素问·生气通天论》所说的"阴平阳秘，精神乃治"。五脏藏神，主导经络气血的运行；诊脉知病与否，也是对血气之神的判断。中药药性，其实就是对药之为药的辨识，也是用之灵与不灵、验与不验的首要依据。一般来说，人们对"阴阳不测之谓神"容易理解偏颇，把神定义为形容"阴阳不测"的神奇。其实不然，"阴阳不测"与"鬼神不能知"等义，后者是对人具有高度的精神道德修养的肯定，从《庄子·应帝王》所讲述的神巫季咸和壶子之间互测的故事，当能够意会精神所达到的境界。故事原文如下：

> 郑有神巫曰季咸，知人之死生存亡，祸福寿夭，期以岁月旬日，若神。郑人见之，皆弃而走。列子见之而心醉，归，以告壶子，曰："始吾以夫子之道为至矣，则又有至焉者矣。"
>
> 壶子曰："吾与汝既其文，未既其实。而固得道与？众雌而无雄，而又奚卵焉！而以道与世亢，必信，夫故使人得而相汝。尝试与来，以予示之。"
>
> 明日，列子与之见壶子。出而谓列子曰："嘻！子之先生死矣！弗活矣！不以旬数矣！吾见怪焉，见湿灰焉。"
>
> 列子入，泣涕沾襟以告壶子。壶子曰："乡吾示之以地文，萌乎不震不止。是殆见吾杜德机也。尝又与来。"

明日，又与之见壶子。出而谓列子曰："幸矣，子之先生遇我也！有瘳矣，全然有生矣！吾见其杜权矣。"

列子入，以告壶子。壶子曰："乡吾示之以天壤，名实不入，而机发于踵。是殆见吾善者机也。尝又与来。"

明日，又与之见壶子。出而谓列子曰："子之先生不齐，吾无得而相焉。试齐，且复相之。"

列子入，以告壶子。壶子曰："乡吾示之以太冲莫胜。是殆见吾衡气机也。鲵桓之审为渊，止水之审为渊，流水之审为渊。渊有九名，此处三焉。尝又与来。"

明日，又与之见壶子。立未定，自失而走。壶子曰："追之！"列子追之不及。反，以报壶子曰："已灭矣，已失矣，吾弗及已。"

壶子曰："乡吾示之以未始出吾宗。吾与之虚而委蛇，不知其谁何，因以为弟靡，因以为波流，故逃也。"

然后列子自以为未始学而归，三年不出。为其妻爨，食豕如食人。于事无与亲，雕琢复朴，块然独以其形立。纷而封哉，一以是终。①

按照壶子的解释，列子之所以能够被人测定，原因在于他"以道与世亢"所表现出来的信息是确定的，而当壶子在精神上故意显现出地文、天壤这些阴阳之象的时候，季咸的判断也是准确的。由此再上一层，季咸对"太冲莫胜（朕）""未始出吾宗"这些阴阳之先的精神状态则无由测定，不得不"自失而走"。列子从中受到启发，在家三年，不识不知，不辨不别，最后"独以其形立"，从道而终。此之所谓"独"，即"独与天地精神相往来"之"独"，其意义也与《黄帝内经》的"独立守神"相参，皆是对精神整体状态的描述。达此境界，则为真人，这也是中医药学的精神理论原理在养生方面的最高成就。《黄帝内经·素问·上

① 陈鼓应.庄子今注今译［M］.北京：中华书局，1983：220-221.

古天真论》最后说:

> 余闻上古有真人者,提挈天地,把握阴阳,呼吸精气,独立守神,肌肉若一,故能寿敝天地,无有终时,此其道生。中古之时,有至人者,淳德全道,和于阴阳,调于四时,去世离俗,积精全神,游行天地之间,视听八达之外,此盖益其寿命而强者也,亦归于真人。其次有圣人者,处天地之和,从八风之理,适嗜欲于世俗之间,无恚嗔之心,行不欲离于世,被服章,举不欲观于俗,外不劳形于事,内无思想之患,以恬愉为务,以自得为功,形体不敝,精神不散,亦可以百数。其次有贤人者,法则天地,象似日月,辩(辨)列星辰,逆从阴阳,分别四时,将从上古合同于道,亦可使益寿而有极时。[①]

通常情况下,真人是道家和道教研究和实践的对象及其目标,中医药学在此处推崇真人以及"至人""圣人""贤人",所彰显的正是其精神理论的终极性,其最高境界是"寿敝天地,无有终时",与道合一。这是一种完全无病的健康状态,从而昭示了医学的一种典范,也使中医药学实现了从一般所认为的疾病医学到健康医学的形象转型,即究其根柢,中医药学是一种健康医学。能否从根柢上来认识中医药学的这种性质,这是目前凝聚共识的必由之路。当然,现在来看,这也是一条打破常规思维,极易引起纷争的道路。在这个问题上,很多人常常容易产生误解,以为中医药学与宗教信仰纠缠不清。其实这种忧虑源于没有对医学本身的刨根问底,也就是说没有找到医之为医的根据。疾病医学向健康医学的转型已经成为超越医学本身的话题和任务,在促进这种转型的过程中,能否找到一种转型的典范至为关键。

① 黄帝内经·素问 [M].北京:人民卫生出版社,1963:6-8.

三、是"素问"而非"质问"

事实上，中医药学的这种境界不太为人所了解，在实践上更是少有人行。在历史上，这种情况并不是第一次发生。从宋代林亿所做的新校正注语来看，唐代王冰对《黄帝内经·素问》进行了重新编次，确定了现在广泛使用的通行本。与当时可见的《素问》全元起本相比较，王冰编次之后的通行本明显带有道家思想的印记。经过对王冰注释和林亿新校正的反复比较，并参照相关资料，段逸山教授恢复了《素问》全元起本的原貌，该本把《平人气象论》作为第一卷的开篇，从中可见当时以诊脉论病及其治疗为中心的医学现实。段逸山教授认为："从《南史·王僧孺传》《隋书·经籍志》等文献考证得知，注释《素问》的第一人是南朝齐梁时期的全元起。全元起本系《素问》的早期传本，基本上保存了西汉刘向校书时的原貌。"[①]《平人气象论》首先对"平人"的概念进行了定义：

> 黄帝问曰："平人何如？"
>
> 岐伯对曰："人一呼脉再动，一吸脉亦再动，呼吸定息脉五动，闰以太息，命曰平人。平人者，不病也。常以不病调病人，医不病，故为病人平息以调之为法。人一呼脉一动，一吸脉一动，曰少气。人一呼脉三动，一吸脉三动而躁，尺热，曰病温，尺不热，脉滑，曰病风，脉涩曰痹。人一呼脉四动以上曰死，脉绝不至曰死，乍疏乍数曰死。"[②]

---

① 段逸山.《素问》全元起本研究与辑复［M］.上海：上海科学技术出版社，2001：1.

② 段逸山.《素问》全元起本研究与辑复［M］.上海：上海科学技术出版社，2001：61.

按照现在的讲法，"平人"就是健康无病的人，其标准脉象是在一呼一吸的周期内"脉五动"，不及和太过都是病态，到了极端就会死亡。王冰解释："平人，谓气候平调之人也。"①治病的目标就是使患者不病，其总原则与方法就是"平息以调之"，使患者达到呼吸平和的状态。这个原则在《黄帝内经·素问》中多次出现，如《素问·三部九候论》也把"以平为期"作为调治的目标：

> 帝曰：以候奈何？岐伯曰：必先度其形之肥瘦，以调其气之虚实，实则泻之，虚则补之。必先去其血脉而后调之，无问其病，以平为期。②

《素问·至真要大论》也有相同的论述：

> 帝曰：岁主藏害何谓？岐伯曰：以所不胜命之，则其要也。帝曰：治之奈何？岐伯曰：上淫于下，所胜平之，外淫于内，所胜治之。帝曰：善。平气何如？岐伯曰：谨察阴阳所在而调之，以平为期，正者正治，反者反治。帝曰：夫子言察阴阳所在而调之，论言人迎与寸口相应，若引绳小大齐等，命曰平，阴之所在寸口何如？岐伯曰：视岁南北，可知之矣。③

段逸山教授一再强调《素问》全元起本的重要性，这在他对《素问》书名意义的解释和认定上得到充分体现。在对各家之间综合考辨之后，他认同明清医家的看法，认为其名义就是"平素问答"：

---

① 黄帝内经·素问［M］.北京：人民卫生出版社，1963：109.

② 黄帝内经·素问［M］.北京：人民卫生出版社，1963：132.

③ 黄帝内经·素问［M］.北京：人民卫生出版社，1963：507.

比较而言，吴崐、马莳、张介宾、王九达等医家认为《素问》的名义是"平素问答"，不仅符合古人确定书名崇尚质朴的风格，更与《素问》内容与体裁的实际相吻合。因为《素问》多为问答体裁，是汉代人假托黄帝与岐伯等六位大臣平素问答医学问题而写作的学术著作。余嘉锡先生在《古书通例·明体例》中指出："诸子著书，词人作赋，义有奥衍，辞有往复，则设为故事以证其义，假为问答以尽其辞，不必实有其人，亦不必真有此问也。"《素问》正是此类"假为问答以尽其辞"的医学著作。诚如许半龙先生在《〈内经〉研究之历程考略》所说："余以为《素问》者，为秦汉方士伪托黄帝与岐伯等平素问答医学之书也。"①

有关《黄帝内经》的作者及其成书尚是一个见仁见智的问题，立场角度不同，看法也自然有区别。段逸山教授在辑复《黄帝内经·素问》全元起本的过程中，持定的基本上是医家立场，而医家治病，"以平为期"，也确实是其在临床实践中经常要做的事情。在患者和他人看来，医家的疗效或许多少有些神奇，但这在医家自身看来，其中并没有多少光辉，也只是些"平素"的现象而已，其与患者一来一往的互动，恰与《素问》经文的问答同例，记录下来的就是所谓的日常问对。因此，古代医家之朴素，从中可见一斑。但是，古代医家也是一个人各有志的群体，其中有专心治病的医家，也有追求玄远的医家。比较而言，全元起作为南朝齐梁间的医家，去古未远，其对《素问》首作训解，他的解释应当具有标志性的意义，但林亿尚认为"义未甚明"。他在新校正中对《素问》名的综述和解释如下：

> 按王氏不解所以名《素问》之义，及《素问》之名起于何代。

---

① 段逸山.《素问》全元起本研究与辑复［M］.上海：上海科学技术出版社，2001：5.

按《隋书·经籍志》，始有《素问》之名。《甲乙经》序，晋皇甫谧之文，已云《素问》论病精辨。王叔和，西晋人，撰《脉经》，云出《素问》《针经》。汉张仲景撰《伤寒卒病论集》，云撰用《素问》。是则《素问》之名，著于隋志，上见于汉代也。自仲景以前，无文可见，莫得而知。据今世所存之书，则《素问》之名起汉世也。所以名《素问》之义，全元起有说云：素者，本也。问者，黄帝问岐伯也。方陈性情之源、五行之本，故曰《素问》。元起虽有此解，义甚未明。按《乾凿度》云：夫有形者生于无形，故有太易，有太初，有太始，有太素。太易者，未见气也。太初者，气之始也。太始者，形之始也。太素者，质之始也。气形质具而痾瘵由是萌生，故黄帝问此太素，质之始也。《素问》之名，义或由此。[①]

对比之下，是否看重《素问》之名的意义，其对《黄帝内经》的关切度是不一样的。全元起也好，林亿也好，他们解释的共同特点是追问医学之所以创立的渊源，寻找医学"持之有故，言之成理"的所以然，因此对《素问》之名有追根问底的冲动。明清以来的后世医家则在经过中医药学的充分发展之后，面对丰厚的医学传统和遗产，大多相对重视医学治病的事实和功能，此时医家众多，流派纷呈，况且宋代之后"儒医"辈出，此时追问《素问》之所从出，则无法回避儒家和道家之间的关系，故而选择以医家本色应世，治病救人，也是那个时代可以理解的处世方式。

研究者对王冰没有具体解释《素问》之名的意义常常感到遗憾，但他本人的遗憾则是表达上的困难，即所谓"辞理秘密，难粗论述者，别撰《玄珠》，以陈其道"。[②]林亿新校正对此有所说明，谓"详王氏《玄

① 黄帝内经·素问［M］.北京：人民卫生出版社，1963：1.

② 黄帝内经·素问·重广补注《黄帝内经·素问》序［M］.北京：人民卫生出版社，1963：7.

珠》，世无传者，今有《玄珠》十卷,《昭明隐旨》三卷，盖后人附托之文也。虽非王氏之书，亦于《素问》第十九卷至二十四卷颇有发明。其《隐旨》三卷，与今世所谓《天元玉册》者正相表里，而与王冰之义多不同"[1]。按照林亿的解释，后人附托的《玄珠》和《昭明隐旨》多是对"七篇大论"的附加论述，尚属于《素问》论医范畴，与王冰本义不同。从其序言来看，王冰自己认为其论医已经义理昭彰，并无多少牵挂：

> 冰弱龄慕道，夙好养生，幸遇真经，式为龟镜。而世本纰缪，篇目重迭，前后不伦，文义悬隔，施行不易，披会亦难，岁月既淹，袭以成弊。……乃精勤博访，而并有其人，历十二年，方臻理要，询谋得失，深遂夙心。时于先生郭子斋堂，受得先师张公秘本，文字昭晰，义理环周，一以参详，群疑冰释。恐散于末学，绝彼师资，因而撰注，用传不朽，兼旧藏之卷，合八十一篇二十四卷，勒成一部，冀乎究尾明首，寻注会经，开发童蒙，宣扬至理而已。[2]

今世以《素问》为医经，但在王冰看来，这也是一本符合修道标准的关于养生的"真经"，他以修道"龟镜"的视域，对当时的《素问》存世本进行了重新编次，从而在医家的基础上使《素问》也成为"神仙家"的宝典。明《正统道藏》以及当代修订编纂的《中华道藏》皆将《黄帝内经》的《素问》和《灵枢》收录其中，真实地反映出历史上的医家和道家的关系。今编的《中华医藏》以《黄帝内经》为医经之首，说明医家和道教毕竟不同，各有偏重，这也可以从《素问》全元起本和王冰通行本的差别上显现出来。《上古天真论》原在全元起本的第九卷第六十一篇，王冰将其移至《素问》开篇，将原来隐藏的医道关系直接

① 黄帝内经·素问·重广补注《黄帝内经·素问》序［M］.北京：人民卫生出版社，1963：7.
② 黄帝内经·素问·重广补注《黄帝内经·素问》序［M］.北京：人民卫生出版社，1963：6.

点破，他的这个做法实际上是"不言之教"，通过对上古之人天真未散，朴素完纯，"独立守神"之精神状态所达到的真人境界，与今世之人半百而衰的现实进行了鲜明真切的对比，故而引发出了"发问"的自然性，由此《素问》之义在文明的层面上开显出来。王冰高明而博厚的做法，符合他"千载之后，方知大圣之慈惠无穷"①的期待和预测，正所谓"功在当代，利在千秋"。

近现代以来，中医药遭受西方科学与医学的强烈质疑，这种问属于"质问"而非"素问"。"质问"是否定性的，"素问"则是请教性的，对"素"是什么和"素"在哪里产生了非常强烈的"知道"的渴望。可以说，王冰对《素问》的重新编次和注释，已经明确地解答了"素"的问题，这些答案不仅藏在《素问》的篇目和经文之中，而且藏在"真人""圣人""贤人"的形象和实践里。实际上，"素"是对上古之人精神状态的描述，"素问"就是对如何达到这种精神状态原理、方法和路径的询问。黄帝设问，岐伯回答，《素问》载道，其道再传，至于老子，老子著《道德经》，揭示了社会文明演化过程中道德的衰损现象，故而提倡"见素抱朴，少私寡欲"，所以将《黄帝内经》与《道德经》互参，《素问》之名就更无隐义。广而论之，将中医药史与道家道教的发展史参照研究，不仅其早期历史人物的重合度是非常高的，其后期的发展也是相互影响的。我国著名道学学者、内丹学专家胡孚琛教授曾经指出如下现象：

> 须要指出，唐以前丹法虽较古朴，但易修炼，无太多秘诀，故成道者亦多，这是不容忽视的。孙思邈没有丹经传世，但依古法修炼得道，寿过百龄，亦非后世一般丹家可比。②

---

① 黄帝内经·素问·重广补注《黄帝内经·素问》序［M］.北京：人民卫生出版社，1963：7.
② 胡孚琛.道学通论［M］.北京：社会科学文献出版社，2018：528.

自隋唐时期由钟离权、吕洞宾相继传授内丹以来，方法越来越复杂，但是成道者却不如方法简单的古代多，其中原因让人深思，这也是《素问》在道教内丹学发展史上的意义和价值。经过十二年的努力，王冰对《素问》的传承贡献是巨大的，同时他又对限于经文体例而难以明说的"玄珠"另作交代。据道教内丹学，"玄珠"即"内丹"，是用人体精气神作为原料，经过特殊修炼程序和功夫所凝结而成的特殊"物质"，内丹一旦成就，可立刻跻身"真人"之位。可以想见，王冰《玄珠》虽然不传，但他著述的意图是显而易见的，即进一步把《上古天真论》中成就最高但只是"见首不见尾"的"真人""神龙"给予详细的阐释。至此，王冰的历史地位大概可以概括如下：

> 经过十二年对《黄帝内经·素问》精勤不倦的整理、补充、注释和对篇目的重新编次，使中医药学创立之前的思想史、观念史、技术史和发生发展史得到直观展现，楷定了后世进入中医药学之门的基础性范本，既对中医药学的传承和发展作出了历史性的贡献，也为当代重新理解中华文明的精神奥蕴，进而促进中华文明的创造性转化与创新性发展提供了关键性的启示。

对《素问》之名的上述解释也通过对《黄帝内经》的另一部分《灵枢》意义的解释得到印证。《灵枢经》原名《针经》，亦有《九墟》《九灵》等别名，对此现象，校释者引日本丹波元简的看法，认为这与道家道教密切相关：

> 林亿等校正《素问》《甲乙经》等古医籍时，曾引用《九墟》，前已述及唐志中记有"灵宝注《黄帝九灵经》十二卷"，这"九墟""九灵"，也是《灵枢经》的别称。丹波元简在《灵枢识》中说："考亿等《素问》《甲乙》等注所引《九墟》文，今并见本经中，乃

以下为页面边栏及页码：

第一章 中医药自主传统的确立

041

知《九墟》者，乃此经之别本……要之，曰《灵枢》、曰《九灵》、曰《九墟》，出黄冠所称，而《九卷》《针经》乃为旧题也。"显然，他认为这部书的古称是《九卷》《针经》，而《灵枢》《九灵》《九墟》都是道家叫出来的名目。[①]

"黄冠"原指黄帝时衣冠的名称，后引申专指道士。明朱权《天皇至道太清玉册》卷六载："古之衣冠，皆黄帝之时衣冠也。自后赵武灵王改为胡服而中国稍有变者，至隋炀帝东巡，使于畋猎，尽为胡服。独道士之衣冠尚存，故曰有黄冠之称。"[②]当代中医药研究者对道教多有避讳，故长期以来对《黄帝内经》的认识难以达其本源。其实，新补入的《素问遗篇》也具有道教思想的印迹，结合丹波元简的解释，可以肯定的是，《黄帝内经》和道家道教之间的联系远比人们所想象的要更为紧密。校释者综合多方面的看法，认为张介宾"神灵之枢要，是谓灵枢"的解释比较中肯[③]。即所谓"灵枢"，其实就是"以神为枢"，这在针刺原理上与《素问》是一脉相通的，也与老子《道德经》第三十九章"神得一以灵"的论述相呼应，都体现出中国上古文明对精神世界认识的高度。

四、作为"精神文明"典范的上古医学

那么，中国是否真的存在一个高度发展的上古文明？这个问题也是当今如何看待中华文明的起源及其表现形态的关键问题。如果泛泛而论，说有说无似乎都可以接受，所谓信者恒信，不信者恒不信。究其根源，这原本是一个精神的最终归宿的问题，而精神的本性又是独一无二的，

① 河北医学院.灵枢经校释［M］.北京：人民卫生出版社，1982：10-11.
② 胡孚琛.中华道教大辞典［M］.北京：中国社会科学出版社，1995：552.
③ 河北医学院.灵枢经校释［M］.北京：人民卫生出版社，1982：11.

人人不同，此即精神的自主性。中国文化在此问题上持有非常开放而包容的立场，其判断是非的标准往往以是否坚持"独见"为高下。一般情况下，这样做往往被误解为"坚持己见"，偏执碍理，难以合作。但是真正的独见却超越了这些缺陷，所见无非是理，正是理所从出的源泉。因此，要判断中国是否真正存在一个高度发展的上古文明，必须找到理解上古文明独见的途径才有可能，否则的话，就容易陷入偏见之中而不能自拔。上述对王冰的贡献评论认为，他"使中医药学创立之前的思想史、观念史、技术史和发生发展史得到直观展现"，与全元起、林亿及后世的医家相比，这就是王冰的"独见"。

在中国文化、科学及文明发展史上，《黄帝内经》为医经之首，是为中医学开宗立派的医学原典，但由于医学的实用性特点，医家并未被列入诸子，而世多称其为杂家，遂使其思想观念湮没不彰，医家地位也难入上流。班固在《汉书·艺文志》中将"医经""经方""房中""神仙"并列，同称"方技"，以为"方技者，皆生生之具，王官之一守也"。虽由"王官"守之，其职能却是属于技术服务的范畴。因此，长期以来，医家何以为医家，成为一个沿袭相因而根本未明的文化和哲学问题，并殃及中医药学的科学身份问题。王冰的"独见"就在于，他从当时的《黄帝内经·素问》存世本中看到了医学独立的标志，这就是精神的独立性和自主性，从而使得中医学"持之有故，言之成理"。他把《上古天真论》移于《素问》篇目之首，改变了医学只限于治病救人的旧形象，确立了健康医学的发展目标，阐明了精神之"用"与"不用"、"不用"之为"用"的辩证关系，为当代世界通过医学阐释中国上古文明的精神境界建立了启示性的典范。

在中医学看来，健康与疾病是人类社会道德状态的一种反映，其在本质上表现为精神质量的高低。医学文明创立和发展的直接目的是提升人类的精神质量，使其充实圆满，永葆健康。故而精神健康是决定性的，与精神状态相适应，医疗技术的演进是一个从无形到有形的过程，并以返回无形为最高和终极形态。具体来看，养生是中医学贯彻始终的基础性和通用性技术，是人的精神自主性的直接实践，其能够"治未病"，也是决定常规医疗措施的最主要参考标准。王冰认识到，在揭示医学内在原理的基础上，需要树立精神和健康的典范形象，使其成为医学文明的代言者，以之教化天下，所谓"陶一世之民，同跻于寿域"[①]。细究其前四卷篇目和经旨，由此就能够理解王冰对《黄帝内经·素问》的用心，可以思过半矣。详列如下：

卷第一

《素问·上古天真论篇第一》：上古社会创造了高度发达的医学文明，"真人""至人""圣人"等皆具有高度的自觉性，精神纯朴，道德完善，教化所及，"百岁"之人"动作不衰"，实现健康老龄化的目标触手可及。

《素问·四气调神大论篇第二》："圣人"遵循"治未病"的准则，调神以顺应四时阴阳之变，做到"与万物沉浮于生长之门"。

《素问·生气通天论篇第三》："圣人"养生的关键在于"传精神，服天气，而通神明"，"失之"则"自伤"，"因而和之"，则"长有天命"。

《素问·金匮真言论篇第四》：人之脉象是五脏六腑之血气随阴阳四时变化的征象，"善为脉者""合心于精""则深知通变"，得天人相应之实情。

卷第二

《素问·阴阳应象大论篇第五》："上古圣人"善于认识和运用"阴阳之道"，以之"治身"则"寿命无穷"，以之"治人"则"用之

---

① 黄帝内经·素问［M］.北京：人民卫生出版社，1963：4.

不殆"。

《素问·阴阳离合论篇第六》：阴阳精微，各有转机，一分为三，有开有合，其要在于"灵""枢"。

《素问·阴阳别论篇第七》："谨熟阴阳，无与众谋""正行无惑"，生死自形。

卷第三

《素问·灵兰秘典论篇第八》："心"主"神明"，"主明则下安，以此养生则寿，殁世不殆，以为天下则大昌"。"以其为天下主，则国祚昌盛"。

《素问·六节藏象论篇第九》曰："不知年之所加，气之盛衰，虚实之所起，不可以为工。"此乃"上帝所秘，先师传之"。

《素问·五脏生成篇第十》曰："诊病之始，五决为纪，欲知其始，先建其母。""脉之小大滑涩浮沉，可以指别；五脏之象，可以类推；五脏相音，可以意识；五色微诊，可以目察。能合脉色，可以万全。"

《素问·五脏别论篇第十一》曰："拘于鬼神者，不可与言至德。恶于针石者，不可与言至巧。病不许治者，病必不治，治之无功。"

卷第四

《素问·异法方宜论篇第十二》曰："圣人杂合以治，各得其所宜。"对砭石、毒药、灸焫、九针、导引按跷等方法知其来源，扬长避短。

《素问·移精变气论篇第十三》曰："得神者昌，失神者亡。"上古治病，"可移精祝由"；中古治病，可以"汤液"；"暮世之治病也则不然，治不本四时，不知日月，不审逆从，病形已成，乃欲微针治其外，汤液治其内，粗工凶凶，以为可攻，故病未已，新病复起。"

《素问·汤液醪醴论篇第十四》曰："夫上古作汤液，故为而弗服也。中古之世，道德稍衰，邪气时至，服之万全。""当今之世，必齐毒药攻其中，镵石针艾治其外也。""形弊血尽而功不立者何？""神不使也。""针石，道也。精神不进，志意不治，故病不可愈。今精坏神去，荣卫不可复收。何者？嗜欲无穷，而忧患不止，精气弛坏，荣泣卫除，故神去之而病不愈也。"

《素问·玉版论要篇第十五》曰："神转不回，回则不转，乃失其机。""反天常轨，生之何有？"

《素问·诊要经终论篇第十六》曰："春夏秋冬，各有所刺，法其所在。"

"得神者昌，失神者亡"，这是中医学创立和发展的总纲。通过对比上古、中古、今世（暮世）之人的寿命长短及疾病治疗的难易程度，可以看到中医学解决一人和一世问题的总体思路及其宗旨，这也是中国上古医学文明的最高成就。一个时代有一个时代的精神，当然也有与其相应的疾病。王冰对《黄帝内经·素问》的研究，重点在于阐发医道，疾病治疗则次之。他反复揭示医学也是"圣人"之学，其"道"可"复"，那么疾病的解决方案则自在其中。由此可见，中医学提出的是根本解决健康与疾病问题的整体性思路，其对解决当今困扰全球的卫生难题提供了创造性的启示。自从科学创立和发展以来，全球医学取得了长足进步，但其后期的创新发展也越来越依赖于科技创新，导致医学逐渐丧失了自身的独立性，何为医学也意义不明。王冰对"素问"之意义进行了创造性的阐释，解决了中医学的独立性问题，这对全球医学与文明的未来发展来说也是基础性的贡献。

对于上述贡献，也需要用"精神考古"的方法来看待中医药与中华文明的创立和发展。中国文化把古代社会看作"至世"，今人不解，以为原始社会结构简单，物质简陋，何以一代又一代的"文化精英"对其情有独钟，崇拜不已？特别是现代社会讲究实证，如果不能证明确有其人其事其效，那么难免有向壁虚造的嫌疑。其实每个国家和民族对传世经典的看法大同小异，皆视若难以估价和替代的精神财富，以及精神标识和归宿。中国文化也不例外，且又以中医药学独树一帜，通过身心健康之实证，让人看到古代"精神文明"的发达及其达到的高度。可以说，中医药学就是"精神考古学"，为研究中华文明的起源及其性质提供了新的路径。作为医学，治病当是其履行社会职能的第一要务，这也是中医药被广为接受的基本路径。治病需要经验，更需要理论的指导。在很长的一段时间内，现代学术界和医学界把中医药看作经验医学而不是理论医学，其基本原因就是不理解中医药理论建构的核心原理。至今中医药行业还流行着"偏方气死专家"的传说，说明很多有效的临床经验至今难以获得理论上的圆满解释，但是这并不足以构成否定中医药是理论医学的理由。在中医药的理论解释中，得病是精神不宰、养生失当的结果，治病则是重新发挥精神主宰作用的操作过程，其中方法众多，其要在于"得神"。中医药何以能够以"得神"为枢机？关键在于这个"神"就是自己健康生化的主宰，也是真正的"自己"。只有基于"自己"的健康需求得到实现，其他概念才具有意义。因此，"为己之学"在上古时期的创立与中医药学是一致的，皆以长生久视，最大限度地保存自己为真实目的，其他解释大多属于锦上添花之列。上古时期在具体的器物方面并不丰富发达，但其在精神上的富足和所发挥出的原创潜力则是后世需要学习和效仿的，当代社会所谓的"极简主义"即是如此。只有精神完善，自己才能是自己，其基本标志就是"神全"，这是一种实实在在的精神状态和文明状态，如此才是真自己。一旦精神亏失，不能完全，可以通过修补使之复全。中医药学之所以能够在诸子百家和经史子集中独树一帜，就在于其既能够集众家之长，又能够补各家之弊，把诊断和医治的理论方法通用化，使其成为事实上的中国文化的评判标准，进而成为中华文明的本色、底色和特色。具体论述尚待进一步开展，总而言之，中医药非儒非道非释，亦儒亦道亦释，善动不居，出入任己，充分发挥出其作为"中医"的潜力。因此,中医药作为健康的一面镜子,可以鉴宝,可以照妖,可以为人,更可以为自己。

对中医药来说,健康可以是一件非常简单的事情,要像古人一样淳朴未散,精神完全即可,这个条件至今仍然适用。在一定时期内,这样的行为被认为是反社会的,不是人类文明创造和发展的主流。但是,与文明演化同步发生的则是人类疾病谱系的变化,由于疾病与文明属于共生关系,要消灭这些疾病,必须转变文明的发展方向,走向以健康为基础的文明。没有全球发展的健康转型,没有对健康意识的深度觉醒,就难以真正认识中医药及其所代表的中华文明的独特性。在我国古代文献的记录中,上古文明非常发达,至人、真人、圣人、贤人辈出,今人对此多认为是虚构,不得其解。在当今社会发展遇到诸多难题特别是健康难题的时候,中国上古文明的价值终于凸显,但要真正理解其意蕴,需要运用"精神考古"的方式才有可能。先哲先贤皆善于"精神考古",如老子"执古之道",孔子"克己复礼"等,甚至君子志业操守之变也有迹可循。从性质上看,"精神考古"着重在人,器物只可作为参照,不可见物不见人。通过"精神考古"的方式重建中国文化的精神谱系,这也是中医药的全球发展所必须完成的基础性工作。

第二节 "上医"传统的古今之变

一、上古医学谱系

在《汉书·艺文志》中,《黄帝内经》十八卷列医经之首,与经方、房中、神仙同属方技的范畴。其《方技略》云:

> 方技者,皆生生之具,王官之一守也。太古有岐伯、俞拊,中世有扁鹊、秦和,盖论病以及国,原诊以知政。汉兴有仓公。今其技术晻昧,故论其书,以序方技为四种。[①]

班固(32—92),字孟坚,扶风安陵(今陕西咸阳)人,东汉史学家、文学家。他在《方技略》中提到的代表性人物跨越太古(上古)、中世(中古)和汉(今世),在年代的表述上与《黄帝内经·素问》同例,只是具体表述不同。从班固简略的概括中可知,医官在负责治病(医经、经方)和指导养生(房中、神仙)之外,尚担负着收集舆情的责任,此即所谓"论病以及国,原诊以知政"。那么,从具体病情中能够看出国情与政情,其所体现的是一种"身国同构"的文化传统。一般来说,这种传统属于典型的道家思想,与儒家的"家国同构"传统显著不同。与对儒道之间差异的分疏不同,学者们大都同意道家、道教与医家之间关系密切,甚至于到了同源同构的程度。但在班固看来,道家出于"史

官"，和医家之"方技"毕竟不同：

> 道家者流，盖出于史官，历记成败存亡祸福古今之道，然后知
> 秉要执本，清虚以自守，卑弱以自持，此君人南面之术也。合于尧
> 之克攘，《易》之嗛嗛，一谦而四益，此其所长也。及放者为之，
> 则欲绝去礼学，兼弃仁义，曰独任清虚可以为治。①

班固生活在东汉时期，所谓"今世"。从上古至于今世，不仅道家
思想随时代而演化，医学也同样如此，遂有班固感叹"今其技术晻昧"，
只能通过"书"之记载，来想象和追溯上古时代之盛况。关于古代道家，
《汉书·艺文志》所存篇目，其早期作者多为"帝王之师"，如《伊尹》
《太公》《辛甲》《鬻子》《管子》等，由此而论，所谓"君人南面之术"
固有其事，但也不应当仅限于此。《老子》可谓是古代道家思想，或者
说古之道术的集大成者，其对后世之政治、军事、医学、文学、宗教等
产生了巨大影响，并在东汉末期直接促进了道教的产生。在隋唐之后，
道教内丹逐渐成为其神仙说的支撑性道术，并且与医学产生了非常紧密
的关系。由此再看目前通用本的《黄帝内经》与方技之四者的关系，可
以认为，从内容来看，该书应当是方技思想的集大成者。《汉书·艺文志》
对四者的概括分别如下：

> 医经者，原人血脉经络骨髓阴阳表里，以起百病之本，死生之
> 分，而用度箴石汤火所施，调百药齐和之所宜。至齐之得，犹磁石
> 取铁，以物相使。拙者失理，以愈为剧，以生为死。
>
> 经方者，本草石之寒温，量疾病之浅深，假药味之滋，因气感
> 之宜，辩五苦六辛，致水火之齐，以通闭解结，反之于平。及失其

---

① 二十五史（全十二册）[M].上海：上海古籍出版社，上海书店，1986：530.

宜者，以热益热，以寒增寒，精气内伤，不见于外，是所独失也。故谚曰："有病不治，常得中医。"

房中者，情性之极，至道之际，是以圣王制外乐以禁内情，而为之节文。传曰："先王之所乐，所以节百事也。"乐而有节，则和平寿考。及迷者弗顾，以生疾而陨性命。

神仙者，所以保性命之真，而游求于其外者也。聊以荡意平心，同死生之域，而无怵惕于胸中。然而或者专以为务，则诞欺怪迂之文弥以益多，非圣王之所以教也。孔子曰："索隐行怪，后世有述焉，吾不为之矣。"①

《黄帝内经》为医经之首，然其中有药方十三首，其中包括载于《素问遗篇·刺法论》的小金丹，通称"内经十三方"。这十三方方药虽少，却是我国运用方剂治疗疾病的早期记载。在《黄帝内经·素问·汤液醪醴论》中，有汤液醪醴方：

> 黄帝问曰：为五谷汤液及醪醴奈何？岐伯对曰：必以稻米，炊之稻薪，稻米者完，稻薪者坚。帝曰：何以然？岐伯曰：此得天地之和，高下之宜，故能至完，伐取得时，故能至坚也。②

现在人们论述《黄帝内经》中的方剂，绝大多数情况下只注意到其具体组方，而对与之相联系的思想观念存而不论。"汤液"自古有之，但时代不同，则有"用"与"不用"之别，所谓"夫上古作汤液，故为而弗服也。中古之世，道德稍衰，邪气时至，服之万全"③。在经方中也

---

① 二十五史（全十二册）[M].上海：上海古籍出版社，上海书店，1986：533.
② 黄帝内经·素问 [M].北京：人民卫生出版社，1963：86.
③ 黄帝内经·素问 [M].北京：人民卫生出版社，1963：86-87.

列有《汤液经法》三十二卷等，据传为伊尹所作。《汤液经法》又名《汤液经》，唐以后失传。1948年，杨绍伊以王叔和《脉经》和孙思邈《千金翼方》为本，校勘考订出《汤液经》一书，其宗旨和重点内容为服食补益和养生延年对方药的运用。汉代张仲景撰《伤寒杂病论》，得益于《汤液经》甚多，后世多宗之以治病，对其原本的养生要义则不甚了了。班固引谚语"有病不治，常得中医"反证对经方的误用之失，说明药害早已有之，而解决的办法就是"中医"。此处"中医"为该名词最早出现者，在语境上应当指自然疗法，所谓"取法乎上，仅得其中"，从而避免了下等的结果。引申来看，中医也可训为"神医"①，即发挥神之用，以之因应四时之化，促进疾病的自然康复。因此，中医的早期意义与促进养生之类的非药物疗法密切相关，这也是医经的本来目的。

养生和"治未病"原是方技之通例，这也是房中、神仙得与医经、经方并列的原因。《黄帝内经·素问·阴阳应象大论》指出："能知七损八益，则二者可调，不知用此，则早衰之节也。"对此，王冰注曰：

用，谓房色也。女子以七七为天癸之终，丈夫以八八为天癸之极。然知八可益，知七可损，则各随气分，修养天真，终其天年，以度百岁。《上古天真论》曰：女子二七天癸至，月事以时下。丈夫二八天癸至，精气溢泻。然阴七可损，则海满而血自下；阳八宜益，交会而泻精。由此则七损八益，理可知矣。②

王冰以损益互根之理解释，比较隐讳。1973年，长沙马王堆三号汉墓出土了多种帛书，其中有《天下至道谈》等房中著作，对"七损八益"做出了具体解释：

① 张超中.《黄帝内经》的原创之思 [M].北京：中国医药科技出版社，2013：83.
② 黄帝内经·素问 [M].北京：人民卫生出版社，1963：43.

气有八益，有（又）有七孙（损）。不能用八益、去七孙（损），则行年卌而阴气自半也，五十而起居衰，六十而耳目不蒽（聪）明，七十下枯上涗（脱），阴气不用，渌泣留（流）出。令之复壮有道，去七孙（损）以振其病，用八益以贰其气，是故老者复壮，壮（者）不衰。君子居处安乐，饮食次（恣）欲，皮奏（腠）曼密，气血充赢，身体轻利。疾使内，不能道，产病出汗喘（喘）息，中烦气乱；弗能治，产内热；饮药约（灼）灸以致其气，服司以辅其外，强用之，不能道，产痤肿橐；气血充赢，九譤（窍）不道，上下不用，产痤雎（疽），故善用八益、去七孙（损），五病者不作。

八益：一曰治气，二曰致沫，三曰智（知）时，四曰畜气，五曰和沫，六曰窃（积）气，七曰寺（待）赢，八曰定顷（倾）。

七孙（损）：一曰闭，二曰泄，三曰渴（竭），四曰勿，五曰烦，六曰绝，七曰费。①

当然，这种解释也只是其可能的意义之一，但在关于《素问》之名的解释中，北宋张君房在《云笈七签·真仙通鉴》中曾经这样记载："天降素女，以治人疾，帝问之，作《素问》。"②在《素女经》等房中著作中，素女也是向黄帝教授养生之道的老师，从名字上似可说《素问》与《素女经》之间有着某种关联。在《黄帝内经·素问·上古天真论》中所举出的"半百而衰"的原因中，"醉以入房，以欲竭其精，以耗散其真，不知持满，不时御神，务快其心，逆于生乐"等，显然是违背了房中养生的原则。因此，《素问》中包含房中家的作品，也是理所当然的事情。

关于神仙一家，《黄帝内经·素问·上古天真论》开篇就指出黄帝"成而登天"，王冰在注释中说，黄帝在平定天下后，"铸鼎于鼎湖山，

① 宋书功.中国古代房室养生集要［M］.北京：中国医药科技出版社，1991：78–79.
② 张君房.云笈七签［M］.蒋力生，等，校注.北京：华夏出版社，1996.

鼎成而白日升天，群臣葬衣冠于桥山，墓今犹在"①。此桥山墓即黄帝陵，位于今陕西省延安市的黄陵县，每年清明节期间国家在此举行公祭黄帝大典。在道教神仙术中，黄帝铸鼎飞升属于外丹一系，道教内丹术在后世得到独立发展，其理论体系即建立在人体自身的精气神学说之上。今研究《素问》中真人，可知医经本与神仙相通，或者说神仙养生其理论或本于《黄帝内经》。

从上述研究可知，《黄帝内经》实际上是方技的集大成者，班固列出岐伯、俞跗、扁鹊、秦和、仓公等作为从上古到今世方技的代表性人物，在这五人中，除了秦和是医官，其他四人的身份各个不同。岐伯是《黄帝内经》等文献中的医祖，他向黄帝解答各种医学问题，是中医学理论体系的阐述者。通过岐伯的讲述，后世了解到上古时代"真人""至人"的存在，这些人可能是他的先师一辈，或者更远，说明医学自古就存在师承体系，因此到了中古和今世，扁鹊和仓公各有师承，他们的老师长桑君和公乘阳庆也自当各有授受。扁鹊和仓公不是医官，只是以医技高超为世所重，但遭人妒忌，命运坎坷。对此司马迁在《史记·扁鹊仓公列传》的最后评论可谓中肯：

> 太史公曰：女无美恶，居宫见妒；士无贤不肖，入朝见疑。故扁鹊以其伎②见殃，仓公乃匿迹自隐而当刑。缇萦通尺牍，父得以后宁。故老子曰"美好者不祥之器"，岂谓扁鹊等邪？若仓公者，可谓近之矣。③

医学和医者造福世人，但社会复杂多面，人心不平，医者常常陷入

---

① 黄帝内经·素问［M］.北京：人民卫生出版社，1963：1.

② 伎：同"技"。

③ 二十五史（全十二册）［M］.上海：上海古籍出版社，上海书店，1986：312.

不测之渊，这也使得医学的传承慎之又慎，故而显得秘之又秘。通过医家的坎坷遭遇，当能进一步理解《老子》教人和光同尘思想的珍贵。事实上，《老子》思想本来就具有两重意义，是一种集做人和处世为一体的基本原则。很多人从《老子》中学习处世之道，以求自度度人，只是稍微不慎，就会堕入平庸，失去了生命的光芒。而一旦无光，即是凡尘，就无所谓"和"和"同"。因此，和光同尘的本义就是和而不同，有一种实实在在的生生之实在其中，《黄帝内经·素问·上古天真论》提出"将从上古合同于道"，其道理即在于上古时代的精神之实。结合这个时代的精神特征，当能对俞跗的神技取得更切实的理解。《史记·扁鹊仓公列传》指出：

> 臣闻上古之时，医有俞跗，治病不以汤液醴酒，镵石挢引，案扤毒熨，一拨见病之应，因五脏之输，乃割皮解肌，诀脉结筋，搦髓脑，揲荒爪幕，湔浣肠胃，漱涤五脏，练精易形。[①]

因其中有"割皮解肌"等类似现代外科手术的字面表述，这让不少学者误以为俞跗的记载有夸大之嫌，难以理解我国上古时期的外科技术发展何能至此高水平。据传，我国民间仍然存在俞跗类的人物及其技术，他们自有其传承，说明上述记载确有出处。另外，根据《黄帝内经·素问·移精变气论》，俞跗的医术属于祝由一类的方技，其中的形神之变，与今世之整容术有天壤之别。

> 黄帝问曰：余闻古之治病，唯其移精变气，可祝由而已。今世治病，毒药治其内，针石治其外，或愈或不愈，何也？岐伯对曰：往古人居禽兽之间，动作以避寒，阴居以避暑，内无眷慕之累，外

① 二十五史（全十二册）[M].上海：上海古籍出版社，上海书店，1986：309.

第一章 中医药自主传统的确立

055

无伸宦之形，此恬憺之世，邪不能深入也。故毒药不能治其内，针石不能治其外，故可移精祝由而已。当今之世不然，忧患缘其内，苦形伤其外，又失四时之从，逆寒暑之宜，贼风数至，虚邪朝夕，内至五脏骨髓，外伤空窍肌肤，所以小病必甚，大病必死，故祝由不能已也。①

对此，我国南北朝时期刘勰的《文心雕龙·神思》可以参证：

> 古人云："形在江海之上，心存魏阙之下。"神思之谓也。文之思也，其神远矣。故寂然凝虑，思接千载，悄焉动容，视通万里；吟咏之间，吐纳珠玉之声，眉睫之前，卷舒风云之色；其思理之致乎？故思理为妙，神与物游。神居胸臆，而志气统其关键；物沿耳目，而辞令管其枢机。枢机方通，则物无隐貌；关键将塞，则神有遁心。是以陶钧文思，贵在虚静，疏瀹五脏，澡雪精神。②

从"移精变气""祝由"和"疏瀹五脏，澡雪精神"，当可意会"漱涤五脏，练精易形"的上古精神风貌。后世儒家主静诚敬，变化气质，其说不同，其用则与"练精易形"同功。当今中医药教育受西方科学的具象思维影响太大，对上古时期的思维方式已经形同陌路，难以理解，而其中最难理解的就是上古精神的实质。可以说，中国上古文明是这一时期的时代精神创造出来的，现代科学对中医药理论的暌违首在精神，方法倒在其次，而通过追溯上古精神，重启中医药创造性发展的现代契机，这在理论上不仅可行，在实践上也有一如既往的传统。《礼记·曲礼下》载"君有疾饮药，臣先尝之。亲有疾饮药，子先尝之。医不三世，

① 黄帝内经·素问［M］.北京：人民卫生出版社，1963：82-83.
② 刘勰.文心雕龙注释［M］.周振甫，注.北京：人民文学出版社，1981：295.

不服其药"。对此"三世"，从汉代到唐代的解说基本上以经验为义，把"三世"解为"三代"，如此"世家"，其药可信。东汉郑玄注曰："医不三世，不服其药，慎物齐也。"唐代孔颖达《正义》曰："凡人病疾，盖以筋血不调，故服药以治之。其药不慎于物，必无其征，故宜戒之，择其父子相承至三世也，是慎物调齐也。"又云："'三世'者，一曰黄帝《针灸》，二曰神农《本草》，三曰素女《脉诀》，又云夫子《脉诀》。若不习此三世之书，不得服食其药。然郑云'慎物齐也'，则非谓《本草》《针经》《脉诀》，于理不当，其义非也。"①郑玄此解，与"去国三世，爵禄有列于朝，出入有诏于国"之义同，谓"三世，自祖至孙。逾久可以忘故俗，而犹不变者，爵禄有列于朝，谓君不绝其祖祀，复立其族，若臧纥奔邾，立臧为矣"②。郑玄此解，可谓之"小传统"，"又说"之"三世"，可谓"大传统"。如果因"小"失"大"，"不服其药"也合乎情理。我们看到，王冰在"重广补注"《黄帝内经·素问》时，他所说的"三坟"亦有"三世"之义：

夫释缚脱艰，全真导气，拯黎元于仁寿，济羸劣以获安者，非三圣道则不能致之矣。孔安国序《尚书》曰："伏羲、神农、黄帝之书，谓之三坟，言大道也。"③

林亿在新校正后的序中也表达同样的看法：

迨唐宝应中，太仆王冰笃好之，得先师所藏之卷，大为次注，犹是三皇遗文，烂然可观。惜乎唐令列之医学，付之执技之流，而

① 阮元.十三经注疏（全二册）[M].北京：中华书局，1980：1268.
② 阮元.十三经注疏（全二册）[M].北京：中华书局，1980：1257.
③ 黄帝内经·素问[M].北京：人民卫生出版社，1963：5.

荐绅先生罕言之，去圣已远，其术晻昧，是以文注纷错，义理混淆。殊不知三坟之余，帝王之高致，圣贤之能事，唐尧之授四时，虞舜之齐七政，神禹修六府以兴帝功，文王推六子以叙卦气，伊尹调五味以致君，箕子陈五行以佐世，其致一也。①

所谓"三皇遗文""三坟之余"，"其致一也"，说明古人认为医道即圣道，上古医学与上古文明息息相通。近年来，柳长华教授倡导"三世医学"，接受和认同者也逐渐多了起来。他认为，据考古与文献记载，伏羲制九针，神农尝百草，黄帝与岐伯论医，后世称为"三世医学"。他进一步阐释说，伏羲、神农、黄帝是中华民族的人文初祖，也是创造中医的代表人物，相关重要的发明创造，都会归到他们的名下。这种文化传统，是中华民族融合的象征，是凝聚民族精神和力量的象征。中医药文化是源于天人合一、万物有灵的世界观、价值观和比类取象、阴阳五行的认识论、方法论所孕育的生命观、疾病观、药物观、诊疗观及各种各样的医疗实践。从这个角度来看，中医药是植根于中华民族传统文化而产生的，也就是说，中医药是在中华文化发展到一定程度的基础上而产生的。从某种程度上，中医药文化是打开中华文明宝库的钥匙②。

从现实情况来看，如今中医药的传承发展大多局限于自祖至孙的三世体系之内，"三世医学"的精神尚待发扬。实际上，中医药的发展历史表明，"祖述""三世"，明其渊源，才能实现与时代需求相适应的创造性转化，今天亦不例外。

---

① 黄帝内经·素问［M］.北京：人民卫生出版社，1963：3.
② 2020年7月13日晚，柳长华教授以"中医药文化传承的当代价值"为主题，在四川省图书馆承办的"名人大讲堂"发表演讲。参见 https://cbgc.scol.com.cn/news/320218.

二、"治身"精神的衰变

中医药的理论和技术体系既然可以被创造出来，并且代有授受，这说明其中必然存在一套原道的体系及其相应的机制。今天的中医以扁鹊为医祖，司马迁《史记·扁鹊仓公列传》称"至今天下言脉者，由扁鹊也"。其实从时间段上来看，扁鹊代表的只是中古时期的医学，作为医者的杰出代表，扁鹊也符合孔子所说的"今之学者为人"的特征，失去了"古之学者为己"的精神。庄子批评这种现象为"知往而不知返"，既是指人，也是指社会发展的副作用。如今的人们大多已经把"为己"理解成"利己"，致使"为己之学"难以登堂入室，也因此断绝了通往中国上古文明精神的道路。当然，自古至今，也都有人念念不忘"为己之学"，儒道释之核心教义，其精微之处处处为己，只是碍于社会大理，改换了一套说辞而已。一般来说，"己"包括形神或者身心两个方面，《黄帝内经·素问·上古天真论》指出，上古真人"独立守神，肌肉若一"，做到了"形与神俱"，这提示人们上古时期的中医学更可能接近"为己之学"的真相。如果能够从本源上研究其教育精神，从具体制度建设方面重构这种上古时代的教育体系，那么，中医药学复兴的意义可谓大矣。

当追溯"为己之学"的体制建设之时，会发现中国文化的多样性和包容性让人叹为观止。按照上古官师合一的惯例，学在王官，春秋之后，礼崩乐坏，由此学在民间成为常例。但是"为己之学"恰恰在上古惯例之外，典籍中称之为"逃官"之徒。《庄子·逍遥游》以许由不愿越俎代庖为例，指出他的追求不在"天下"：

> 尧让天下于许由，曰："日月出矣，而爝火不息，其于光也，不亦难乎！时雨降矣，而犹浸灌，其于泽也，不亦劳乎！夫子立而

天下治，而我犹尸之，吾自视缺然。请致天下。”

许由曰："子治天下，天下既已治也。而我犹代子，吾将为名乎？名者，实之宾也。吾将为宾乎？鹪鹩巢于深林，不过一枝；偃鼠饮河，不过满腹。归休乎君，予无所用天下为！庖人虽不治庖，尸祝不越樽俎而代之矣。"①

《庄子·让王》更进一步指出，与"完身养生"相比，治理国家和天下尚不是最重要的事情：

尧以天下让许由，许由不受。又让于子州支父，子州支父曰："以我为天子，犹之可也。虽然，我适有幽忧之病，方且治之，未暇治天下也。"夫天下至重也，而不以害其生，又况他物乎！唯无以天下为者，可以托天下也。

舜让天下于子州支伯。子州支伯曰："予适有幽忧之病，方且治之，未暇治天下也。"故天下大器也，而不以易生，此有道者之所以异乎俗者也。

舜以天下让善卷，善卷曰："余立于宇宙之中，冬日衣皮毛，夏日衣葛絺；春耕种，形足以劳动；秋收敛，身足以休食；日出而作，日入而息，逍遥于天地之间而心意自得。吾何以天下为哉！悲夫，子之不知余也！"遂不受。于是去而入深山，莫知其处。

舜以天下让其友石户之农，石户之农曰："捲②捲乎后之为人，葆力之士也！"以舜之德为未至也，于是夫负妻戴，携子入于海，终身不反也。③

---

① 陈鼓应.庄子今注今译［M］.北京：中华书局，1983：18.

② 捲："卷"的繁体字。

③ 陈鼓应.庄子今注今译［M］.北京：中华书局，1983：744–745.

许由、子州支父、子州支伯、善卷、石户之农等人皆不受"让"，其志、其学、其德皆有"为己"之范，是故值得"今世俗之君子"借鉴：

> 故曰，道之真以治身，其绪余以为国家，其土苴以治天下。由此观之，帝王之功，圣人之余事也，非所以完身养生也。今世俗之君子，多危身弃生以殉物，岂不悲哉！
>
> 凡圣人之动作也，必察其所以之与其所以为。今且有人于此，以隋侯之珠弹千仞之雀，世必笑之。是何也？则其所用者重而所要者轻也。夫生者，岂特隋侯珠之重哉！ ①

这里并不是否定"帝王之功"，而只是强调其成功之道与"所以完身养生"之道不同。说其是"圣人之余事"，举手之劳即可，以现代人的眼光看来这似乎有些不可思议，但是从秦皇汉武的经历来看，这又是十分自然的事情。后世之人多把二者求仙而被方士欺骗看作他们的污点，但是如果设身处地想，就可以理解他们就是黄帝求仙问道故事的重演。在以往的视域之下，这些史实和故事本身所反映的是不切实际的向往，但是从医学的功能来看，黄帝也好，秦皇汉武也好，他们都是"患者"，并以此身份做出了合乎其需要的事情。只不过他们身居高位，影响广泛深远，以至于模糊了他们追求健康的真正目的。因此，孙思邈在《备急千金要方·大医精诚》中强调治病必须"普同一等"：

> 凡大医治病，必当安神定志，无欲无求，先发大慈恻隐之心，誓愿普救含灵之苦。若有疾厄来求救者，不得问其贵贱贫富，长幼妍媸，怨亲善友，华夷愚智，普同一等，皆如至亲之想。亦不得瞻前顾后，自虑吉凶，护惜身命。见彼苦恼，若己有之，深心凄怆。

---

① 陈鼓应.庄子今注今译［M］.北京：中华书局，1983：751.

勿避险巇，昼夜寒暑，饥渴疲劳，一心赴救，无作功夫形迹之心。如此可为苍生大医，反此则是含灵巨贼。①

在医者看来，皇帝也是"患者"，并没有什么特殊的地方，至于其所患之病的特殊之处，也需要具体问题具体分析，从而打破了笼罩在他们身上的"光环"。结合他们所担负的职责，其心头之患自然与治理国家和天下有关。《老子》十三章认为，其所以"不敢为天下先"，原因就在于避免成为"患者"：

　　吾所以有大患者，为吾有身，及吾无身，吾有何患？
　　故贵以身为天下，若可寄天下；爱以身为天下，若可托天下。②

其意是说，只有自身消除了健康"隐患"，才能为治理天下奠定好基础。因此，《庄子·让王》才指出："道之真以治身，其绪余以为国家，其土苴以治天下。"显然，这与《老子》"修之于身，其德乃真"的真人传统一脉相承。因此，所谓"真人"，是彻底解除身体之患的人。如今世人称病人为"患者"，从真人的视角来看，其实每个人天生都是患者，只有成为真人一样的健康者，才能有余力考虑治理天下之事。否则，你可以占据那个位置，但并不足以治理天下。《庄子·在宥》对此又有进一步的阐发：

　　故君子不得已而临莅天下，莫若无为。无为也而后安其性命之情。故曰："贵以身为天下，则可以托天下；爱以身为天下，则可以寄天下。"故君子苟能无解其五脏，无擢其聪明；尸居而龙见，

①　孙思邈.备急千金要方［M］.焦振廉，等，校注.北京：中国医药科技出版社，2011：1.
②　陈鼓应.老子注译及评介［M］.北京：中华书局，1984：109.

渊默而雷声，神动而天随，从容无为而万物炊累焉。吾又何暇治天下哉！ ①

显然，"无解其五脏，无擢其聪明"正是医学视域的一鳞半爪。一旦建立了新的以医者看待患者的视角，那么，治理国家与天下的辛苦则顺势而显。《列子·黄帝》描述了黄帝的辛苦之状：

黄帝即位十有五年，喜天下戴己，养正命，娱耳目，供鼻口，焦然肌色皯黣，昏然五情爽惑。又十有五年，忧天下之不治，竭聪明，进智力，营百姓，焦然肌色皯黣，昏然五情爽惑。黄帝乃喟然赞曰："朕之过淫矣。养一己其患如此，治万物其患如此。"于是放万机，舍宫寝，去直侍，彻钟悬，减厨膳，退而闲居大庭之馆，斋心服形，三月不亲政事。②

《史记·秦始皇本纪》记述了这位始皇帝的案牍劳形：

侯生卢生相与谋曰："始皇为人，天性刚戾自用，起诸侯，并天下，意得欲从，以为自古莫及己。专任狱吏，狱吏得亲幸。博士虽七十人，特备员弗用。丞相诸大臣皆受成事，倚辨于上。上乐以刑杀为威，天下畏罪持禄，莫敢尽忠。上不闻过而日骄，下慑伏谩欺以取容。秦法，不得兼方，不验，辄死。然候星气者至三百人，皆良士，畏忌讳谀，不敢端言其过。天下之事无小大皆决于上，上至以衡石量书，日夜有呈，不中呈不得休息。贪于权势至如此，未

① 陈鼓应.庄子今注今译［M］.北京：中华书局，1983：271.
② 严北溟，严捷.列子译注［M］.上海：上海古籍出版社，1986：28.

可为求仙药。"于是乃亡去。①

与《汉书·武帝纪》赞颂的"雄才大略"不同，司马迁在《史记·孝武本纪》中以亲身经历记述了汉武帝"用事于鬼神"的教训，使"后有君子，得以览焉"。《云笈七签·西王母传》记述了汉武帝的另一面：

> 汉孝武皇帝彻，好长生之道。……帝下席叩头，以问长生之道，王母曰：汝能贱荣乐卑，耽虚味道，自复佳耳。然汝性姿体欲，淫乱过甚，杀伐非法，奢侈姿性。夫侈者，裂身之车也；淫者，破身之斧也。杀者响对，奢者心烂，积欲则神陨，聚秽则命断。以子蕞尔之身，而宅残形之贼；盈尺之材，乃攻之者百刃。欲以解脱三尸，全身永久，不可得也。有似无翅之鹢，愿鼓天池；朝生之菌，而乐春秋者哉！若能荡此众乱，拔秽易意，保神气于绛府，闭淫宫而不开，静奢侈于寂室，爱众生而不危，守慈务施，炼气惜精，傥有若斯之事，岂无仿佛耶！若不尔者，譬如抱石，而济长河耳。帝跪受王母之诫，曰：彻不才，沉沦流俗，承禅先业，遂羁世累，刑政乖谬，罪积丘山，今日之后，请事斯语矣。……
>
> 其后武帝不能用王母之戒，为酒色所惑，杀伐不休。征辽东，击朝鲜，通西南夷，筑台榭，兴土木，海内愁怨，自此失道。②

应当说《黄帝内经·素问》所记载的也是黄帝问道于岐伯的故事，秦皇求仙术于侯生卢生，汉武求长生之道于西王母，其事与黄帝相仿。三位帝王皆建立了平定天下的不世功业，但黄帝问道众口铄金，秦皇汉武求仙则史有微词，其中的原因值得深思。一般来说，世人多谓求仙属于荒

---

① 二十五史（全十二册）[M].上海：上海古籍出版社，上海书店，1986：31.
② 张君房.云笈七签[M].蒋力生，等，校注.北京：华夏出版社，1996：719-721.

诞行为，而对求仙之理昧而不察。"反者道之动"，从健康诊断学的角度来看，"身国同构"传统的古今之变所反映的正是"道心""人心"之变。

作为上古时代的帝王，黄帝心系天下，具有非为一人的真正情怀。在自知"朕之过淫矣"后，黄帝可以"放万机""斋心服形，三月不亲政事"，从而养精蓄锐，"完形养生"，恢复健康，获得治理天下的"至道"。其实所谓"至道""无为自化"，深通百姓与万物之情，彼此信任，各自为政，退而自治而已。

秦皇生于中古之末，虽慕真人，但其横扫六合之势已使其"未能恬淡"，故心向往之，其势已不能至，所谓身不由己。对此情势，《史记·秦始皇本纪》的分析甚为精到：

> 卢生说始皇曰："臣等求芝奇药仙者常弗遇，类物有害之者。方中，人主时为微行以辟恶鬼，恶鬼辟，真人至。人主所居而人臣知之，则害于神。真人者，入水不濡，入火不爇，陵云气，与天地久长。今上治天下，未能恬淡。愿上所居宫毋令人知，然后不死之药殆可得也。"于是始皇曰："吾慕真人，自谓'真人'，不称'朕'。"①

对汉武来说，在其一生的求仙之路上，其心也不可谓"无恒"，但从其晚年仍然遭受"巫蛊之惑"来看，其所信仰的已是鬼神，不是真人，故而"自此失道"。

与此同时，在班固看来，作为"方技"的医经、经方、房中、神仙，在仓公之后，也是"技术晻昧"。按照《史记·扁鹊仓公列传》的记载，扁鹊和仓公皆长于临床，二者相比，仓公事迹中临床的比例更高。在司马迁摘录的二十五则诊籍中，其中一则是对作为"神仙"方术的"服石"偏颇的分析，其文曰：

① 二十五史（全十二册）[M].上海：上海古籍出版社，上海书店，1986：31.

　　齐王侍医遂病，自练五石服之。臣意往过之，遂谓意曰："不
肖有病，幸诊遂也。"臣意即诊之，告曰："公病中热。论曰'中热
不溲者，不可服五石'。石之为药精悍，公服之不得数溲，亟勿服。
色将发臃。"遂曰："扁鹊曰'阴石以治阴病，阳石以治阳病'。夫
药石者有阴阳水火之齐，故中热，即为阴石柔齐治之；中寒，即为
阳石刚齐治之。"臣意曰："公所论远矣。扁鹊虽言若是，然必审诊，
起度量，立规矩，称权衡，合色脉表里有余不足顺逆之法，参其人
动静与息相应，乃可以论。论曰'阳疾处内，阴形应外者，不加悍
药及镵石'。夫悍药入中，则邪气辟矣，而宛气愈深。诊法曰'二
阴应外，一阳接内者，不可以刚药'。刚药入则动阳，阴病益衰，
阳病益箸，邪气流行，为重困于俞，忿发为疽。"意告之后百余日，
果为疽发乳上，入缺盆，死。此谓论之大体也，必有经纪。拙工有
一不习，文理阴阳失矣。①

　　通过对齐王侍医遂的病情及其自拟治疗方法的分析，仓公认为不能仅
仅停留在五石的表面效用上，即便是扁鹊的论述，也应当进一步"合色脉
表里有余不足顺逆之法，参其人动静与息相应"，才可以诊断出确定性的
病因，给出恰当的治疗方案。实际上，在仓公见到其师公乘阳庆之时，就
接受了"古先道遗传黄帝、扁鹊之脉书"，而对以往的方书"尽去"之：

　　意家居，诏召问所为治病死生验者几何人也，主名为谁。

　　诏问故太仓长臣意："方技所长，及所能治病者？有其书无有？
皆安受学？受学几何岁？尝有所验，何县里人也？何病？医药已其
病之状皆何如？具悉而对。"臣意对曰：自意少时，喜医药，医药
方试之多不验者。至高后八年，得见师临菑元里公乘阳庆。庆年

① 　二十五史（全十二册）[M]. 上海：上海古籍出版社，上海书店，1986：311.

七十余，意得见事之。谓意曰："尽去而方书，非是也。庆有古先道遗传黄帝、扁鹊之脉书，五色诊病，知人生死，决嫌疑，定可治，及药论书，甚精。我家给富，心爱公，欲尽以我禁方书悉教公。"臣意即曰："幸甚，非意之所敢望也。"臣意即避席再拜谒，受其脉书上下经、五色诊、奇咳术、揆度阴阳外变、药论、石神、接阴阳禁书，受读解验之，可一年所。明岁即验之，有验，然尚未精也。要事之三年所，即尝已为人治，诊病决死生，有验，精良。今庆已死十年所，臣意年尽三年，年三十九岁也。①

仓公所接受的"禁方书"，从其提到的书名来看，包括方技之医经、经方、房中三家，而在其"诊籍"中，也基本上是治已病的案例。与班固提到的岐伯、俞跗、扁鹊、秦和四人相比，仓公自谓其"所诊期决死生及所治已病众多"，而对养生和"治未病"之神仙方术的论述付诸阙如。由此可见，随着历史的演变积淀，在汉代早期，"治已病"已经取得了长足发展，这为中医药学在以后的临床治病方面建立了初步典范。按照中医学阴阳辨证的逻辑思路，"治已病"在后世取得了长足的进步，逐渐成为医学的主流，这在各种不同的中医史和医学史中已有充分显现。与之相应的是，作为医学首务的"治未病"则慢慢退居边缘，反而在儒道释的心身理论中得到充分发展。单纯从性质上来分析，"治已病"重在病，病除即可；"治未病"重在身，需要随时保任。因此，在真正的医家看来，"治已病"的完成只是初步，属于葛洪所谓的"救近祸"的范畴，推迟死亡的到来才是医学的崇高使命。以此视域重新来看中医学与中国文化的关系，自当对无疾而终有一彻悟，而对"疾不妨道"的观念自当有一判断和新的理解。时至今日，疾病越治越多，当代社会已经不堪重负，中医学"治未病"的传统亦有重光之势。1999年，祝恒

① 二十五史（全十二册）[M].上海：上海古籍出版社，上海书店，1986：310.

琛主编的《未病学》出版，著名中医文史专家耿鉴庭欣然题词"防病未然"，南京中医药大学宋为民教授在序言中称赞其"将'未病学'又推进了一步"。

社会的进步、医学的发展都在呼唤预防医学，"21世纪是预防医学的时代"已成为共识，目前的关键问题是如何发展预防医学，使其主要作用在于"防"，而不在于"治"。许多有识之士都认识到医学应是"关于健康的科学"，而不只是"关于疾病的科学"。20世纪80年代，人们想起来久已沉寂的中医治未病的思想，与目前时代的要求真是"不谋而合"，呼吁建立未病学的学者愈来愈多，认为"未病学"的建立将为未来的预防医学起"奠基者"与"开路先锋"的作用。尤其是日本未病学家有地滋建立"未病学"的呼声高。在这种情况下，我们于1992年出版的《未病论》受到海内外的高度重视就不难理解了。

《未病论》前言中，我们写道："本书提出了'未病'这一既古老又新颖的课题，并给传统中医未病学添上了新的内涵和任务，以适应即将到来的健康大趋势的需要。暂称'未病论'，希望它将来发展成'未病学'。正当我们积累资料，实现'未病学'时，祝恒琛等同志率先完成了《未病学》的论著，洋洋50万言，汇入大量当代资料，将'未病学'又推进了一步。"[1]

三、医道的三重境界

在中国文化的观念之中，即便"治已病"已经成为主流，养生和治

① 祝恒琛.未病学［M］.北京：中国医药科技出版社，1999：序1.

未病也会作为一种文化理想，使得医生"虽不能之，心向往之"，这在关于扁鹊三兄弟的故事中得到了充分说明。据《鹖冠子·世贤第十六》记载：

卓襄王问庞暖曰："夫君人者亦有为其国乎？"庞暖曰："王独不闻俞跗之为医乎？已成必治，鬼神避之，楚王临朝为随兵故，若尧之任人也，不用亲戚，而必使能其治病也，不任所爱，必使旧医，楚王闻传暮豁在身，必待俞跗。"卓襄王曰："善。"庞暖曰："王其忘乎？昔伊尹医殷，太公医周武王，百里医秦，申廳医郢，原季医晋，范蠡医越，管仲医齐，而五国霸。其善一也，然道不同数。"卓襄王曰："愿闻其数。"暖曰："王独不闻魏文王之问扁鹊耶？曰：'子昆弟三人其孰最善为医？'扁鹊曰：'长兄最善，中兄次之，扁鹊最为下。'魏文侯曰：'可得闻邪？'扁鹊曰：'长兄于病视神，未有形而除之，故名不出于家。中兄治病，其在毫毛，故名不出于闾。若扁鹊者，镵血脉，投毒药，副肌肤，闲而名出闻于诸侯。'魏文侯曰：'善。使管子行医术以扁鹊之道，曰桓公几能成其霸乎！'凡此者不病病，治之无名，使之无形，至功之成，其下谓之自然。故良医化之，拙医败之，虽幸不死，创伸股维。"卓襄王曰："善，寡人虽不能无创，孰能加秋毫寡人之上哉？"①

按照这种说法，扁鹊的长兄境界最高，中兄次之，他本人则末座，由此也可见中国文化的独特之处。《道德经》第四十一章说道："上士闻道，勤而行之；中士闻道，若存若亡；下士闻道，大笑之。不笑不足以为道。"此段经意可以和上文相参，都是三种境界，却只有最低等的境界能够产生最强烈的社会反响，最高境界反而是默默无闻，冲淡平和而

① 胡道静，陈莲笙，陈耀庭.道藏要籍选刊［M］.上海：上海古籍出版社，1989：758.

无所争胜。这是一种精神上的自知之明，正如上述引文所总结的那样："故良医化之，拙医败之，虽幸不死，创伸股维。"良医之良，在于其从根本上掌握了治病之道，其所采取的"化之"的模式，也是一种高妙的手段。按照《道德经》的论述，"化"有自化和教化两种，前者以自己为师，后者则以他人为师，二者的统一则在于教化的最终目的是自化，亦即实现人人对自然之道的自觉认识和实践。与之相比，拙医之败，就在于违背了健康的自然之道，患者最后不死即伤，饱受痛苦和折磨。

《鹖冠子》在这里借医道所要表达的真实目的是论述治国之道，因此其把伊尹、太公、百里、申麃、原季、范蠡、管仲等历代名相典范治理国家的事例也以医国看待，并提出了治理道路的选择性问题："使管子行医术以扁鹊之道，曰桓公几能成其霸乎！"据《国语·齐语》记载，管仲曾经数次否定齐桓公的称霸要求，认为必先建立稳固的基础，然后才能成其霸业，从如下对话可见一斑。

> 桓公曰："吾欲从事于诸侯，其可乎？"管子对曰："未可，国未安。"桓公曰："安国若何？"管子对曰："修旧法，择其善者而业用之；遂滋民，与无财，而敬百姓，则国安矣。"桓公曰："诺。"遂修旧法，择其善者而业用之；遂滋民，与无财，而敬百姓。国既安矣，桓公曰："国安矣，其可乎？"管子对曰："未可。君若正卒伍，修甲兵，则大国亦将正卒伍，修甲兵，则难以速得志矣。君有攻伐之器，小国诸侯有守御之备，则难以速得志矣。君若欲速得志于天下诸侯，则事可以隐令，可以寄政。"桓公曰："为之若何？"管子对曰："作内政而寄军令焉。"桓公曰："善。"①

---

① 左丘明，刘向.国语·战国策［M］.李维琦，标点.长沙：岳麓书社，1988：58-59.

管仲辅助齐桓公实现霸业，所谓"得志于天下诸侯"，这个过程并不平坦，在国家局势未稳、内政不修的情况下，毕竟难遂其志。即便通过"作内政而寄军令"等一系列可行的措施使之具备了实施条件，还要师出有名，借助于维护周朝的礼仪才能开展实际行动，使诸侯宾服。因此，通过扁鹊之道这种硬碰硬的"治已病"的方式，只能招致更多的敌对，难成霸业，只有用"治未病"的方式才能使国家强盛，诸侯协和。与之相应，司马迁在《史记·扁鹊仓公列传》中也作出了性质相同的总结：

> 使圣人预知微，能使良医得蚤从事，则疾可已，身可活也。人之所病，病疾多；而医之所病，病道少。故病有六不治：骄恣不论于理，一不治也；轻身重财，二不治也；衣食不能适，三不治也；阴阳并，脏气不定，四不治也；形羸不能服药，五不治也；信巫不信医，六不治也。有此一者，则重难治也。①

"圣人和良医"能够"预知微"和"蚤从事"，这是最为可靠的"活人"之道。而在六不治的典型案例中，即便良医，也几乎是束手无策，所以才有"医之所病，病道少"的感叹。两千多年之后，面对复杂多变的疾病，当代的医生依然感叹治疗手段的局限性，为了改善这种窘境，高明之士一方面鼓励医药创新，丰富治疗手段；另一方面则提倡改变医学模式，走出单纯的生物医学模式的局限，迈向更为开放的心理和社会医学模式。值得注意的是，上述医学模式的改变仍然没有脱离以疾病为中心看待问题的方式，因此世界卫生组织在21世纪到来之际提倡发展健康医学，希望尽快建立以健康为中心的新的医学体系。按照陆广莘先生的观点，中医学本来就是健康医学，在其生生之道之中蕴藏了健康促进的基本原理、方法、目标和宗旨，从而使中医学获得了全球性的价

① 二十五史（全十二册）[M].上海：上海古籍出版社，上海书店，1986：310.

值，其对全球健康治理具有基础性的作用，其发展前景无疑是非常光明的①。对比《鹖冠子》的论述，可以认为，中医学尚未实现的全球价值是一种扩展化的"医国"模式，这也是"道不同数"的当代阐释。在《史记·扁鹊仓公列传》中，司马迁对"道不同数"亦有记述，这使后学看到了扁鹊之道的宏伟博大。

当晋昭公时，诸大夫强而公族弱，赵简子为大夫，专国事。简子疾，五日不知人，大夫皆惧，于是召扁鹊。扁鹊入视病，出，董安于问扁鹊，扁鹊曰："血脉治也，而何怪！昔秦穆公尝如此，七日而寤。寤之日，告公孙支与子舆曰：'我之帝所甚乐。吾所以久者，适有所学也。帝告我：晋国且大乱，五世不安。其后将霸，未老而死。霸者之子且令而国男女无别。'公孙支书而藏之，秦策于是出。夫献公之乱，文公之霸，而襄公败秦师于殽而归纵淫，此子之所闻。今主君之病与之同，不出三日必闲，闲必有言也。"

居二日半，简子寤，语诸大夫曰："我之帝所甚乐，与百神游于钧天，广乐九奏万舞，不类三代之乐，其声动心。有一熊欲援我，帝命我射之，中熊，熊死。有罴来，我又射之，中罴，罴死。帝甚喜，赐我二笥，皆有副。吾见儿在帝侧，帝属我一翟犬，曰：'及而子之壮也以赐之。'帝告我：'晋国且世衰，七世而亡。嬴姓将大败周人于范魁之西，而亦不能有也。'"董安于受言，书而藏之。以扁鹊言告简子，简子赐扁鹊田四万亩。②

世人以为赵简子"五日不知人"是生病的缘故，扁鹊认为这只是假象，告诉人们其"血脉治也"，不用惊慌，并援引秦穆公的例子开释众

① 陆广莘.中医学之道——国医大师陆广莘论医集（增订版）[M].北京：人民卫生出版社，2014：2.

② 二十五史（全十二册）[M].上海：上海古籍出版社，上海书店，1986：309.

人。到了时间，赵简子果然如秦穆公一样醒来，他所叙述的梦境也与秦穆公有相似的地方，就是他们都是到了"帝所"，不同的是秦穆公得到了治国之道的传授，而赵简子只是旅游一趟，并借以预知后世历史的发展而已。后世医家在分析和援引扁鹊的材料时，大多是注重其对疾病治疗的神奇效果，而对其关于赵简子病情的分析略而不谈。那么，应该如何认识赵简子这种似病而非病的状态呢？司马迁记述这个例子的真实用意又是什么？结合《庄子》和《列子》关于黄帝故事的记载，可以初步判定赵简子"不知人"的原因是他神游去了，也就是他的精神离开了他的肉体，所以难以视听言动，这也进一步说明了精神对身体的主宰作用。至于神游的真实性，这里存在一个如何去理解的问题。我们可以把这种情况看作一种特定情景下的对话，也属于人的精神认识和感知活动的范畴。在《列子·黄帝》中，关于黄帝神游的记载如下：

> 昼寝而梦，游于华胥氏之国。华胥氏之国在弇州之西，台州之北，不知斯齐国几千万里；盖非舟车足力之所及，神游而已。其国无师长，自然而已。其民无嗜欲，自然而已。不知乐生，不知恶死，故无夭殇；不知亲己，不知疏物，故无爱憎；不知背逆，不知向顺，故无利害：都无所爱惜，都无所畏忌。入水不溺，入火不热。斫挞无伤痛，指擿无痟痒。乘空如履实，寝虚若处床。云雾不硋其视，雷霆不乱其听，美恶不滑其心，山谷不踬其步，神行而已。黄帝既寤，怡然自得，召天老、力牧、太山稽，告之，曰："朕闲居三月，斋心服形，思有以养身治物之道，弗获其术。疲而睡，所梦若此。今知至道不可以情求矣。朕知之矣！朕得之矣！而不能以告若矣。"又二十有八年，天下大治，几若华胥氏之国，而帝登假。百姓号之，二百余年不辍。[①]

① 严北溟，严捷.列子译注［M］.上海：上海古籍出版社，1986：28.

这个故事讲述了黄帝对治国治身之道的探索过程，他通过在神游过程中对华胥氏之国的观察，体悟到"至道不可以情求"，故而一改往昔有为之措施，以无为之道因应万物之自然，故而以之治国则天下大治，以之治身则"登假"成仙。与赵简子之梦不同的是，黄帝并没有得到上帝的指点，他在梦中所见的"神行"是他自己观察到的，这给予他非常关键的启示，因此，他醒来之后的感觉是怡然自得，反映出《列子》思想对原始宗教的彻底超越，是对成熟的道家思想的表达。那么，对比《庄子·在宥》的黄帝求道记述，可以看到，广成子对黄帝的教诲既彰显了道家的师承传统，又在最终极的意义上表达出了道家治身所达到的与天同在的永恒境界：

> 黄帝立为天子十九年，令行天下，闻广成子在于空同之山，故往见之，曰："我闻吾子达于至道，敢问至道之精。吾欲取天地之精，以佐五谷，以养民人，吾又欲官阴阳，以遂群生，为之奈何？"
>
> 广成子曰："而所欲问者，物之质也；而所欲官者，物之残也。自而治天下，云气不待族而雨，草木不待黄而落，日月之光益以荒矣。而佞人之心翦翦者，又奚足以语至道！"
>
> 黄帝退，捐天下，筑特室，席白茅，闲居三月，复往邀之。
>
> 广成子南首而卧，黄帝顺下风膝行而进，再拜稽首而问曰："吾闻子达于至道，敢问，治身奈何而可以长久？"广成子蹶然而起，曰："善哉问乎！来！吾语女至道。至道之精，窈窈冥冥；至道之极，昏昏默默。无视无听，抱神以静，形将自正。心静必清，无劳汝形，无摇汝精，乃可以长生。目无所见，耳无所闻，心无所知，汝神将守形，形乃长生。慎汝内，闭汝外，多知为败。我为汝遂于大明之上矣，至彼至阳之原也；为汝入于窈冥之门矣，至彼至阴之原也。天地有官，阴阳有藏，慎守汝身，物将自壮。我守其一以处其和，故我修身千二百岁矣，吾形未常衰。"

黄帝再拜稽首曰："广成子之谓天矣！"

　　广成子曰："来！余语汝。彼其物无穷，而人皆以为有终；彼其物无测，而人皆以为有极。得吾道者，上为皇而下为王；失吾道者，上见光而下为土。今夫百昌皆生于土而反于土，故余将去汝，入无穷之门，以游无极之野。吾与日月参光，吾与天地为常。当我，缗乎！远我，昏乎！人其尽死，而我独存乎！"①

　　广成子"吾形未常衰"和"人其尽死，而我独存乎"的结果，其在信仰的层面上属于身教，这是一种言不虚传的上古传统。如何才能体会和进入这种传统，广成子的教诲和黄帝的领悟堪称典范，其核心要义就是要让双方的精神达到可以对话的纯净状态。为此，黄帝需要先闲居三月以养其心神，后"顺下风膝行而进，再拜稽首"以成其礼仪，只有显其"至诚""至敬"，才足以闻至道，所以说他们之间的对话精神饱满，字字珠玑，传之万年，依然不减其色。"广成子之谓天矣"，这是黄帝再拜稽首时心悦诚服的话，他所见到的广成子是现实中的人，虽然可称为天师，但他毕竟与秦穆公和赵简子在梦中所见到的"帝"所代表的文化意义不同，但由此也可进一步分析，《鹖冠子》所指的扁鹊之道只是一种世俗上显态化的"治已病"的模式，暗而不彰但境界最高的"治未病"的模式依然属于扁鹊之道，只是随着社会的演变，认识和践行这种形态的至道将变得越来越困难，故而至道在后世逐渐成为一种文化理想，或被称为文化意象和想象。从原理上讲，之所以在精神上能够保留这份理想，这完全出自精神的本性，亦即《道德经》所谓的"万物芸芸，复归其根"，所谓的至道就是精神本身的"合道"，精神的质量与取向不同，其所反映出的社会文明也随之有差异，这也是《道德经》第三十八章所指出的现象。

---

① 陈鼓应.庄子今注今译［M］.北京：中华书局，1983：278-279.

故失"道"而后"德"，失"德"而后仁，失仁而后义，失义而后礼。

夫礼者，忠信之薄，而乱之首。

前识者，"道"之华，而愚之始。是以大丈夫处其厚，不居其薄；处其实，不居其华。故去彼取此。①

与庄子表现出的愤世嫉俗不同，老子从精神质量的角度论述了社会文明的演变规律，即所谓道、德、仁、义、礼的失之又失，其所代表的是一种社会精神质量的整体性递减发展，亦即"道不同数"在形式上的表现。老子不是反对发展，他的深刻之处就在于他看到了发展的代价，并试图以"取之不尽，用之不竭"的道去唤醒社会的自愈能力，最大限度地求得发展与健康的平衡。这里的"大丈夫"无疑具有健康人格，他的观察是以道作为价值标准的，所以能够辩证地看待事物的发展，能够"去彼取此"，能够正确把握和处理得与失的关系，并从失出发积极地建立新的得。在《道德经》中，与"大丈夫"同类的表述有很多，可以分列如下：

圣人：是以圣人处无为之事，行不言之教。（第二章）

我：我独异于人，而贵食母。（第二十章）

王：域中有四大，而王处一。人法地，地法天，天法道，道法自然。（第二十五章）

君子：是以君子终日行，不离辎重，虽有荣观，燕处超然。（第二十六章）

王侯：王侯若能守，万物将自宾。（第三十二章）

吾：化而欲作，吾将镇之以无名之朴。（第三十七章）

上士：上士闻道，勤而行之。（第四十一章）

① 陈鼓应.老子注译及评介［M］.北京：中华书局，1984：212.

教父：人之所教，我亦教之：强梁者不得其死，吾将以为教父。
（第四十二章）

上述各式各样的人物都是社会健康发展的引领者和中坚力量，他们的共同特征是对道有悟、有得，并能够付诸实践。也就是说，如果他们能够遍布于社会的关键岗位，那就能够医治社会发展所带来的创伤。因此，《道德经》中提到的诸多有道者，如果说他们是上古文化传统的继承者，那么从医者的功能出发去看待这个传统的本色，就可以理解医和脱口而出的"固医官也"的自信。《国语·晋语》记载了"医和视疾"的故事：

> 平公有疾，秦景公使医和视之，出曰："不可为也。是谓远男而近女，惑以生蛊；非鬼非食，惑以丧志。良臣不生，天命不祐。若君不死，必失诸侯。"赵文子闻之曰："武从二三子以佐君为诸侯盟主，于今八年矣，内无苛慝，诸侯不二，子胡曰'良臣不生，天命不祐'？"对曰："自今之谓。和闻之曰：'直不辅曲，明不规暗，拱木不生危，松柏不生埤。'吾子不能谏惑，使至于生疾，又不自退而宠其政，八年之谓多矣，何以能久！"文子曰："医及国家乎？"对曰："上医医国，其次疾人，固医官也。"文子曰："子称蛊，何实生之？"对曰："蛊之慝，谷之飞实生之。物莫伏于蛊，莫嘉于谷，谷兴蛊伏而章明者也。故食谷者，昼选男德以象谷明，宵静女德以伏蛊慝，今君一之，是不飨谷而食蛊也，是不昭谷明而皿蛊也。夫文，'虫''皿'为'蛊'，吾是以云。"文子曰："君其几何？"对曰："若诸侯服不过三年，不服不过十年，过是，晋之殃也。"
>
> 是岁也，赵文子卒，诸侯叛晋，十年，平公薨。[1]

---

① 左丘明，刘向.国语·战国策［M］.李维琦，标点.长沙：岳麓书社，1988：135-136.

医和把晋平公的病情与晋国国家的发展联系起来进行综合判断，认为"良臣不生，天命不祐"，直接诊断出问题之所在。对此，赵文子最初是不服气和不自知的，他认为自己辅佐晋平公，已使晋国称霸于诸侯八年，应当是有功之臣，怎么可能是导致患病的罪魁祸首呢？但是医和认为，近期以来，赵文子没有履行自己的正当职责，阻止晋平公的不当行为，致使他"惑以丧志"，引病上身，对此结果自然要负主要责任。而从他长期把持朝政，不知"自退"的一贯做事方式来看，晋平公的发病是盛极必衰的一个征兆，也是大乱必兴的一个标志。历史的发展证明了医和分析和论断的准确性，而从史料的前后来看，这段记述应当对司马迁记述扁鹊事迹起到了支撑性的作用。从此段医和"固医官也"的陈述来看，凡是医生，皆为医官，对管理和服务对象的疾病和健康负有责任，而国家发展的健康与否和个人的健康息息相关，所以"上医医国，其次疾人"，其本意应当是指"上医"的责任，首先是治理国家，其次才是为人看病。这在传统上符合道家"身国同构"的文化特征，随着社会的发展变化，医官的身份也逐渐从官府性的变为民间性的，其社会地位虽然改变了，但是文化属性没有改变，医生这一职业群体其实就是医官文化的缩影。

司马迁在《史记·扁鹊仓公列传》中记述的扁鹊对赵简子病情的分析，其在实质上记述的是上古时代"上医医国"的传统。至今中医药仍然祖述黄帝、神农，以《黄帝内经》和《神农本草经》为原典，也是上古传统的现代遗留，只是大多数人对此不以为意，无心深究而已。如果缺乏对上古医学传统的"同情的了解"，那么就很难理解司马迁对扁鹊事迹的记述，并且很容易把扁鹊之事与神话等同起来。综合各方面的记述来看，扁鹊之道之所以被《鹖冠子》看作是狭义的层次不高的"医术"，其所反映的恰恰是一种扁鹊不得不面对的社会文化现实，这在司马迁描述对桓侯的判断"医之好利也，欲以不疾者为功"可见其端倪。桓侯作为一方君主，他竟然把"上医"误解为"好利"者，足见社会道德的颠倒衰落。从扁鹊自身的知识结构来看，他应当是"上医"传统的全面继承者，兼有"医国"和"长兄于病视神"的修为，但是时运之使然，他只能以扁鹊之道应世，此亦即随俗为变。即便如此，他最终也未能保护好自己，虽然功成名遂，但秦太医令李醯"使人刺杀"，使他以悲剧性的结局"退场"，不能不说这也是"治已病"的局限性在个体命运上的直接体现。

自扁鹊之后，上医之道并未消失，只是随着社会和文明的演化，其一方面表现出了新的与时代发展相适应的方式；另一方面则退居幕后，发挥其事实上的主宰作用。可以说，中医药学的发展历史就是新旧和古今相辅相成的历史，自汉代之后，"治未病"和"治已病"已经是分途发展，前者成为道教的重要组成部分，后者则是中医药学自身专门化的发展，但是二者之间难以截然分开，从而产生了中国文化史上的"亦医亦道""医道不分"的独特文化现象。自岐伯、俞跗、扁鹊、秦和、仓公之后，华佗、葛洪、陶弘景等踵继其学，至孙思邈，其以"执古而不泥"之道，在八十高龄之后陆续撰著两部《千金方》，为中医药学的传承发展作出了典范性的贡献。今人干祖望在《孙思邈评传》中对其推陈出新之处有详尽的分析，并对清代徐大椿对孙思邈的评价反其道而释之。在《医学源流论·书论·〈千金方〉〈外台〉论》中，徐大椿认为：

> 仲景之学，至唐而一变。仲景之治病，其论脏腑经络，病情传变，悉本《内经》。而其所用之方，皆古圣相传之经方，并非私心自造。间有加减，必有所本。其分两轻重，皆有法度。其药悉本于《神农本草》，无一味游移假借之处。非此方不能治此病，非此药不能成此方，精微深妙，不可思议。药味不过五六品，而功用无不周。此乃天地之化机，圣人之妙用，与天地同，不朽者也。《千金方》则不然，其所论病，未尝不依《内经》而不无杂以后世臆度之说；其所用方，亦皆采择古方，不无兼取后世偏杂之法；其所用药，未

必全本于《神农》，兼取杂方单方及通治之品。故有一病而立数方，亦有一方而治数病。其药品有多至数十味者。

其中对症者固多，不对症者亦不少。故治病亦有效有不效，大抵所重，专在于药，而古圣制方之法不传矣。此医道一大变也。然其用药之奇，用意之巧，亦自成一家，有不可磨灭之处。①

对于"此医道一大变也"，干祖望分析说：

第二段，入题开始对两部《千金方》批判。但这种批判，却骨子里比表扬的还要表扬。批评孙氏用《内经》学说，但杂以后世臆度，其实所谓"后世臆度"，实质上是推陈出新。批评孙氏用古方而兼取后世偏杂之法，用药本乎本草而兼取杂方单方之品，实质上是承认孙氏在方药方面的发展和扩大，打破古人的局限性而适合于今天。所以徐氏指责批评的几点，正是孙氏优点所在。②

关于孙思邈的医学造诣和传承来源，宋代的高宝衡、孙奇、林亿等人可谓知之甚深：

十全可验，四种兼包。厚德过于千金，遗法传于百代，使二圣二贤之美不坠于地，而世之人得以阶近而至远，上识于三皇之奥者，孙真人善述之功也。③

粹乎哉，孙真人之为书也。既备有《汉志》四种之事，又兼载《唐令》二家之学。其术精而博，其道深而通。以今知古，由后视

① 徐大椿.徐大椿医书全集：上册［M］.北京：人民卫生出版社，1988：212.
② 干祖望.孙思邈评传［M］.南京：南京大学出版社，1995：236.
③ 孙思邈.备急千金要方［M］.焦振廉，等，校注.北京：中国医药科技出版社，2011：序.

今，信其百世可行之法也。①

由于在修道和医学上取得了极高成就，孙思邈被后人尊称为"真
人""药王"，对此，《旧唐书·孙思邈传》也给出"古之聪明博达不死
者"的高度评价：

　　思邈自云：开皇辛酉岁生，至今年九十三矣；询之乡里，咸云
数百岁人。话周、齐间事，历历如眼见。以此参之，不啻百岁人矣。
然犹视听不衰，神采甚茂，可谓古之聪明博达不死者也。②

与扁鹊相比，孙思邈可谓是得到了"古之博大真人"的真精神，
《旧唐书·孙思邈传》对其"固辞不受"称道不已：

　　孙思邈，京兆华原人也。七岁就学，日诵千余言。弱冠，善谈
庄、老及百家之说，兼好释典。洛州总管独孤信见而叹曰："此圣
童也。但恨其器大，难为用也。"周宣帝时，思邈以王室多故，隐
居太白山。隋文帝辅政，征为国子博士，称疾不起。尝谓所亲曰：
"过五十年，当有圣人出，吾方助之以济人。"及太宗即位，召诣京
师，嗟其容色甚少，谓曰："故知有道者诚可尊重，羡门、广成，
岂虚言哉！"将授以爵位，固辞不受。显庆四年，高宗召见，拜谏
议大夫，又固辞不受。②

对于孙思邈的医学思想，《旧唐书·孙思邈传》亦有记载和评价，
将之归本于天人之学：

---

① 孙思邈.备急千金要方［M］.焦振廉，等，校注.北京：中国医药科技出版社，2011：后序.
② 二十五史（全十二册）［M］.上海：上海古籍出版社，上海书店，1986：4088.

邈道合古今，学殚数术。高谈正一，则古之蒙庄子；深入不二，则今之维摩诘耳。其推步甲乙，度量乾坤，则洛下闳、安期先生之俦也。照邻有恶疾，医所不能愈，乃问思邈："名医愈疾，其道何如？"思邈曰："吾闻善言天者，必质之于人；善言人者，亦本之于天。天有四时五行，寒暑迭代，其转运也，和而为雨，怒而为风，凝而为霜雪，张而为虹蜺，此天地之常数也。人有四肢五脏，一觉一寐，呼吸吐纳，精气往来，流而为荣卫，彰而为气色，发而为音声，此人之常数也。阳用其形，阴用其精，天人之所同也。及其失也，蒸则生热，否则生寒，结而为瘤赘，陷而为痈疽，奔而为喘乏，竭而为焦枯，诊发乎面，变动乎形。推此以及天地亦如之。故五纬盈缩，星辰错行，日月薄蚀，孛彗飞流，此天地之危诊也。寒暑不时，天地之蒸否也；石立土踊，天地之瘤赘也；山崩土陷，天地之痈疽也；奔风暴雨，天地之喘乏也；川渎竭涸，天地之焦枯也。良医导之以药石，救之以针剂，圣人和之以至德，辅之以人事，故形体有可愈之疾，天地有可消之灾。"[①]

《黄帝内经·素问·上古天真论》有"提挈天地，把握阴阳"之语，用以描述"上古真人"之境界，此处"形体有可愈之疾，天地有可消之灾"，从中可见孙思邈之气象，称其为"真人"，可谓实至名归。因此，徐大椿的评论确实值得商榷，其说"此医道一大变"，有失对孙思邈"道合古今"的理解。其实，"古圣制方之法不传"的责任并不需要由孙思邈担负，他虽然生活在唐代，但其修养之全面堪比古圣，他的两部《千金方》也是对《老子》"执古之道以御今之有"的实践，创造性地解决了时代发展和社会演变所带来的传承与创新的关系问题。在《孙思邈评传》中，干祖望实际上是把他的历史形象定位于"大医"，即其有关

① 二十五史（全十二册）[M].上海：上海古籍出版社，上海书店，1986：4088.

于儒道释等传统文化修养的意义和价值从"归本于医"来体现。也就是说，在孙思邈看来，医学既是独立的又是开放的，独立不碍开放，开放更显独立。如果说《黄帝内经》从理论上阐明了中医药学的独立性，那么《千金方》熔理论和实践于一炉，并在实践的层面上充分发挥了中医药的独立性。对中国原创的内生文化来说，这种独立性表现为"以医为体，百家为用"，元代王珪在《泰定养生主论·自序》中曾以"泄二教之机奥，引九流之绪余"概括。对以印度医学为主的外来文化的吸收和融合来说，干祖望以"百川归海"和"以夏变夷"进行了概括，认为此为"后世之法"。

> 所谓吸收，是吸取和接收，一个学说能使另一种学说摄入其内并与之融合或化合，使之更完整提高。孙氏在这个问题上做得相当成功，而且更作为后世之法。其所以然者，有两个十分重要而又常常被人未加注意的手段，即"百川归海"样的善于容纳与"以夏变夷"法的不使中医变色。①

"中医变色"问题是近代以来由于西方文化、科学传入中国而产生的历史问题。作为老中医，干祖望特别提出这个问题，也是"此医道一大变"所带来的强烈刺激。他希望今天的中医药界能够效法孙思邈，早日解决"中西医的关系"问题。事实上，同在唐代，晚于孙思邈的韩愈是以"辟佛"的激烈方式提出了儒家的复兴问题，为其后宋明理学的发展启动了历史先机。随着宋明理学的兴起，受其影响，儒医逐渐成为从医者的主流，遂有"儒之门户分于宋，医之门户分于金元"的历史发展现象。由此可见，医学的发展道路具有多样性，对于印度文化，就存在明暗两种不同的吸收和融合方式，孙思邈对吠陀医

---

① 干祖望.孙思邈评传［M］.南京：南京大学出版社，1995：211.

学的吸收比较直接，儒医则通过儒家心性学的发展完成了对佛教的吸收，显得相对间接。因此，不能固定地看待后世之法，必须找到其可以为法的实质性原则。

《孟子·告子上》曰："耳目之官不思，而蔽于物。物交物，则引之而已矣。心之官则思，思则得之，不思则不得也。此天之所与我者。先立乎其大者，则其小者不能夺也，此为大人而已矣。"[①]做人是这样，行医也是这个道理。通过孙思邈一生的行迹及其贡献，后世对其作为大医的典范给予了充分的肯定。与其确立的典范相比，当代中医药在"立乎其大者"方面尚存在很大的差距。孙思邈在《备急千金要方·诊候》中指出："古之善为医者，上医医国，中医医人，下医医病。又曰：上医听声，中医察色，下医诊脉。又曰：上医医未病之病，中医医欲病之病，下医医已病之病。"[②]在备览古今之变的基础上，孙思邈对医之为医进行了各类不同范畴的分析，强调上医兼顾中医和下医。如今我国已经把促进中医药发展上升为国家战略，这就要求中医药的核心工作应当从上医的层面逐步开展。而欲为上医，首先需要完成对医道理解和运用的"无所滞碍，尽善尽美"，这也是孙思邈在《备急千金要方》中把"大医习业"作为开篇的根本原因。其文如下：

> 凡欲为大医，必须谙《素问》《甲乙》《黄帝针经》，明堂流注、十二经脉、三部九候、五脏六腑、表里孔穴、本草药对，张仲景、王叔和、阮河南、范东阳、张苗、靳邵等诸部经方。又须妙解阴阳禄命，诸家相法，及灼龟五兆，《周易》六壬，并须精熟，如此乃得为大医。若不尔者，如无目夜游，动致颠殒。次须熟读此方，寻思妙理，留意钻研，始可与言于医道者矣。又须涉猎群书，何者？

---

① 朱熹.四书集注［M］.长沙：岳麓书社，1985：424-425.

② 孙思邈.备急千金要方［M］.焦振廉，等，校注.北京：中国医药科技出版社，2011：3.

若不读五经，不知有仁义之道；不读三史，不知有古今之事；不读诸子，睹事则不能默而识之；不读《内经》，则不知有慈悲喜舍之德；不读《庄》《老》，不能任真体运，则吉凶拘忌，触涂而生。至于五行休王、七耀天文，并须探赜。若能具而学之，则于医道无所滞碍，尽善尽美矣。[1]

对比《黄帝内经·素问》把"上古天真论"作为开篇，不仅可以看到古今之变尽在其中，而且要更上一层楼，对医道进行更本始的原道考察。

① 孙思邈.备急千金要方［M］.焦振廉，等，校注.北京：中国医药科技出版社，2011：3.

第三节 "为己之学"：中医药学的自主传统

一、"养寿"之学

方技为"王官之一守"，这是我国早期王朝的制度性安排，其在周朝则成为礼乐文明的有机组成部分。按《周礼·天官冢宰第一》关于周代医事制度的详细记载，"王官"称为"医师"，分管食医、疾医、疡医、兽医等具体门类，并制定了业务水平评定的考核标准。其制如下：

> 医师，上士二人、下士四人、府二人、史二人、徒二十人。
>
> 食医，中士二人。
>
> 疾医，中士八人。
>
> 疡医，下士八人。
>
> 兽医，下士四人。[①]
>
> ……
>
> 医师掌医之政令，聚毒药以共医事。凡邦之有疾病者，疕疡者造焉，则使医分而治之。岁终，则稽其医事，以制其食。十全为上，十失一次之，十失二次之，十失三次之，十失四为下。
>
> 食医掌和王之六食，六饮、六膳、百羞、百酱、八珍之齐。凡食齐视春时，羹齐视夏时，酱齐视秋时，饮齐视冬时。凡和，春多酸，夏多苦，秋多辛，冬多咸，调以滑甘。凡会膳食之宜，牛宜稌，

---

① 阮元.十三经注疏（全二册）[M].北京：中华书局，1980：641.

羊宜黍，豕宜稷，犬宜粱，雁宜麦，鱼宜苽。凡君子之食恒放焉。

疾医掌养万民之疾病。四时皆有疠疾，春时有痟首疾，夏时有痒疥疾，秋时有疟寒疾，冬时有嗽上气疾。以五味、五谷、五药，养其病；以五气、五声、五色，视其死生。两之以九窍之变，参之以九脏之动。凡民之有疾病者，分而治之。死终，则各书其所以，而入于医师。

疡医掌肿疡、溃疡、金疡、折疡之祝药、劀杀之齐。凡疗疡，以五毒攻之，以五气养之，以五药疗之，以五味节之。凡药，以酸养骨，以辛养筋，以咸养脉，以苦养气，以甘养肉，以滑养窍。凡有疡者，受其药焉。

兽医掌疗兽病，疗兽疡。凡疗兽病，灌而行之以节之，以动其气，观其所发而养之。凡疗兽疡，灌而劀之，以发其恶，然后药之，养之，食之。凡兽之有病者、有疡者，使疗之，死则计其数，以进退之。①

另外，酒正和浆人也与医相关，可见其在礼仪交往中的作用：

酒正，掌酒之政令，以式法授酒材。……辨四饮之物：一曰清，二曰医，三曰浆，四曰酏。……共宾客之礼酒，其后之致饮于宾客之礼，医、酏、糟，皆使其士奉之。

浆人，掌共王之六饮，水、浆、醴、凉、医、酏，入于酒府。共宾客之稍礼，共夫人致饮于宾客之礼，清、醴、医、酏、糟而奉之。凡饮共之。②

①　阮元.十三经注疏（全二册）[M].北京：中华书局，1980：666-668.
②　阮元.十三经注疏（全二册）[M].北京：中华书局，1980：668-671.

和《礼记·王制》"不火食""不粒食"的记载相比较，从饮食方面可见中国医学之文明的进步：

> 凡居民材，必因天地寒暖燥湿，广谷大川异制。民生其间者异俗，刚柔轻重，迟速异齐，五味异和，器械异制，衣服异宜。修其教，不易其俗；齐其政，不易其宜。中国戎夷，五方之民，皆有性也，不可推移。东方曰夷，被发文身，有不火食者矣。南方曰蛮，雕题交趾，有不火食者矣。西方曰戎，被发衣皮，有不粒食者矣。北方曰狄，衣羽毛穴居，有不粒食者矣。中国、夷、蛮、戎、狄，皆有安居、和味、宜服、利用、备器，五方之民，言语不通，嗜欲不同。达其志，通其欲，东方曰寄，南方曰象，西方曰狄鞮，北方曰译。①

上面是"中国"与"四方"之间的横向比较。如果从历史发展的纵向比较来看，虞、夏、殷、周之间则是"质""文"性质的变化，对此变化，《礼记·表记》记载了孔子的经典评论：

> 虞夏之质，殷周之文，至矣。虞夏之文，不胜其质；殷周之质，不胜其文。②

就是说，虞、夏的质朴和殷、周的文采都达到了各自发展的顶点，成为历史性的典范。但是，这两种典范也各有缺失，即没有处理好质、文之间的关系。当然，从历史发展的角度来看，二者的缺失还是有区别的，虞夏文采的缺失是发展不足的问题，而殷周"质朴"的缺失则是

---

① 阮元.十三经注疏（全二册）[M].北京：中华书局，1980：1338.
② 阮元.十三经注疏（全二册）[M].北京：中华书局，1980：1642.

"文采"发展本身所要付出的时代代价。到了孔子所处的春秋时代，"质不胜其文"的现象更加突出，这也是他以"文质彬彬"来要求君子，是文以载道的历史根据。《老子》指出"道德之意"，并以"失德而后仁"来概括这种质文之变，强调"上士闻道，勤而行之"，其所谓"上士"，应与《周礼·天官冢宰第一》中"上士二人"相应，此则为医学修养水平最高的医师。在《论语·泰伯》中，曾子讲出了士的担当精神，认为："士不可以不弘毅，任重而道远。仁以为己任，不亦重乎？死而后已，不亦远乎？"后世对仁之所从认识不清，体会也就有差，自然不能行仁，根本原因就是对仁义之质的理解缺乏历史观点。

彭林曾经以四代祭祀用酒的不同来说明质、文之别。据《礼记·明堂位》记载："夏后氏尚明水，殷尚醴，周尚酒。"彭林据此认为："'明水'就是清水，夏代时祭祀还不会做酒，就用'明水'代替酒。殷、周就不同了，殷人'尚醴'，周人'尚酒'。"[1]夏后氏直接以没有经过任何加工的清水来祭祀，其质朴之状可谓是无以言表，其时代精神之纯净自在其中。殷周改变了清水的质朴性，以醴和酒来祭祀，增加了复杂性，所以显得文采焕然。酒水的用途很广泛，在祭祀用酒场合之外，宾客宴会则是日常用酒最多也是最重要的场合。据上述《周礼·天官冢宰第一》的记载，医也是酒正和浆人用酒的用途之一。除此之外，"凡君子之食，恒放焉"，即君子的饮食也符合"食医"所指导的原则。

与上述礼乐文明关于酒水用途的仪则不同，医学经典描述了以圣人作为指导者的高度发达的上古社会及其医学文明，展示了酒水的医学作用，如《黄帝内经·素问·汤液醪醴论》：

> 帝曰：上古圣人作汤液醪醴，为而不用何也？岐伯曰：自古圣

① 彭林.礼乐文明与中国文化精神——彭林教授东南大学讲演录［M］.北京：中国人民大学出版社，2016：87.

人之作汤液醪醴者，以为备耳，夫上古作汤液，故为而弗服也。中古之世，道德稍衰，邪气时至，服之万全。[①]

此处认为上古社会不是没有"汤液醪醴"，而是"为而不用""以为备耳"。到了中古社会，"汤液醪醴"在治病方面发挥了神奇的作用，"服之万全"。由于其万全的效果，加之"法于阴阳，和于术数"的修养之道，故而才有了"上古之人，春秋皆度百岁，而动作不衰"的传闻。按照孔子《论语·雍也》"质胜文则野，文胜质则史"的评判标准，上述描述既"野"又"史"，完全不符合一般社会文明发展水平的历史现实。同样，按照当代医学史的视野，中医药关于上古医学的观念也近乎虚妄，"春秋皆度百岁"与历史统计数据之间存在严重偏差。

据林万孝的研究，我国历代人的平均寿命如下：夏、商时期不超过18岁，周、秦大约为20岁，汉代大约为22岁，唐代大约为27岁，宋代大约为30岁，清代大约为33岁，民国时期约为35岁。中华人民共和国成立后，据调查1957年我国人民平均寿命已提高到57岁，到1981年为68岁，1985年为68.97岁，其中男性为66.96岁，女性为70.98岁[②]。从这个实证研究来看，夏商周时代的人均寿命偏低是事实，但这并不能否定养生理论的成熟，"春秋皆度百岁"当为医学文化的自洽理论，行之自成。

从全球来看，根据世界卫生组织的最新研究，全球人口寿命有继续增加的趋势。全球预期寿命从2000年的66.8岁增加到2019年的73.3岁；健康预期寿命从2000年的58.3岁增加到2019年的63.7岁。尽管具有相似的增长趋势，但女性的预期寿命和健康预期寿命始终更长。这两个指标在低收入国家的改善最快，主要反映在过去20年中5岁以下儿童死亡率的减少。欧洲和西太平洋区域也取得显著进展，预期寿命分别达

① 黄帝内经·素问［M］.北京：人民卫生出版社，1963：86–87.
② 林万孝.我国历代人的平均寿命和预期寿命［J］.生命与灾祸，1996（5）：27.

到78.2岁和77.7岁，健康预期寿命也在全球领先，分别为68.3岁和68.6岁。在中国，2019年整体预期寿命为77.4岁（男性74.7岁，女性80.5岁），健康预期寿命为68.5岁（男性67.2岁，女性70.0岁）。相较于2016年数据有所增长，但主要体现在女性寿命的改善上，男性整体预期寿命和健康预期寿命甚至都还略有倒退[①]。此处的健康预期寿命是一个关键指标，并由此凸显出《黄帝内经·素问》所指出的"度百岁"而动作不衰的理论和实践价值，看来"德全不危"的医学意义将有助于提升全球的健康预期寿命，这将大大改善老龄化社会的生活质量，减轻失能所带来的社会负担。

事实上，百岁老人代不乏人，国内国外皆然。随着我国人均预期寿命的提高，百岁老人（100岁及以上老人）的数量也不断增多。此前的六次人口普查数据显示，百岁老人分别为3384人、4900人、3851人、6681人、17877人及35934人。据中国老年医学学会的统计数据显示，截至2014年6月30日，全国健在的百岁老人已达58789人，比2013年同期增加4623人，其中年龄最大者为128岁[②]。从全球来看，作为一个老龄化的社会，日本在2019年有5.8万人都已经达到了100岁以上。当然，百岁老人人数的增加是以人均寿命的增加为基础的。按照2019年世界人均寿命国家排行，世界上最长寿的国家排行分别是日本、瑞士、新加坡、澳大利亚、西班牙、冰岛、意大利、以色列。其中日本凭借着人均83.7岁的超高年龄登上了榜首，女性的平均寿命更长，可达86.6岁，而男性只有80.5岁。日本连续20年都保持着世界上人均寿命最长的国家这一称号，是当之无愧的世界上最长寿的国家，究其原因，良好的医疗条件、清淡的饮食习惯等都是重要的支撑[③]，而这也与《黄帝内经·素问》

---

① 世界卫生组织.2021世界卫生统计报告［EB/OL］.（2021-05-25）［2024-08-30］https://www.med.iecogroup.com/news/773/9.

② 何亚福.百岁老人背后是一个健康中国［N］.新京报，2021-06-15（A02）.

③ 何亚福.百岁老人背后是一个健康中国［N］.新京报，2021-06-15（A02）.

所强调的"美其食，任其服，乐其俗"有异曲同工之妙。与上述这些上榜的发达国家相比，我国还是一个发展中国家，在经济实力不足、人口基数大的情况下，所取得的成就具有很高的含金量。20世纪70年代，我国曾经创造出以农村合作医疗为中心的中国医疗卫生保障经验，其制度创新被世界卫生组织赞誉为"初级卫生保健的典范"，激发起了"人人享有初级卫生保健"的理想目标。当前，全球医学正在向以健康为中心转型，应当认识到《黄帝内经》关于百岁之人健康典范理论的含金量，充分发挥其理论的现实功能。

现代社会讲究科学实证，人均寿命和百岁老人的数据推算皆要经过统计模型的科学评估和严密周详的实地调查，这样得出的结果是值得信赖和毋庸置疑的。与之相比，《黄帝内经·素问》所说的"度百岁"仿佛仅仅是一种文化理念和社会理想而已，很多人对此并不认真对待，故而历代以来，特别是近代以来，这是一种什么样的思想已经没有多少人予以深究。实际上，这是中国文化发展史上的里程碑事件，也就是说，在中国文明发展的上古时代，人均寿命超过百岁的理论和技术就已经获得了实质性和突破性的进展。从性质上看，这应当真正属于孔子所称的"古之学者""为己"的学术传统，而这种传统正是属于"礼乐文明"的"质朴"体系。在以往的历史记载和学术研究中，这种质朴体系往往是一鳞半爪，使得历代学者对其要领难窥全貌。司马迁在《史记·老子韩非列传》中所记载的老子和孔子之间的对话，就属于这种性质：

孔子适周，将问礼于老子。老子曰："子所言者，其人与骨皆已朽矣，独其言在耳。且君子得其时则驾，不得其时则蓬累而行。吾闻之，良贾深藏若虚，君子盛德，容貌若愚。去子之骄气与多欲，态色与淫志，是皆无益于子之身。吾所以告子，若是而已。"孔子去，谓弟子曰："鸟，吾知其能飞；鱼，吾知其能游；兽，吾知其能走。走者可以为罔，游者可以为纶，飞者可以为矰。至于龙吾不能知，其乘风云而上天。吾今日见老子，其犹龙邪！"

……盖老子百有六十余岁，或言二百余岁，以其修道而养寿也。①

孔子享寿七十三岁，在春秋时代已是高寿，但与老子的一百六十多岁或两百多岁相比，确实稍有逊色。如今《老子》在世界上受到广泛而热烈的欢迎，其原因就在于其中的道理是身心治理和文明治理的良药。但是《老子》思想"微妙难识"，需要找到新的阐释方式，才能使其昌明于天下。《老子·第八十章》说：

小国寡民，使有什伯之器而不用，使人重死而不远徙。虽有舟舆，无所乘之；虽有甲兵，无所陈之。使民复结绳而用之。

甘其食，美其服，安其居，乐其俗。邻国相望，鸡犬之声相闻，民至老死，不相往来。②

对比《黄帝内经·素问·上古天真论》，可以看到二者之间的思想语言具有高度的一致性：

夫上古圣人之教下也，皆谓之虚邪贼风，避之有时，恬惔③虚无，真气从之，精神内守，病安从来？是以志闲而少欲，心安而不惧，形劳而不倦，气从以顺，各从其欲，皆得所愿。故美其食，任其服，乐其俗，高下不相慕，其民故曰朴。是以嗜欲不能劳其目，淫邪不能惑其心，愚智贤不肖，不惧于物，故合于道，所以能年皆

---

① 二十五史（全十二册）[M].上海：上海古籍出版社，1986：247.

② 陈鼓应.老子注译及评介[M].北京：中华书局，1984：357.

③ 惔：应于"淡"。

度百岁而动作不衰者，以其德全不危也。[①]

　　《老子》和道家思想在以往所受到的批评中，最多的就是认为其消极色彩过重，其实这也是拘泥于表面文字而不了解其实质所造成的误解。误解者往往用平常的眼光来看待老子及其思想，没有看到其积极的一方面。司马迁倒是看得很真切，直接点出其"修道以养寿"的积极作用和终极目标。当然，有所为则必然有所不为，人们所看到的消极只是"有所不为"，敢于说不和善于说不而已。此意当与慧而不用相通，即必先有一个"慧"在，才能谈得上用还是不用，用则济世利人，不用则修道养寿，各有各的价值。当年孔子向老子问礼，老子最直接的劝告就是"是皆无益于子之身。吾所以告子，若是而已"。《论语·八佾》记载孔子的话："夏礼，吾能言之，杞不足征也；殷礼，吾能言之，宋不足征也。文献不足故也。足，则吾能征之矣。"献者，贤也。老子当为贤之贤者、古礼专家。孔子虚心就问，老子不言礼而言"身"，由此可见在老子看来，"身"当为礼之本，舍"身"而求礼，礼则流于虚而无益。当然，最好的结合应当是发展出有益于"身"的新的礼乐文明，但从中国社会发展的历程来看，道不同不相为谋，不仅儒道之间各有传承，诸子百家也各有授受，学术思想呈现出多样化的发展。但是，《庄子·天下》对此有另外的评价，感叹"后世之学者，不幸不见天地之纯，古人之大体，道术将为天下裂"。当然，此处所指的裂，其观念虽为天下，其范围则仅限于"中国"。如今处于全球化的时代，真正的天下已经浮现，特别是西方文明的创立和传播，使"道术将为天下裂"获得了新的意义。同时，如何再现天地之纯，也不仅仅是中国古人和今人面临的问题，也是现代社会所面临的紧迫问题。因此，必须在全球的意义上加以考察，才能真正凸显养寿的理论、观念和实践内涵，从而为中医药的全

---

① 黄帝内经·素问［M］.北京：人民卫生出版社，1963：3-4.

球化发展奠定扎实的学术基础。

二、"先存诸己"

按照《庄子·天下》的观点，"圣有所生，王有所成，皆原于一"。当然，此一非彼一，今人非古人，其差别即在于古之人能备，而"百家""往而不反"。对此，《庄子·天下》有非常明确的分析：

> 古之人其备乎！配神明，醇天地，育万物，和天下，泽及百姓，明于本数，系于末度，六通四辟，小大精粗，其运无乎不在。其明而在数度者，旧法世传之史，尚多有之。其在于《诗》《书》《礼》《乐》者，邹鲁之士搢绅先生，多能明之。《诗》以道志，《书》以道事，《礼》以道行，《乐》以道和，《易》以道阴阳，《春秋》以道名分。其数散于天下而设于中国者，百家之学时或称而道之。
>
> 天下大乱，贤圣不明，道德不一，天下多得一察焉以自好。譬如耳目鼻口，皆有所明，不能相通。犹百家众技也，皆有所长，时有所用。虽然，不该不遍，一曲之士也。判天地之美，析万物之理，察古人之全，寡能备于天地之美，称神明之容。是故内圣外王之道，暗而不明，郁而不发，天下之人各为其所欲焉以自为方。悲夫，百家往而不反，必不合矣！[①]

此处对百家之学既没有完全否定，也没有给予充分肯定，同时又指出，只要"往而不反"，则"必不合"。那么，按照"反"的方式努力，即便合不上，也是走在合的道路上，也就是说，"反"是合而为一的必要条件。如果说，"道术将为天下裂"是一种趋势，与此同时，也必将

① 陈鼓应.庄子今注今译［M］.北京：中华书局，1983：855–856.

生成一种道术，能够弥补天下之裂。可惜的是，人们在此处往往存在一种错觉，误把道术仅仅看成一种学说或者技术，忽视了人是道术发明、演化、服务及其存在的最终目的。因此，只有观察人的古今之变，才能抓住道术的根本。在前面两节的内容里，我们考察了中医药技术的演进特征，指出这种从无形到有形的演化，其所反映的则是古今精神实质性递减的存在现实，其中有不可改变者，亦有可以能动改变者。考诸历史，"王官之学"并不能囊括所有，而那些不为天下所动的真人，其人其学是真正具有能动改变的性质，此即所谓"真知"。

在《庄子·大宗师》中，"有真人而后有真知"是一个尚待认真思考的命题。以往的学术史秉持儒道之分，对《庄子》何以常常征述孔子似乎有一种固定的看法，以为这里多少有些否定的意味。其实从"为己之学"的角度来看，二者之间的关系倒是类似于传承与创新之间的关系，因此《庄子·天下》称赞关尹、老聃为"古之博大真人"，而《孟子·万章下》称赞孔子为"圣之时者"，各有所守而适性为之。《庄子·人间世》托孔子之口说："古之至人，先存诸己而后存诸人。所存于己者未定，何暇至于暴人之所行？"由此来看，"为己之学"应当是百家都能承认的共识。

对于《庄子》，人们或以寓言视之，但从"为己之学"的标准来看，其无疑为真言。《庄子·让王》曾经指出许由、子州支伯等"有道者之异乎俗者也"的选择，世俗以为执掌天下之权是最重要的事情，但是有道者不这样看，生命自身的价值与之相比有过之而无不及。因为其追求与世俗不同，有道者常常遭受误解，故而《庄子·让王》提出"道之真以治身，其绪余以为国家，其土苴以治天下"的本末之分。以本观之，"今世俗之君子，多危身弃生以殉物，岂不悲哉"，而其悲实在于舍生以"殉物"，此非真"为己"者。

由上可见，有道者并不是一味的逃避者，这里的"身-国-天下"的治理结构和先后顺序与《大学》的修身、齐家、治国、平天下模式几乎一致，可以说，二者皆是古之学者的精神传承者，如果违背了这种精神，儒家内部也会自我反思。《庄子·让王》借原宪之口讲出了"学以为人，教以为己"的社会现实：

> 原宪居鲁，环堵之室，茨以生草；蓬户不完，桑以为枢；而瓮牖二室，褐以为塞；上漏下湿，匡坐而弦歌。
>
> 子贡乘大马，中绀而表素，轩车不容巷，往见原宪。原宪华冠继①履，杖藜而应门。
>
> 子贡曰："嘻！先生何病？"
>
> 原宪应之曰："宪闻之，无财谓之贫，学道而不能行谓之病。今宪，贫也，非病也。"
>
> 子贡逡巡而有愧色。
>
> 原宪笑曰："夫希世而行，比周而友，学以为人，教以为己，仁义之慝，舆马之饰，宪不忍为也。"②

《庄子·让王》指出，"幽忧之病"和"学道而不能行谓之病"，其在文化的意义上皆与"为己之学"相关。《论语·宪问》也指出"尧、舜其犹病诸"的难题：

> 子路问君子。子曰："修己以敬。"曰："如斯而已乎？"曰："修己以安人。"曰："如斯而已乎？"曰："修己以安百姓。修己以安百姓，尧、舜其犹病诸！"③

由此可见，学习、研究和实践"为己之学"，在古人看来，这是重

---

① 继：古同"纚"，现为"缅"。
② 陈鼓应.庄子今注今译［M］.北京：中华书局，1983：757–758.
③ 朱熹.四书集注［M］.长沙：岳麓书社，1985：193–194.

于天下和管理天下的基础性学问，非常不易掌握。孔子是一位善于学习者，也是一位出色的传承者和富有创造性的弘扬者，对于他在《论语·宪问》里所说的"古之学者为己，今之学者为人"这个论述，后世学者大多未能越孔子而上溯，有关解释注疏在义理上讲得通，但仍然显得大而化之。如《正义》曰：

此章言古今学者不同也。古人之学，则履而行之，是为己也。今人之学，空能为人言说之，己不能行，是为人也。范晔云："为人者冯誉以显物，为己者因心以会道也。"①

朱熹在《论语集注》中赞同程子对此语的解释，以为人之学殉物"丧己"的最终结果反衬"为己之学"的善始善终：

程子曰：为己，欲得之于己也。为人，欲见知于人也。程子曰：古之学者为己，其终至于成物；今之学者为人，其终至于丧己。愚按：圣贤论学者用心得失之际，其说多矣。然未有如此言之切而要者。于此明辨而日省之，则庶乎其不昧于所从矣。②

孟子则换了一种说法，称为"自得"之学：

君子深造之以道，欲其自得之也。自得之，则居之安；居之安，则资之深；资之深，则取之左右逢其原，故君子欲其自得之也。③

---

① 阮元.十三经注疏（全二册）［M］.北京：中华书局，1980：2512.
② 朱熹.四书集注［M］.长沙：岳麓书社，1985：189.
③ 朱熹.四书集注［M］.长沙：岳麓书社，1985：365.

朱熹对此亦有心得，谓之"自得于己"：

> 言君子务于深造而必以其道者，欲其有所持循，以俟夫默识心
> 通，自然而得之于己也。自得于己，则所以处之者安固而不摇；处
> 之安固，则所借者深远而无尽；所借者深，则日用之闲取之至近，
> 无所往而不值其所资之本也。程子曰："学不言而自得者，乃自得
> 也。有安排布置者，皆非自得也。然必潜心积虑，优游餍饫于其间，
> 然后可以有得。若急迫求之，则是私己而已，终不足以得之也。"①

周之翔、朱汉民认为，朱子对"为己之学"非常重视，这集中体
现在他对《大学》一书的研究与阐发。"朱子通过《大学》的指导完成
了自己的'为己之学'。他又通过对《大学》的诠释，重新建构了孔、
孟、二程以来的'为己之学'。"②该书"指导并贯穿了他一生求道、悟
道、践道、证道、传道的整个过程。他也将自己从事'为己之学'所得
之道，尽萃于此书之中"②。不仅如此，二位更进一步认为朱熹关于"为
己之学"的思想集中体现在他对"明明德"的解释上面，为此举出朱熹
先后所论："学者须是为己。圣人教人，只在《大学》第一句'明明德'
上。"③"为学只'在明明德'一句。君子存之，存此而已；小人去之，去
此而已。"④故而"明昧""得失""存之""去之"，当为儒家圣人教化之
总纲。那么，"明明德"究竟该如何理解？在《大学章句》中，朱熹对
"明明德"作出如下解释：

① 朱熹.四书集注 [M].长沙：岳麓书社，1985：365.
② 周之翔，朱汉民.朱子对"为己之学"的诠释与建构 [J].湖南大学学报（社会科学版），
　　2011，25（1）：35-39.
③ 黎靖德.朱子语类 [M].王星贤，点校.北京：中华书局，2020：277.
④ 黎靖德.朱子语类 [M].王星贤，点校.北京：中华书局，2020：278.

明德者，人之所得乎天，而虚灵不昧，以具众理而应万事者也。但为气禀所拘，人欲所蔽，则有时而昏；然其本体之明，则有未尝息者。故学者当因其所发而遂明之，以复其初也。①

二位认为，"这条注释，决不可轻看"，实际上是对北宋以来学者们关于人性的理论认识最精炼的总结与概括，又是朱子践行"为己之学"的理论总结，"通过对'明明德'的阐释，阐明'为己之学'的目的是恢复人本初纯粹至善的本性"。②

结合孔子"古之学者为己"的论述，可以认为"为己之学"是后之学者为通达古之学者的精神境界，取得与之比肩的实际成就而建立的专门之学。其实，按照今天对专门之学的要求，这门"为己之学"尚有诸多基础性和关键性的问题等待研究，比如说，"为己"之"己"到底是什么就是难以绕过的核心问题。如果没有对"己"的究竟性和终极性的认识，那么"为己之学"也就如同空中楼阁，缺乏根基。转义来看，"为己之学"当为一种个性化的学问，而真正的个性化，则必以"见独"为依归，即见到所谓真正的自己。按照《大学》和朱熹的讲法，这个自己，当是"明明德"的主体，也是"复其初"的主体。在他看来，圣贤之学，学其为己而已，《朱子语类·学二》对此记载颇多，反复论述为己之义：

凡人须以圣贤为己任。世人多以圣贤为高，而自视为卑，故不肯进。抑不知，使圣贤本自高，而己别是一样人，则早夜孜孜，别是分外事，不为亦可，为之亦可。然圣贤禀性与常人一同。既与常人一同，又安得不以圣贤为己任？自开辟以来，生多少人，求其尽

---

① 朱熹.四书集注［M］.长沙：岳麓书社，1985：3.

② 周之翔，朱汉民.朱子对"为己之学"的诠释与建构［J］.湖南大学学报（社会科学版），2011，25（1）：35–39.

己者，千万人中无一二，只是衮同枉过一世！诗曰："天生烝民，有物有则。"今世学者，往往有物而不能有其则。《中庸》曰："尊德性而道问学，极高明而道中庸。"此数句乃是彻首彻尾。人性本善，只为嗜欲所迷，利害所逐，一齐昏了。圣贤能尽其性，故耳极天下之聪，目极天下之明，为子极孝，为臣极其忠。某问："明性须以敬为先？"曰："固是。但敬亦不可混沦说，须是每事上检点。论其大要，只是不放过耳。大抵为己之学，于他人无一毫干预。圣贤千言万语，只是使人反其固有而复其性耳。"可学①

学者只是不为己，故日间此心安顿在义理上时少，安顿在闲事上时多，于义理却生，于闲事却熟。方子

今学者要紧且要分别个路头，要紧是为己为人之际。为己者直拔要理会这个物事，欲自家理会得；不是漫恁地理会，且恁地理会做好看，教人说道自家也曾理会来。这假饶理会得十分是当，也都不阙自身己事。要须先理会这个路头。若分别得了，方可理会文字。贺孙②

朱熹指出："圣贤千言万语，只是使人反其固有而复其性耳。"这与其对"明明德"的解释宗旨一致，强调这是"为己之学"的核心。在这一点上，儒家和道家有异曲同工之妙，其间的解释虽有差别，但是为己无疑是二者理论和义理共同的基石。如果不为己，不仅儒家的义理无从安顿，其文字也将变成无意义的障碍。如果为己之义已明，那么"内圣外王"之道则自然生发，学有所依，行有所归。问题在于，"明德"毕竟难明，固有之性难"复"，故而"为己之学"当是今之学者的必修课，因为古之学者为己，所以学习和效仿古人则是逻辑上的必然。为此，朱熹进一步指出，应当"实去做工夫"，直至能够"承载得许多道理"，其

① 黎靖德.朱子语类（全六册）[M].王星贤，点校.北京：中华书局，2020：145-146.
② 黎靖德.朱子语类（全六册）[M].王星贤，点校.北京：中华书局，2020：151.

实这就是返其本性，自然合道的另一种表达：

> 今之学者，直与古异，今人只是强探向上去，古人则逐步步实做将去。广
>
> 只是实去做工夫。议论多，转闹了。德明
>
> 每论诸家学，及己学，大指要下学著实。方
>
> 为学须是切实为己，则安静笃实，承载得许多道理。若轻扬浅露，如何探讨得道理？纵使探讨得，说得去，也承载不住。铢 ①

时至今日，面对全球健康的刚性需求，很多学说确实承载不住人类的理想，原因在于这些学说的理论建构没有真正做到从己出发，不是"为己之学"，满足不了真正的个性化的健康需求。因此，对未来的健康体系建构来说，必须找到个性化得以建立的理论资源，才能脚踏实地，使得健康资源真正服务于健康的目的而不是其他。而在健康的视域之下，可以看到，诸子百家对"为己之学"皆有论述，其中最为系统而完整者莫如中医学，而这是以往研究者所未能留意的地方。各家学说与中医学相比较，皆存在大而化之，不如中医学之精密的特征。也可以说，中医学就是古之学者"为己之学"的集大成者。

上述表述其实是一个重大命题，也就是把自古以来注重实用实效的医学定义为"为己之学"。这门学问是儒道两家共同看重和推崇的，有关道家与医学的关系在上面已略有论述，那么，儒家与医学的关系能否在"为己之学"方面也得到新的阐释？其实，追溯"明明德"的来源，这当与《周易》的"神明之德"密切相关。关于"神明之德"，《周易·易传》对此有多次论述，具体如下：

---

① 黎靖德.朱子语类（全六册）［M］.王星贤，点校.北京：中华书局，2020：152.

夫《易》，开物成务，冒天下之道，如斯而已者也。是故圣人以通天下之志，以定天下之业，以断天下之疑。是故蓍之德圆而神，卦之德方以知，六爻之义易以贡。圣人以此洗心，退藏于密，吉凶与民同患。神以知来，知以藏往，其孰能与此哉！古之聪明睿知，神武而不杀者夫。是以明于天之道，而察于民之故，是兴神物以前民用。圣人以此斋戒，以神明其德夫。是故阖户谓之坤，辟户谓之乾，一阖一辟谓之变。往来不穷谓之通，见乃谓之象，形乃谓之器，制而用之谓之法，利用出入，民咸用之谓之神。①

古者庖牺氏之王天下也，仰则观象于天，俯则观法于地，观鸟兽之文与地之宜，近取诸身，远取诸物，于是始作八卦，以通神明之德，以类万物之情。②

"乾坤，其《易》之门耶？"乾，阳物也；坤，阴物也。阴阳合德，而刚柔有体。以体天地之撰，以通神明之德。③

昔者圣人之作《易》也，幽赞于神明而生蓍。参天两地而倚数。观变于阴阳而立卦，发挥于刚柔而生爻，和顺于道德而理于义，穷理尽性以至于命。④

圣人作《易》，其"蓍"、其"卦"、其"文"，皆是"幽赞于神明"的形式，目的就在于"以通神明之德"。孙星衍《周易集解》卷九引《九家易》注曰："隐藏谓之神，著见谓之明，阴阳交通，乃谓之德。"指出"神明之德"正是一个由隐到显的"明"的过程。孔颖达《周易正义》卷十三曰："万事云为皆是神明之德，若不作八卦，此神明之德闭塞幽隐。既作八卦则而象之，是通达神明之德也。"认为神明之德可以

① 阮元.十三经注疏（全二册）[M].北京：中华书局，1980：81-82.
② 阮元.十三经注疏（全二册）[M].北京：中华书局，1980：86.
③ 阮元.十三经注疏（全二册）[M].北京：中华书局，1980：89.
④ 阮元.十三经注疏（全二册）[M].北京：中华书局，1980：93.

通过八卦表现出来。近人高亨《周易大传今注》卷五对此也解为事物神妙明显的性质。圣人感知和认识到"神明之德",通过"以此洗心,退藏于密,吉凶与民同患"的天人之间和社会之间的紧密互动,对其性质和功能已经具有了切身的体验,在表达出来之前,需要表现出至尊的诚敬,所以"圣人以此斋戒,以神明其德夫"。此处的"神明",可以解释为以圣人之"神","明""神明之德"。当然,表述出来的目的是充分发挥其内圣外王的作用,此即"大人"之学。《易传》曰:

> 夫大人者,与天地合其德,与日月合其明,与四时合其序,与鬼神合其吉凶,先天而天弗违,后天而奉天时。天且弗违,而况于人乎? 况于鬼神乎? ①

因此,"大学之道,在明明德","明德"应当是"神明之德"的简称,或者是其人文化的新表述。从《易传》的论述可见,大学之道原本就既有"通天下之志""定天下之业""断天下之疑",从而"王天下"的作用,又有"利用出入,民咸用之"的"新民"的潜力,所以"谓之神"是恰如其分的赞誉。虽然,这里尚可递进一层,即"民"之"咸用"的方式问题。如果是向外索取有形的物质资源,"咸用"则必然不可持续,且易于造成"争竞天下"的混乱局面。因此,"咸用"的对象必然是一种取之不尽、用之不竭的事物,此即所谓"道",所谓"神",所谓"穷理尽性以至于命",所谓"止于至善"。

一般来说,学者对"穷理尽性"的研究和阐释比较多,而对于"以至于命"缺乏深究,故而大多认为此处之"命"可释为天命。如作此解,"尽性"也可释为知性,未能体现出"尽"之妙义。对此可以从《中庸》中看出其阐释的偏向:

---

① 阮元.十三经注疏(全二册)[M].北京:中华书局,1980:17.

唯天下至诚，为能尽其性；能尽其性，则能尽人之性；能尽人之性，则能尽物之性；能尽物之性，则可以赞天地之化育；可以赞天地之化育，则可以与天地参矣。①

朱熹《中庸章句》在注释中以"天命之在我者"为"尽其性"的逻辑结果：

天下至诚，谓圣人之德之实，天下莫能加也。尽其性者，德无不实，故无人欲之私，而天命之在我者，察之由之，巨细精粗，无毫发之不尽也。人物之性，亦我之性，但以所赋形气不同而有异耳。能尽之者，谓知之无不明而处之无不当也。①

知道"天命"，也可谓"存诸己"的一种方式，这也是"中庸"的可贵之处：

子曰："天下国家可均也，爵禄可辞也，白刃可蹈也，中庸不可能也。"②

天命的上述意义，既是义理上的，也是社会意义上的，符合个体命运在儒家学说历史传统中的一贯定位。但是，"以至于命"的命也具有"造其极"寿命的意义。对于这个方向，儒家偶有涉及，没有进一步发挥。而其没有发挥的原因，在于大多数情况下只是止于摹写那个物事，而对这个物事的精细化规律论述不够：

① 朱熹.四书集注［M］.长沙：岳麓书社，1985：52.
② 朱熹.四书集注［M］.长沙：岳麓书社，1985：35.

命者，人所禀受，有其定分，从生至终，有长短之极，故曰"命者，生之极"也。此所赋命乃自然之至理，故"穷理则尽其极"也。[1]

"穷理"是穷得物，尽得人性，到得那天命，所以说道"性命之源"。渊

"穷理"，是"知"字上说。"尽性"，是"仁"字上说，言能造其极也。至于"范围天地"，是"至命"，言与造化一般。渊[2]

"昔者圣人之作《易》，将以顺性命之理。"圣人作易，只是要发挥性命之理，模写那个物事。下文所说"阴阳""刚柔""仁义"，便是性中有这个物事。（"顺性命之理"，只是要发挥性命之理。）渊[3]

其实儒家本来并不讳言寿命，孔子本人即享有高寿，对仁、德与寿命之间关系的论述成为至理名言：

子曰："知者乐水，仁者乐山；知者动，仁者静；知者乐，仁者寿。"[4]

子曰："舜其大孝也与！德为圣人，尊为天子，富有四海之内。宗庙飨之，子孙保之。"

故大德必得其位，必得其禄，必得其名，必得其寿。[5]

朱熹《论语章句》对此有理与则的阐释：

知者达于事理而周流无滞，有似于水，故乐水；仁者安于义理

---

① 阮元.十三经注疏（全二册）[M].北京：中华书局，1980：93.

② 黎靖德.朱子语类（全六册）[M].王星贤，点校.北京：中华书局，2020：2111–2112.

③ 黎靖德.朱子语类（全六册）[M].王星贤，点校.北京：中华书局，2020：2113.

④ 朱熹.四书集注[M].长沙：岳麓书社，1985：116.

⑤ 朱熹.四书集注[M].长沙：岳麓书社，1985：43.

而厚重不迁，有似于山，故乐山。动静以体言，乐寿以效言也。动而不括故乐，静而有常故寿。程子曰："非体仁知之深者，不能如此形容之。"①

舜年百有十岁。②

可以说，"大德""必得其寿"应当是"古之学者为己"的最好注释。顾炎武特别强调"学于古训"与"畜其德"的关系，《日知录》卷二"其稽我古人之德"曰：

> 傅说之告高宗曰："学于古训，乃有获。"武王之诰康叔：既祗遹乃文考，而又求之殷先哲王，又求之商耇成人，又别求之古先哲王。大保之戒成王，先之以"稽我古人之德"，而后进之以"稽谋自天"。及成王之作《周官》，亦曰"学古入官"，曰"不学墙面"。子曰："述而不作，信而好古。"又曰："好古敏以求之。"又曰："君子以多识前言往行，以畜其德。"先圣后圣，其揆一也。不学古而欲稽天，岂非不耕而求获乎！③

对于"学古"的态度，"先圣后圣，其揆一也"，其理在于古之学者有实德、实效，其大要则在于"存诸己"而已。今之学者在这一方面要向古之学者学习请教，必然要经过观念的革命性的转变。那么，这个"己"能够"存"多久呢？这也是一个有争议但尚需要深入探讨的命题。

① 朱熹.四书集注［M］.长沙：岳麓书社，1985：116.
② 朱熹.四书集注［M］.长沙：岳麓书社，1985：43.
③ 顾炎武，著.黄汝成，集释.日知录集释［M］.秦克诚，点校.长沙：岳麓书社，1994：58.

三、养生与天下

今人李弘祺认为，"为己之学"一直是传统中国教育的精神主线，即"把教育视为一种高度个人化的事务，是中国传统教育思维中一再出现的主题"①。虽然如此，"为己之学"还是屡屡受到误解。误解之一是把孔子的论述作为这个观念开始的时间，如李弘祺在其著作《学以为己：传统中国的教育》中，既把"孔孟荀论'为己之学'"作为全书的开篇，也在附录"中国传统教育的特色与反省"中再次强调这个观念：

> "为己之学"这样的观念从孔子就已经开始，以后支配中国读书人的理想将近三千年。在南宋时，因为朱熹的提倡，它变成更为广泛的观念。②

其实，孔子只是比较早地指出了"古之学者为己"这样的现象，现象背后的观念则早已存在，这在上面的引述中得到有力的支持。伴随着这样一种认识，则又产生了一种更为广泛的误解，既把为己与利己等同起来，其中又以孟子误解最深。《孟子·滕文公下》指出"杨子取为我，拔一毛而利天下，不为也"，认为"杨氏为我，是无君也"。为我与为己，一字之差，竟然被误骂了两千多年。如以"为己之学"解之，那么杨朱可谓是对古之学者精神的忠实阐释者。《列子·杨朱》曰：

> 杨朱曰："伯成子高不以一毫利物，舍国而隐耕。大禹不以一身自利，一体偏枯。古之人损一毫利天下不与也，悉天下奉一身不

① 李弘祺.学以为己：传统中国的教育［M］.上海：华东师范大学出版社，2015：2.
② 李弘祺.学以为己：传统中国的教育［M］.上海：华东师范大学出版社，2015：595.

取也。人人不损一毫，人人不利天下，天下治矣。"①

　　杨朱所主张的治理天下的理论来源于古之学者的"为己之学"，这本来也是孔子所赞赏并为后世儒家所发扬光大的，孟子以其"无君"而大力排斥，明显具有其时代特征，并影响了后世对杨朱思想的积极评价，因为稍有牵涉，便有可能被儒家的"主流思想"纳入"反体制"的队伍之列。但如果换个角度来看，二者反而具有相辅相成的作用。这个角度，就是医学所关心的目标和宗旨。儒道互补的中国传统思想文化特征，不仅在医学思想的发展史上具有典型性的表现，而且医学思想的现代发展也有助于促进儒道思想精神的再发现，使其传统上的历史性矛盾得到时代性的解决。

　　大体来看，我国传统医学具有独立的起源和完备的理论和技术体系，不仅以往的中国传统思想文化研究对此缺乏认识，而且医学在社会上的地位也从思想观念上的大道逐渐演变为小道，从一个侧面反映出中国传统思想文化的衰落。从王冰对《黄帝内经》的作为"至道之宗，奉生之始"的高度评价中可以透视出唐代的精神气象：

　　　　夫释缚脱艰，全真导气，拯黎元于仁寿，济赢劣以获安者，非三圣道则不能致之矣。孔安国序《尚书》曰："伏羲、神农、黄帝之书，谓之三坟，言大道也。"班固《汉书·艺文志》曰："《黄帝内经》十八卷。"《素问》即其经之九卷也，兼《灵枢》九卷，乃其数焉。虽复年移代革，而授学犹存，惧非其人，而时有所隐，故第七一卷，师氏藏之，今之奉行，唯八卷尔。然而其文简，其意博，其理奥，其趣深，天地之象分，阴阳之候列，变化之由表，死生之兆彰，不谋而遐迩自同，勿约而幽明斯契。稽其言有征，验之事不

① 严北溟，严捷.列子译注［M］.上海：上海古籍出版社，1986：182.

忐。诚可谓至道之宗，奉生之始矣。[①]

及至清代康乾盛世之际，徐大椿著《医学源流论》，其在"自序"中不无奈何地直以"小道"和"贱工"称呼医，并对当世丧失"古者大人之学"的现状"怒焉伤怀"：

> 医，小道也，精义也，重任也，贱工也。古者大人之学，将以治天下国家，使无一夫不被其泽，甚者天地位而万物育，斯学者之极功也。若夫日救一人，月治数病，顾此失彼，虽数十里之近，不能兼及。况乎不可治者，又非使能起死者而使之生，其道不已小乎？虽然，古圣人之治病也，通于天地之故，究乎性命之源，经络、脏腑、气血、骨脉，洞然如见，然后察其受病之由，用药以驱除而调剂之。其中自有玄机妙悟，不可得而言喻者，盖与造化相维，其义不亦精乎？道小，则有志之士有所不屑为。义精，则无识之徒有所不能窥也。人之所系，莫大乎生死。王公大人，圣贤豪杰，可以旋转乾坤，而不能保无疾病之患。一有疾病，不得不听之医者，而生杀唯命矣。夫一人系天下之重，而天下所系之人，其命又悬于医者。下而一国一家所系之人更无论矣，其任不亦重乎？而独是其人者，又非有爵禄道德之尊，父兄师保之重。既非世之所隆，而其人之自视，亦不过为衣食口腹之计。虽以一介之微，呼之而立至，其业不甚贱乎？任重，则托之者必得伟人；工贱，则业之者必无奇士。所以势出于相违，而道因之易坠也。余少时颇有志于穷经，而骨肉数人疾病连年，死亡略尽。于是博览方书，寝食俱废。如是数年，虽无生死骨肉之方，实有寻本溯源之学。九折臂而成医，至今尤信。而窃慨唐宋以来，无儒者为之振兴，视为下业，逡巡失传，

---

① 黄帝内经·素问［M］.北京：人民卫生出版社，1963：1.

至理已失，良法并亡，恕焉伤怀，恐自今以往，不复有生人之术。不揣庸妄，用敷厥言，倘有所补所全者，或不仅一人一世已乎？ [①]

表面上看，徐大椿是为医学的实际地位与其文化价值不相称而"恕焉伤怀"，然而其在本质上则是对世俗观念漠视自身生命的感叹。其实，这种现象在我国历史上是常态，名医虽然代不乏人，但大多隐于民间以服务社会。对于个体来说，其志或不在庙堂，愿意游走江湖，传承文化，造福百姓，但对医生群体来说，社会把从医视为"贱工"所反映出的则是文化观念的缺失或者偏颇。我们看到，历史上的王侯将相不计其数，以医学技能而位列王侯者仅有兽医常顺一人，人医仅仅只是留名而已。当然，兽医常顺封侯也具有特殊的历史原因。1981年以来，中国畜牧兽医学会中兽医研究会等单位的专家经过多方考证，认为阳城县凤城镇山头村是广禅侯常顺的故里，村内的水草庙是目前发现的唯一一座古代官建兽医庙宇建筑，广禅侯是中国历史上授官最高的一位兽医，也是唯一被钦封的兽医侯。常顺在北宋时期被宋徽宗封为广禅侯，原因在于他在宋金大战之时善于治疗宋军战马的流行病，立了军功。广禅侯的故事以山头村为核心区域，流传至阳城全县17个乡镇，并传播辐射至晋城市的泽州、陵川、沁水，运城市的垣曲县及河南省的济源县（今济源市）等地区，其影响主要集中在临汾、运城、长治等地区，2009年水草庙被确定为山西非物质文化遗产，2014年被授予国家级非物质文化遗产称号。实际上，在一定程度上说，成为国家级非物质文化遗产也仅仅只是名义，并不代表中兽医药的实际地位已经得到根本性的提升。2019年，非洲猪瘟在我国肆虐，致使当年的猪肉价格飞涨，直接影响到CPI（消费者物价指数）的拉升。经过实地调研，中兽医药具有防控非洲猪瘟的切实效果，初步估计能够避免50%~70%的经济损失。调研报告指出："中

① 徐大椿.徐大椿医书全集（上）[M].北京：人民卫生出版社，1988：159.

兽医药以提升猪只自身的抗病能力为基础，寓治于防，寓防于治，防治一体，能够有效防治非洲猪瘟，是抗病毒和调体质的有机结合。应当因势利导，加快构建以中兽医药为主要科技支撑的非洲猪瘟国家防控体系，推动建立'中西医并重'的动物疫病长效防控机制。"①但是，直至今日，中兽医药仍然不是国家防控动物疫情的首要选择。

当然，古今评价机制有别，一时的荣辱成败也各有其时代背景。在前面的介绍中可见，在《周礼》中，人医和兽医皆由医师掌领，那时的医师属于"王官"，而当代的医师只是技术职称，通常情况下并不掌管政令。按照刘歆《七略》的"王官说"，中国医学的起源应当与"王官"相关，这在《黄帝内经·素问·灵兰秘典论》中隐约可见：

> 黄帝问曰：愿闻十二脏之相使，贵贱何如？岐伯对曰：悉乎哉问也，请遂言之。心者，君主之官也，神明出焉。肺者，相傅之官，治节出焉。肝者，将军之官，谋虑出焉。胆者，中正之官，决断出焉。膻中者，臣使之官，喜乐出焉。脾胃者，仓廪之官，五味出焉。大肠者，传道之官，变化出焉。小肠者，受盛之官，化物出焉。肾者，作强之官，伎②巧出焉。三焦者，决渎之官，水道出焉。膀胱者，州都之官，津液藏焉，气化则能出矣。凡此十二官者，不得相失也。故主明则下安，以此养生则寿，殁世不殆，以为天下则大昌。主不明则十二官危，使道闭塞而不通，形乃大伤，以此养生则殃，以为天下者，其宗大危，戒之戒之！③

这里提出的不仅是养生长寿的理论，这个理论同时也具有治理天下

---

① 张超中.中兽医药有望让非洲猪瘟可防可控——关于中兽医药防治非洲猪瘟成效的报告[N].中国中医药报，2019-09-09（3）.

② 伎：同"技"。

③ 黄帝内经·素问[M].北京：人民卫生出版社，1963：58-59.

使之大昌的功用。以往的研究往往忽视了医学的这个功能，因此长期以来医学作为一家之言的地位没有得到相应的重视。在中国文化发展史上，医家并没有明显参与主流文化地位的竞争，方技虽为"王官之一守"，但医官的职能决定了其只能以间接的方式参与国家的建设，故而医官在文化历史上的地位并不显明。由于医学天生而来的服务性质，历代皆有太医服务皇家并掌管医学的发展，但其政治地位明显偏低，上面已指出，作为医者，受赏者代不乏人，立功封侯者却付诸阙如。这从另外一方面也说明，医学的价值和地位高低并不表现在立功封侯之上，而是表现为其对个体、群体、国家和天下生生不息的保障。可以说，纵观历史，医学一直尽职尽责地处于辅助地位，确实具有上善若水"处下不争"之德，但是"柔弱"而"主明"，遇到历史机遇，其因善于养生而暗暗蓄积的文化能量将有可能更新中华文明的精神风貌，为中国文化的重新理解和复兴发展提供新的视角。

"心者，君主之官也，神明出焉。"这是对心之功能的论断，基于这个论断，可以推论出"主明则下安，以此养生则寿，殁世不殆，以为天下则大昌"。当然，这是一种正面的推论，与之相反，也会出现另一种"主不明"的局面，如此"则十二官危，使道闭塞而不通，形乃大伤，以此养生则殃，以为天下者，其宗大危"，故而"戒之戒之"！无论是用针还是用药，都要避免出现"绝人长命"，以致"予人天殃""遗人天殃"的情况：

> 帝曰：善。然真邪以合，波陇不起，候之奈何？岐伯曰：审扪循三部九候之盛虚而调之，察其左右上下相失及相减者，审其病脏以期之。不知三部者，阴阳不别，天地不分。地以候地，天以候天，人以候人，调之中府，以定三部，故曰刺不知三部九候病脉之处，虽有大过且至，工不能禁也。诛罚无过，命曰大惑，反乱大经，真不可复，用实为虚，以邪为真，用针无义，反为气贼，夺人正气，

以从为逆，荣卫散乱，真气已失，邪独内着，绝人长命，予人天
殃，不知三部九候，故不能久长。因不知合之四时五行，因加相胜，
释邪攻正，绝人长命。邪之新客来也，未有定处，推之则前，引之
则止，逢而泻之，其病立已。①

帝曰：有毒无毒，服有约乎？岐伯曰：病有久新，方有大小，
有毒无毒，固宜常制矣。大毒治病，十去其六，常毒治病，十去其
七，小毒治病，十去其八，无毒治病，十去其九，谷肉果菜，食养
尽之，无使过之，伤其正也。不尽，行复如法，必先岁气，无伐天
和，无盛盛，无虚虚，而遗人天殃，无致邪，无失正，绝人长命。②

长命，应该有多长？《黄帝内经·素问·上古天真论》认为"知道
者"可以"形与神俱，而尽终其天年，度百岁乃去"，即可以达到百岁。
更有甚者，道者百岁也能生子：

帝曰：夫道者年皆百数，能有子乎？岐伯曰：夫道者能却老而
全形，身年虽寿，能生子也。③

如果说，这里对天年概念进行了初步阐释的话，那么《黄帝内
经·灵枢·天年》则对其进行了专门的阐释：

黄帝问于岐伯曰：愿闻人之始生，何气筑为基，何立而为楯，
何失而死，何得而生？岐伯曰：以母为基，以父为楯；失神者死，
得神者生也。黄帝曰：何者为神？岐伯曰：血气已和，荣卫已通，

① 黄帝内经·素问［M］.北京：人民卫生出版社，1963：172–173.
② 黄帝内经·素问［M］.北京：人民卫生出版社，1963：455–456.
③ 黄帝内经·素问［M］.北京：人民卫生出版社，1963：6.

五脏已成，神气舍心，魂魄毕具，乃成为人。

黄帝曰：人之寿夭各不同，或夭寿，或卒死，或病久，愿闻其道。岐伯曰：五脏坚固，血脉和调，肌肉解利，皮肤致密，营卫之行，不失其常，呼吸微徐，气以度行，六腑化谷，津液布扬，各如其常，故能长久。

黄帝曰：人之寿百岁而死，何以致之？岐伯曰：使道隧以长，基墙高以方，通调营卫，三部三里起，骨高肉满，百岁乃得终。

黄帝曰：其气之盛衰，以至其死，可得闻乎？岐伯曰：人生十岁，五脏始定，血气已通，其气在下，故好走；二十岁，血气始盛肌肉方长，故好趋；三十岁，五脏大定，肌肉坚固，血脉盛满，故好步；四十岁，五脏六腑十二经脉，皆大盛以平定，腠理始疏，荣华颓落，发颇斑白，平盛不摇，故好坐；五十岁，肝气始衰，肝叶始薄，胆汁始减，目始不明；六十岁，心气始衰，苦忧悲，血气懈惰，故好卧；七十岁，脾气虚，皮肤枯；八十岁，肺气衰，魄离，故言善误；九十岁，肾气焦，四脏经脉空虚；百岁，五脏皆虚，神气皆去，形骸独居而终矣。

黄帝曰：其不能终寿而死者，何如？岐伯曰：其五脏皆不坚，使道不长，空外以张，喘息暴疾；又卑基墙，薄脉少血，其肉不石，数中风寒，血气虚，脉不通，真邪相攻，乱而相引，故中寿而尽也。[①]

该篇对人之成人及尽其天年的全过程进行了基于医学专业的描述和分析，其基本标准是神和神气。神的有无，是判断生死的依据，所谓"失神者死，得神者生也"，在"血气已和，荣卫已通，五脏已成"的前提下，只有"神气舍心，魂魄毕具"，才能成为真正意义上的人。天年则是神气自然衰减以至于无的时间尺度，所谓"百岁，五脏皆虚，神气皆去，形骸

① 河北医学院.灵枢经校释（下册）[M].北京：人民卫生出版社，1982：123-129.

独居而终矣"。当然，这种自然衰减是对于天生禀赋条件不能尽其天年的人而言，此处从生理基础出发，认为由于受"五脏皆不坚，使道不长"等天生禀赋因素的影响，容易受到风寒等外部邪气的侵扰，致使"血气虚，脉不通，真邪相攻，乱而相引"，所以"中寿而尽"，难遂其极。

如果仅仅凭借天生禀赋而获得长寿，那么天年与天命之间的联系则相对直接，天年成为天命的一种最优解释。对于那些禀赋不强的人，也只能听天由命，任由命运去安排自己的寿限，即便"中寿而尽"，也没有怨言。如果这是一种常态化的以寿夭为标准的天命模式，那么神气只是一种相对客观的对生命能力的表述，使得天年成为万有不齐之中优胜者的独占。这样一来，中医药作为一种文化，除了其文字略显神秘，并没有太多值得阐释的真实意义。当然，中医药与中国文化在这个问题上认识远远不限于上述对自然禀赋的解释，这也是"穷理尽性以至于命"需要进一步理解和阐释的地方，故而通过中医药的理论和实践，能够拓深对天命概念由自然传统向自主传统的提升。

这种向自主传统的提升表现在两个方面：其一是对自然禀赋强的人来说，如果养生无道，也会"半百而衰"，甚至"神不使"而至于死亡。这种情况当是"穷理尽性以至于命"的反例，是未能"穷理尽性以至于"改变自然之"命"的结果，从而体现出其不由自主的典型意义。其二则是对自然禀赋弱的人来说，如果修养有道，则有可能避免"中寿而尽"的结局，不仅可以增加寿命，而且甚至能够做到终其天年，从而体现出"穷理尽性以至于命"所蕴含的自主传统。

由此可见，这里的"以至于命"应当是"穷理尽性"的逻辑和现实相统一的结果，其意义不仅仅在于知，而且在于行，并实实在在达到了天命上的"终其天年"。从一般意义上的天命到具体意义上的天年，再到天下意义上的"尽终其天年"，中医药学通过养生之道的揭示，为天下理论提供了医学上的支持，而这种支持，使得中国文化在当代和未来的创新发展获得了以往意想不到的新路径。"主明则下安，以此养生则寿，殁世不殆，以为天下则大昌"，在阐释学的意义上重新总结上述理论的提出和论证过程，应当有助于加深对中医药学独特品格的理解。

首先，对心作为"君主之官"的认识，其关键在于"神明出焉"，这是养生的基础。没有"神明之德"，"心君"则"不明"，那么"以此养生则殃，以为天下者，其宗大危"。实际上，这里所阐述的只是一个原则性的理论，强调了心的整体性作用和功能。但是中医学所指的心明显具有身体的属性，这在《黄帝内经·灵枢·天年》"神气舍心"的论述中清晰可见。进一步说，心的功能的发挥是通过神来实现的，二者之间既有联系，又有区别。就其联系的方面来看，可以合二为一，即心即神，心即代表人的精神，这在中国哲学史上属于通则。因此，儒家、道家等关于心之修养的理论学说也可认为适用于精神修养。从其区别来看，心神只是心的功能，在此之外，尚有魂、魄、意、志等属于肝、肺、脾、肾以至于"十二脏相使"的精神体系，大而扩之，道教尚有庞大的"身神"系统，万物也各自具有自己的灵魂和精神，所谓"万物有灵"，而人为其最灵者。要掌握这样一个关于"天地人"的庞大系统，这不仅是君王所要考虑的范畴，也是每一个希望获得自由的人所必须面对和要解决的问题。应当说，"古之人"曾经建立了解决如上问题的学问，随着时代的发展变迁，后人对此反而继承不力，致使其意义不明。《庄子·天下》对此具有整体性的总结：

> 天下之治方术者多矣，皆以其有为不可加矣。古之所谓道术者，果恶乎在？曰："无乎不在。"曰："神何由降？明何由出？""圣有所生，王有所成，皆原于一。"
>
> 不离于宗，谓之天人；不离于精，谓之神人；不离于真，谓之至人。以天为宗，以德为本，以道为门，兆于变化，谓之圣人。以仁为恩，以义为理，以礼为行，以乐为和，薰然慈仁，谓之君子。以法为分，以名为表，以参为验，以稽为决，其数一二三四是也，

百官以此相齿，以事为常，以衣食为主，以蓄息畜藏为意，老弱孤寡皆有以养，民之理也。

……

后世之学者，不幸不见天地之纯，古人之大体，道术将为天下裂。①

从上可见，"神何由降？明何由出？"这是所有道术都要面对的原问题，也是诸子百家之学所要明确和解决的核心问题。受西方哲学概念思维的影响，以往中国哲学学术研究的重点多在"原于一"方面，这往往让人误以为"圣有所生，王有所成"的根基是客观的"一"，忽视了"一"的主体特性，而对这个主体特性的最究竟的认识就是"己"。因此，"古之学者为己"应当是在解决了"神明"问题之后所做出的自主选择，这也是《庄子·天下》称赞"古之人其备乎"的原因，其中之"备"的首要因素就是"配神明"。由此以降，各家皆有所明，而其所明的目的本在于为己，不幸时迁势易，世人皆以为人之事视之，这也是《庄子·天下》重重感叹"悲夫，百家往而不反，必不合矣"的根本原因。事实上，我们看到《庄子·天下》列出了一个人物谱系：天人、神人、至人、圣人、君子、百官、民，其中前四者"天神至圣"可称为"为己之学"的典范，而后三者则是为人之学的传承者、执行者和受益者。通过这个谱系，我们不仅看到了内圣外王之道的来源，也看到了天下秩序的渐次展开。问题在于，在"道术将为天下裂"不可避免的情况下，"为己之学"何以重建？历史的发展证明，百家之学犹如"耳目鼻口，皆有所明，不能相通"，那么，必须由此上溯，回到"神何由降？明何由出？"这样的原问题。

其实，在这个原问题里面，尚存在一个神明降在哪里和为何要降的基础性问题，否则降与不降自是神明本身的问题，与己何干？当然，这

---

① 陈鼓应. 庄子今注今译［M］. 北京：中华书局，1983：855–856.

是一个不言自明的问题，所谓"得神者生，失神者死"，其本义是针对人的身体而言，并由此产生出哲学传统上形与神的关系问题。《黄帝内经·素问·上古天真论》的观点是"形与神俱，而尽终其天年"，这是典型的养生长寿理论，与之相通的则是《庄子·在宥》所指出的原理："我守其一以处其和，故我修身千二百岁矣，吾形未常衰。"由此可以追溯《淮南子·原道训》所指出的"失位"现象："夫形者，生之舍也；气者，生之充也；神者，生之制也。一失位，则三者伤矣。"也就是说，最大限度地保存自己，留形住世，健康长寿，这是古风，道教所追求的"形神俱妙"的境界则是这种古风的遗存和提升。在《淮南子·原道训》里尚可见到这种古风：

> 故心不忧乐，德之至也；通而不变，静之至也；嗜欲不载，虚之至也；无所好憎，平之至也；不与物散，粹之至也。能此五者，则通于神明。通于神明者，得其内者也。是故以中制外，百事不废；中能得之，则外能收之。中之得，则五脏宁，思虑平，筋力劲强，耳目聪明，疏达而不悖，坚强而不鞼，无所大过而无所不逮。处小而不逼，处大而不窕。其魂不躁，其神不娆，湫漻寂寞，为天下枭。大道坦坦，去身不远，求之近者，往而复反。[①]

又曰：

> 古之人有居岩穴而神不遗者，末世有势为万乘而日忧悲者。由此观之，圣亡乎治人，而在于得道，乐亡乎富贵，而在于德和。知大己而小天下，则几于道矣。[②]

————————
① 刘文典.淮南鸿烈集解［M］.冯逸，乔华，点校.北京：中华书局，1989：31-32.
② 刘文典.淮南鸿烈集解［M］.冯逸，乔华，点校.北京：中华书局，1989：33.

　　养生之道，人皆好之，但通过上述对养生之道的探讨，可以明确其所承载的实际上是"为己之学"的传统，这层意义却鲜为人知。"知大己而小天下"，这是从认识规律上对养生实践上升到养生之道的领悟和总结，推而论之，其在"身国同构"的理论之上强调治身具有先于和高于治天下的价值，亦即不能治身则不足以治天下。在中国文化中，黄帝是养生治身和治理天下的典范，《黄帝内经》作为中医学的创立性经典，其基本内容是对养生和治病之道的探讨和论述，虽然较少言天下治理，但其基本道理已经蕴藏在内，这也是黄帝孜孜以求养生之道的根本原因。及至隋唐时期，孙思邈提出"人命至重，贵于千金"的观点，世人多以伦理观点来解释，其在本质上则是对"为己之学"的创造性阐释，只是人们多未悟及而已。如今中医药学正处于复兴发展的历史时期，并将不可避免地走向全球性发展，如果能够理解中医药学作为"为己之学"的传统，进而发扬光大，那么，这种理论创新的影响力则将超出中医药行业本身，有望遍及天下。因此，对中医药自主传统的阐释是基础性的研究，本章随文释义，多有不及之处，但其大要精神则是非常明确的。

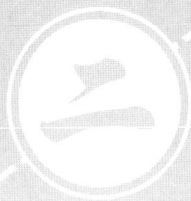

第二章

中医药：古学新命

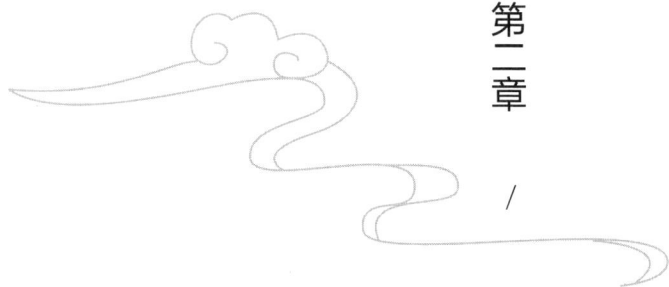

近百年来，对中医药的认识基本上是在哲学与科学的框架下进行的，医学本身的视角几乎阙如。在这个过程中，中医药学难以"执中制外"，其自主传统也自然暗而不彰。由于难以彰显自己的独立性，中医药学的精神力量难以发挥，甚至在关于中医药学基础理论的认识方面，精神被物质性的气所遮蔽，从中可见科学的实证性思维所产生的导向性的影响。当然，对中医药的认识不能脱离具体的历史背景而实现，其与哲学与科学的长期接触与互动，从未来的创新发展来看，这也是其蓄势待发的一个历史过程。这个过程符合认识的辩证法，通过否定之否定，中医药将会自然吸收哲学与科学的积极因素，把其融入自己未来的发展之中。应当说，这也是"为己之学"的精神在学科创新发展方面的体现，否则的话，自主将会走向自闭，其结果也将是自我毁灭，而不是其理论上内生的健康。

　　中医药自主传统的确立不仅标志着自主成为医学的核心范畴，而且在这个原则之下，建立与相关学科的密切关系也就成为中医药学的历史传统。当然，这是需要"明明德"作为基础和前提条件的，只有首先认识这个"神明之德"，才能正确把握和处理学科间的关系，而避免反客为主、本末倒置的现象发生。毋庸讳言的是，近代以来，这种现象倒是经常发生，反映出不同的认知和思维方式的兴衰。冯友兰在比较中国与西方认识事物的特点时曾经指出，与西方哲学思维直接正面追问的方式不同，中国哲学往往采取"否定性"的回答方式来描述事物的性质，即不说它是什么，而是说它不是什么才能获得对事物的终极性认识，并认为"正的方法很自然地在西方哲学中占统治地位，负的方法很自然地在中国哲学中占统治地位。道家尤其是如此，它的起点和终点都是混沌的全体"①。如今看来，冯友兰所指出的这个现象对分析和阐释中医药的自主传统具有基础性的价值，即从此出发，可以确定的是，由于《黄帝内经》进而中医药学的理论内核是一种终极性的认识成果，这种认识在应用中国哲学"负的方法"方面表现出对精神传统的"终极性"和"全体性"（整体性）的肯定，而这种改变使得中医药的精神面貌焕然一新，也打破了宗教、哲学、科学的"进步"知识论，这也可谓是冯友兰先生"负的方法"的新发展。

这种发展的表现就是"以负为正"，走出新的"正、反、合"的发展道路。受西方形而上认识论的影响，冯友兰实际上认为中医学尚属于"先科学"的科学，此虽"事出有因"，但毕竟已先认"科学"为"正"：

> 例如，就医学说，说传染病的病源②是一种微生物，这是可以实验底③方法，从经验中证实底，这是科学的理论。说传染病的病源是"四时不正之气"，这是"想当然耳"，是不能以实验底方法，从经验中证实底。这是"先科学底"科学的理论。这种理论，虽是"想当然耳"，但亦是对于传染病的病源底一种比较合理底解释。比如说，传染病是上帝降罚，或鬼神作祟，这种理论，已经是进步得多。
>
> 说传染病的病源是上帝降罚或鬼神作祟，是宗教的说法。说传染病的病源是"四时不正之气"，是"先科学底"科学的说法。说传染病的病源是一种微生物，是科学的说法。从宗教的说法，到科学的说法，是一种进步，是人的知识在医学方面底进步。

---

① 冯友兰.中国哲学简史［M］.北京：北京大学出版社，1996：293.

② 病源：应为"病原"。

③ 底：旧同"的"。

"先科学底"科学，有些人称为形上学。孔德说：人类进步，有三阶段：一、神学阶段；二、形上学阶段；三、科学阶段。他所谓形上学，正是我们所谓"先科学底"科学。如所谓形上学是如此底性质，则形上学只可于"无佛处称尊"，于没有科学的时候，此所谓形上学，在人的知识中占现在科学在现在人的知识中所占底地位。换句话说，此所谓形上学，就是那个时候的人的科学。于既有现在底科学以后，此所谓形上学，即应功成身退，将其地位让与现在底科学。如既有现在底科学，此所谓形上学，仍不退位，则即与现在底科学冲突。此等冲突，严格地说，是现在底科学与以往底科学的冲突。是进步底、好底科学，与落伍底、坏底科学的冲突。[1]

　　我们看到，百年来冲突的结果是中医药学非但没有"功成身退"，而且于"有佛处称尊"，其作为真正的人的科学打破了"三阶段论"，又重新站在了时代发展的前沿。事实上，人的科学的真正成立殊为不易，需要首先探究作为其定语的人，然后其作为科学的意义才能逐渐清晰，而中医学正是从此处立基。中医学自主传统的确立意味着对"精神"的性质及其规律有着系统的把握和应用，其成熟程度令人感受到中华文明的理性力量。从概念的内涵来看，神的基本功能是主宰性，在这个意义上，中医学的建立超越了对外在神灵的宗教性崇拜，实现了对人自身生命和健康的自主把握。以此为基础，中医学不仅获得了自成一家的理论依据，而且为中华文明的当代阐释开辟了新的路径。从原理上讲，中医药最充分尊重人的健康自主性，认为这是与生俱来的天然权利和能力，因此，在对中医药的尊重里体现的就是对自己的尊重。在《黄帝内经》中，尊重自己与尊重他人既是养生治病共同遵守的医学原理，也是中医药学传承发展、济世利人的基本道德准则。那么，当代应当如何理解中

第二章　中医药：古学新命

---

① 　冯友兰.贞元六书（上、下册）[M].上海：华东师范大学出版社，1996：866.

医药学的这一准则？这一准则对当代和未来社会的发展又具有什么样的意义？事实上，正是在这个层面上，中医药具有了全球性的意义，即对生命的终极认识方式决定了人们对健康和疾病的认识、把握和处理方式，从而对科学、文化和文明的发展产生了积极性的影响。在以往的中医药理论、技术、哲学、文化、战略和政策的研究中，人们对中医药这种精神层面的特质研究不多，重视不够，因此常常以疗效作为基础实施硬突围，忽视了自我尊重和互相尊重在国家间平等交往的作用。我们看到，我国提出的"和平共处"五项基本原则同样适用于中医药领域，虽然各个国家、民族和文化主体对疾病和健康的认识和评价标准不同，但在尊重的层面上，古今相通，中西相通，所谓此心同，此理同。我们考察中医药的全球发展，需要从中医药赢得真正的尊重起步，探讨其中的原理、理论、方法、效果，使其能够对这种尊重有一种系统的体察和发自内心的认同。

总体来看，中国文化的传统正在逐步重新赢得尊重，而在这个大时代和大环境的支持之下，中医药的人文和人本精神也即将跨越狭隘的专业界限，在更宏大的背景下得到新的阐释。事实上，在当代的中医药理论界，人们已经形成这样一种基本共识，即与现代医学相比较，中医药注重生病的人而不仅仅看重疾病本身，或者说，所谓的疾病都是人的病，不能离开具体的人而单独处理疾病。实际上，这一共识是中医药理论的核心原则，这也是从《黄帝内经》开始就已经确立的中医药的精神传统。从精神传统出发去认识中医药的创立、发展及其历史、现在和未来，才蓦然发现中医药的文化底蕴，超越对其以往的认知，才能真正衡量其在中华文明发展中的分量，从而确立其全球发展的基础路径。我们看到，通过对精神现象和规律的考察、体认和把握，《黄帝内经》不仅确立了中医药学作为"成熟"或"早熟"的医学的性质，而且确立了其在世界文明"轴心文化期"的基础性地位，从而为考察中国文化和世界文明开辟了一个新的视角。一般来说，医学是以经验性为基础和特点的学科，偏重于实用性，理论特色并不突出。长期以来，中医药学一直被看作经验医学而遭人诟病，难以与现代医学相提并论，其深刻根源就在于人们不理解精神作为理论核心对中医药学的基础性支撑作用，即理解中医而不得其门而入。《老子》有"众妙之门"的判断，而精神是进入中医药世界的不二法门。

中医药的这个精神，对内是其自主的主体，对外则是平等交往和互通的主体，既是其独立自主的体现，也是其能够参赞百家，并和而不同的依据。目前，对《黄帝内经》和中医药的研究和思考已经分为很多层面和径向，可谓仁者见仁，智者见智。对中医药界来说，作为集体性的共识，"不仅仅看重疾病本身，更应当注重生病的人"，这为建立中医药精神的阐释体系奠定了坚实的基础，下一步就要对"人何以为人"进行基于中医药精神及其自主传统的哲学层面的深入研究。可以说，以往研究的基本特征是在经验的层面上处处有"人"，而在理性的层面上又难以充分说明"人"的价值及其意义，从而使中医药的自主精神难以得到整体性的阐释。因此，对为人们所熟知的中医药概念，如阴阳五行、四气五味、寒热温凉、辨证论治等进行基于人之自主传统的阐释，这本身就是中国文化物物传统之人文精神的体现，而这种精神在新的历史条件下就体现为健康自由的主体。通过健康而获得自由，这是中医药作为"为己之学"的新使命。

第一节 "新民"与"新命"

在对中医药自主传统的分析中，"何以为己"一直是一个伴随左右的终极性问题。这个问题一方面反映了个体意识的自我反思和觉醒；另一方面则反映了个体与自然和社会之间的相处之道。作为"为己之学"，中医药从"得神者昌，失神者亡"的角度高度概括和回答了这个问题。从《黄帝内经》的文本来看，得与失的问题主要偏重于对天人合一生成性规律的阐述方面，而对中医药来说，其在历史上的兴衰也与时代精神的变迁存在着非常紧密的关系，从而使得"为己之学"在成为个体因应时代精神宝库的同时，也成为洞察社会及其观念变迁的一个窗口。特别是百年以来，由于中国传统社会形态的解体，使得中医药发展进入了一个低谷时期，与此相应的是，中医药不仅成为中国社会转型时期各种观念的试验场，也是被社会普遍性误解最深的一个传统领域。如今面向全球发展，中医药却成为新时代精神的建构者，肩负着"新民"的历史使命。为此，首先需要建立新的理论和思想格局，完成历史上未竟的任务。

一、梁启超的"新民"与时代局限

明末清初，东吴顾炎武博通古今，撰成《日知录》。对他来说，政权的改易也属于"百年未有之大变局"，痛定思痛，他认为这是"大义之不明遍于天下"的结果。为此他借古论今，提出"保天下者，匹夫之贱，与有责焉耳矣"的著名论断，对文化的功能给予至高的评价：

有亡国，有亡天下。亡国与亡天下奚辨？曰：易姓改号，谓之亡国；仁义充塞，而至于率兽食人，人将相食，谓之亡天下。魏晋人之清谈，何以亡天下？是孟子所谓杨、墨之言，至于使天下无父无君而入于禽兽者也。昔者嵇绍之父康被杀于晋文王，至武帝革命之时，而山涛荐之入仕。绍时屏居私门，欲辞不就。涛谓之曰："为君思之久矣，天地四时犹有消息，而况于人乎？"一时传诵以为明言，而不知其败义伤教，至于率天下而无父者也。夫绍之于晋，非其君也，忘其父而事其非君。当其未死三十余年之间，为无父之人亦已久矣，而荡阴之死，何足以赎其罪乎？且其入仕之初，岂知必有乘舆败绩之事，而可树其忠名以盖于晚也？自正始以来，而大义之不明遍于天下。如山涛者，既为邪说之魁，遂使嵇绍之贤且犯天下之不韪而不顾。夫邪正之说，不容两立，使谓绍为忠，则必谓王裒为不忠而后可也。何怪其相率臣于刘聪、石勒，观其故主青衣行酒而不以动其心者乎？是故知保天下，然后知保其国。保国者，其君其臣，肉食者谋之；保天下者，匹夫之贱，与有责焉耳矣。①

仅就顾炎武所举的事例来看，他把一人之行为当作一种学说之优劣，未免失之过简，因为"清谈"之兴本源于避祸，其流弊所及，已与原初的情势大不相同，至于"故主青衣行酒而不以动其心"的缘由，即便本于《孟子》，也可以作出另外的解释，但他借此而有所发挥，提出"知保天下，然后知保其国"，确实具有非同寻常的文化意义。随着国家形态和内涵的变化，特别是在中国与世界的交往成为常态之后，传统文化对凝聚一个国家和民族的向心力起到至关重要的作用。当前，我国又一次面临"百年未有之大变局"，在此情势下，中国文化面对的已经不是亡的问题，而是如何复兴的问题。因此，"天下兴亡，匹夫有责"，这

① 顾炎武，著.黄汝成，集释.日知录集释［M］.秦克诚，点校.长沙：岳麓书社，1994：
   471.

句源于顾炎武而由梁启超裁剪出的成语，获得了新的意义，此即中国普通百姓在传承文明过程中所自觉意识到的全球价值问题，而这与梁启超当初于民族危亡之际所期待的承当，其眼界已经根本不同。

清末民初之际，梁启超有感于"不免近于禽兽"之"耻"的现实，欲借顾炎武之论唤醒大众的担当意识：

> 夫以数千年文明之中国，人民之众甲大地，而不免近于禽兽，其谁之耻欤？顾亭林曰："天下兴亡，匹夫之贱，与有责焉已耳！"[①]
> 今欲国耻之一洒，其在我辈之自新……夫我辈则多矣，欲尽人而自新，云胡可致？我勿问他人，问我而已。斯乃真顾亭林所谓"天下兴亡，匹夫有责"也。[②]

对于"自新"而"新民"，梁启超可谓是身体力行者，所谓"虽九死兮而犹未悔"。可以说，他是一位时代新风的开创者，同时又是一位囿于时代认识而对中医药失之武断者。从其为人来看，他是一位君子。从他的思想历程来看，"新民"则是一项未完成的任务，而这与他自新的着力点有关，从而暴露出传统上对修身之学阐释的局限性。从新时代的天下责任出发，认真分析其思想走向，将有助于走出对梁启超的"迷信"，传承他关于"新民"的"真精神"。

作为"中华民族"概念最早的提出者，梁启超在我国近现代学术思想发展史上具有巨大的影响力，至今依然不衰。据夏晓虹教授介绍，他是当今我国史学界著作引用率最高的学者，他的思想、学术及其文风对促进世风之转变厥功甚伟。最近，夏晓虹教授把她积学三十多年对梁启超的研究成果，分别以《觉世与传世》《文章与性情》《政治与学术》出

---

① 梁启超.饮冰室合集·文集（典藏版）：第一册［M］.北京：中华书局，2015：60.
② 梁启超.饮冰室合集·文集（典藏版）：第十二册［M］.北京：中华书局，2015：3272.

版，这套被称为"梁启超博物馆"的论著，仅仅通过对关键词颇具匠心的选择，使人们想见其人、其学和其事。不同于其他纯粹的政治人物，从康梁变法到倡立共和，他的政治主张基于他对世界大势的洞察和对古今中外学术思想的研究，往往一言既出，风气改易，似乎有不得不变之势，因此对开启民智贡献甚巨。他在退出政治之后，被清华大学国学院聘为导师，潜心学术，培养新人。但很不幸的是，他因患肾病而选择入住协和医院治疗，在手术时被误切健康的右肾而终于不治，从而使他的健康成为从那个时代开始直到现在仍然被严肃讨论的话题。

与徐志摩、陈西滢等人直接以他的健康结果为题议论纷纷，甚至欲向协和医院问罪不同，梁启超本人则似乎更看重他为之奋斗不已的"新民"事业，这在他于1926年6月2日发表的《我的病与协和医院》的声明中表露无遗：

> 敬告相爱的亲友们，千万不必为我忧虑。
>
> ……
>
> 我们不能因为现代人科学智识还幼稚，便根本怀疑到科学这样东西。即如我这点小小的病，虽然诊查的结果，不如医生所预期，也许不过偶然例外。至于诊病应该用这种严密的检查，不能像中国旧医那些"阴阳五行"的瞎猜，这是毫无比较的余地的。我盼望社会上，别要借我这回病为口实，生出一种反动的怪论，为中国医学前途进步之障碍。
>
> 这是我发表这篇短文章的微意。①

我国中医药界至今仍然难以释怀的是梁启超关于"中国旧医那些'阴阳五行'的瞎猜"的"污名化"评论，而这样的认识在那些当时追

---

① 梁启超.我的病与协和医院［N］.晨报·副刊，1926-06-02（1-2）.

第二章 中医药：古学新命

131

求"新潮""进步"的人士中间几乎是共识。当然,这里我们还不能根据扁鹊"六不治"之"信巫不信医"的说法,把梁启超归入错误信仰一类的学者。实际上,他和他的家属虽然当时已经意识到西医治疗的失误,但还是以高度的修养和对时代进步的责任感包容了这次失误,即不愿意看到"生出一种反动的怪论,为中国医学前途进步之障碍"。梁启超于1929年1月19日去世,当年的2月23—26日,南京国民政府召开第一届中央卫生委员会,而主持此次会议的卫生部次长刘瑞恒正是当时为他主刀手术的医生,此时已经改行行政工作。在刘次长的主持下,余云岫在会上提出了著名的中字第十四号《废止旧医以扫除医事卫生之障碍案》,认为:"旧医一日不除,民众思想一日不变,新医事业一日不能向上,卫生行政一日不能进展。"从用语到目标,余云岫堪称梁启超的忠实拥趸。他们二人都有在日本生活的经历,但从思想高度和时间先后来看,梁启超无疑是新风的开创者,余云岫则成为这种"新风"在医学界的代表。

从梁启超的学术观点来看,他并非中国传统文化的反对者。特别是1918年12月至1920年1月期间,他与蒋百里、丁文江、张君劢等七人游历了英、法、德、意等欧洲列国,其心路历程在《欧游心影录》里有充分的反映。在经过对西方现代文明的近距离观察之后,对其种种弊端有了更理性的认识,这使他不仅坚定了对中国传统文化的信心,而且认为世界新文明的创造离不开东方文化的传统资源。其实早在此之前的旅日期间,他关于"新民"的思想就有"淬厉其所本有而新之"的论述,这与后来陈独秀和胡适等人主张的"全盘西化"论根本不同。实际上,梁启超对传统采取的是"推陈出新"的态度,这首先就体现在他对"新民"的解释上:

本报取《大学》"新民"之义,以为欲维新吾国,当先维新吾民。中国所以不振,由于国民公德缺乏,智慧不开。故本报专对此病药治之。务采合中西道德以为德育之方针,广罗政学理论,以为智育之原本。①

在以学术思想改造国民的过程中，他强调"新民为今日中国第一急务"，为此他在戊戌变法失败而流亡日本期间，创办《新民丛报》，并以"中国之新民"为笔名在该报分期发表了二十篇政论。这些政论写于1902—1906年，后来编辑成册，取名为《新民说》。他在"释新民之义"时强调要融会贯通，做一个"善调和者"，即对"新"和"旧"要兼而取之，认为这本来就是"先哲之立教"的传统。因此，他在新教化的"新民"事业一方面对此有详细系统的说明：

> 新民云者，非欲吾民尽弃其旧以从人也。新之义有二：一曰淬厉其所本有而新之，二曰采补其所本无而新之。二者缺一，时乃无功。先哲之立教也，不外因材而笃与变化气质之两途。斯即吾淬厉所固有、采补所本无之说也。一人如是，众民亦然。
>
> 凡一国之能立于世界，必有其国民独具之特质。上自道德法律，下至风俗习惯、文学美术，皆有一种独立之精神。祖父传之，子孙继之，然后群乃结，国乃成。斯实民族主义之根柢源泉也。我同胞能数千年立国于亚洲大陆，必其所具特质，有宏大高尚完美，厘然异于群族者。吾人所当保存之而勿失坠也。……世或以守旧二字，为一极可厌之名词。其然岂其然哉？吾所患不在守旧，而患无真能守旧者。真能守旧者何？即吾所谓淬厉其固有而已。
>
> 仅淬厉固有而遂足乎？曰：不然！今之世非昔之世，今之人非昔之人。昔者吾中国有部民而无国民，非不能为国民也，势使然

---

① 引文出自《新民丛报》创刊号《本报告白》。1902年2月8日，梁启超创办的《新民丛报》（半月刊）在日本横滨正式出版发行，在创刊号上，他开始以"中国之新民"的笔名发表长篇政论。

第二章 中医药：古学新命

133

也。……故今日不欲强吾国则已，欲强吾国，则不可不博考各国民族所以自立之道，汇择其长者而取之，以补我之所未及。今论者于政治、学术、技艺，皆莫不知取人长以补我短矣；而不知民德、民智、民力，实为政治、学术、技艺之大原。不取于此而取于彼，弃其本而慕其末，是何异见他树之蓊郁，而欲移其枝以接我槁干？见他井之汩涌，而欲汲其流以实我智源也？故采补所本无，以新我民之道，不可不深长思也。

世界上万事之现象，不外两大主义：一曰保守，二曰进取。……善调和者，斯为伟大国民；……故吾所谓新民者，必非如心醉西风者流，蔑弃吾数千年之道德、学术、风俗，以求伍于他人。亦非如墨守故纸者流，谓仅抱此数千年之道德、学术、风俗，遂足以立于大地也。①

由上可见，梁启超的"新民"是既能够体现传统又能够兼容现代的国民，亦即能够具有时代精神并使封建中国转型为现代中国的主人翁。当然，他深知这种转型殊为不易，他本人也是一度徘徊于维新和共和之间。但是，一旦认识到"新民"的重要性和基础性，看到了"新之有道，必自学始"的必要性，他的"新学术"也就具有了开创性的时代特征。我们看到他关于"新民"的诸多论题，其中包括公德、国家思想、进取冒险、权利思想、自由、自治、进步、自尊、合群、生利分利、毅力、义务思想、尚武、私德、民气、政治能力等，他认为这些是中国国民应该自力更新的大纲小目，也是他基于"优胜劣汰"规律对世界各个民族素养所做的总结。这里他特别称赞"真能守旧者"，认为这样才能"淬厉其固有"，真正能够把传统发扬光大。

但是，在不同的专家学者甚至百姓看来，传统也是不同的。与通常

---

① 梁启超.饮冰室合集·专集（典藏版）：第三册［M］.北京：中华书局，2015：4987–4989.

关于中国哲学思想的分期不同，梁启超在对时代思潮发展变化的论述中缺少对魏晋玄学的认识：

> 凡"时代"非皆有"思潮"，有思潮之时代，必文化昂进之时代也。其在我国自秦以后，确能成为时代思潮者，则汉之经学，隋唐之佛学，宋及明之理学，清之考证学，四者而已。①

在梁启超早年关于中国学术思想变迁的论述中，对魏晋玄学曾经以"老学时代"相称，但有关评价甚低，竟至于为"最衰落之时代"，不符合"文化昂进"的精神要求：

> 三国、六朝，为道家言猖披时代，实中国数千年学术思想最衰落之时代也。申而论之，则三国、六朝者，怀疑主义之时代也，厌世主义之时代也，破坏主义之时代也，隐诡主义之时代也，而亦儒、佛两宗过渡之时代也。②

上述众多略带贬义的评价，层层递进则叠加为"老学之毒"，且"自唐以后至今日，其风犹未息"③。按照一般的文化发展逻辑，每一时代的文化主旋律具有满足当时人们精神需求从而安顿身心的价值功能，在梁启超看来，儒学、佛学有此功能是正常的，其精神是"昂进"的，"老学"则是非正常的，其精神则是"衰落"的。由此来看，梁启超尚未跳出传统的文化之争而不能"去弊"，这种文化偏见直接影响到了他对中国文化未来发展的预见。

---

① 梁启超.清代学术概论［M］.北京：中华书局，2016：2.
② 梁启超.论中国学术思想变迁之大势［M］.上海：上海古籍出版社，2019：85.
③ 梁启超.论中国学术思想变迁之大势［M］.上海：上海古籍出版社，2019：93.

我们看到，即便是对"老学时代"的分析，他也不是正面的阐述，而是从东汉儒学"衰落"的原因出发：

> 东汉儒教之盛如彼，乃不数十年间，至魏、晋而其衰落忽如此，何也？吾推原其故，盖有五端：
>
> 一由训诂学之反动力也。……一由魏氏之提倡恶俗也。……一由杀戮过甚人心惶惑也。……一由天下大乱民苦有生也。……以此四因，加以两汉帝王儒者，崇尚谶纬，迷信休咎，所谓阴阳五行之谬说，久入人心。而权势、道德，既两无可凭，民志皇皇，以为殆有司命之者存，吾祈焉、禳焉、炼养焉、服食焉，或庶可免，于是相率而归之，此其五。
>
> 此五者，殆当时学术堕落之最大原因也。故三国、六朝间，老子之教遍天下。①

梁启超曾经自述其作文行文风格，谓为"笔锋常带情感"：

> 启超夙不喜桐城派古文，幼年为文，学晚汉魏晋，颇尚矜炼，至是自解放，务为平易畅达，时杂以俚语韵语及外国语法，纵笔所至不检束，学者竞效之，号新文体。老辈则痛恨，诋为野狐。然其文条理明晰，笔锋常带情感，对于读者，别有一种魔力焉。②

以梁启超与其师康有为关系的演变及其平素为人风格来看，他所谓的感情不仅是真感情，而且是对其服膺之条理的信仰式的表达，反之则是排斥或者痛诋。比如此处他称"阴阳五行"为"谬说"，导致"迷信

---

① 梁启超.论中国学术思想变迁之大势［M］.上海：上海古籍出版社，2019：85—87.
② 梁启超.清代学术概论［M］.北京：中华书局，2016：128.

休咎""久入人心"。上述文字写于1902年，在时隔将近二十年之后，有感于阴阳五行在社会上仍然盛行，梁启超于1921年写下被广为引用的一篇文章《阴阳五行说之来历》，其开篇即称其为"迷信大本营"：

> 阴阳五行说，为二千年来迷信之大本营。直至今日，在社会上犹有莫大势力。今当辞而辟之，故考其来历如次。①

经过考察，梁启超得出结论：

> 由此观之，春秋战国以前所谓阴阳所谓五行，其语甚希见，其义极平淡，且此二事从未尝并为一谈。诸经及孔、老、墨、孟、荀、韩诸大哲，皆未尝齿及。然则造此邪说以惑世诬民者谁耶？其始盖起于燕齐方士，而其建设之传播之宜负罪责者三人焉，曰邹衍，曰董仲舒，曰刘向。②

梁启超曾经自评"太无成见"③，且"以太无成见之故，往往徇物而夺其所守"④。上述特点比较符合他的政见，而对学术见解来说则未必。我们看到，无论社会上对儒家、佛家的误解有多深，梁启超都能从两家的精要处出发并给予解释，而且对相关的宗教信仰行为从来都不视为迷信。他在《保教非所以尊孔论》《论佛教与群治之关系》等文章中认为儒、佛两家都是社会建设的积极因素，也能够辅助他所提倡的"新民"事业，只是同列三教，道教却总是难以进入梁启超的法眼，进而老学的发展反倒成为时代衰落的标志。由此可见，梁启超与其师康有为的"太有成见"

---

① 梁启超.饮冰室合集·文集（典藏版）：第十三册［M］.北京：中华书局，2015：47.
② 梁启超.饮冰室合集·文集（典藏版）：第十三册［M］.北京：中华书局，2015：56.
③ 梁启超.清代学术概论［M］.北京：中华书局，2016：133.
④ 梁启超.清代学术概论［M］.北京：中华书局，2016：134.

也有几分神似，而且人各有志，不必强同。只是从中国文化的创新发展来看，梁启超对阴阳五行的成见有可能成为其学术思想的黑洞。

梁启超称阴阳五行学说为"妖言"，而不是具有学术思想进步意义的"时代思潮"：

> 衍倡此妖言，乘秦汉间学术颓废之隙，遂以万斛狂澜之势，横领思想界之全部。司马谈作《六家要旨》，以阴阳家与儒、道、墨、名、法并列，其势力可想。①

"妖言"的基本性质就是"惑众"，使老百姓偏离正教与正道。为了说明这些"妖言"的规模，梁启超仔细统计了《汉书·艺文志》此类书的数量，并在"细绎全志目录，揣度其与此等书同性质者"的基础上，得出了"恐占四分之一乃至三分之一"的最后结果。他因此感叹道：

> 嘻，学术界之耻辱，莫此为甚矣。②

作为医经的《黄帝内经》属于不经揣度就明显归入阴阳五行范畴的著作，梁启超自然也认为其属于"妖言"。不过话又说回来，随着时代的发展变化，梁启超的上述判断已经很明显地属于过时之论。多年以来，中医药之所以被判定为"不科学"，这与其使用阴阳五行作为说理和表达工具有很大的关系，而梁启超关于"迷信大本营"的说法则成为被广为引用的权威判断。其实，通过分析梁启超《阴阳五行说之来历》这篇文章的初衷，可以认为这其实是一篇内部讲话，其目的是使儒家研究者不要被董仲舒、刘向等今文学家所误导，从而回归原始儒学的正路。在

---

① 梁启超.饮冰室合集·文集（典藏版）：第十三册［M］.北京：中华书局，2015：56.
② 梁启超.饮冰室合集·文集（典藏版）：第十三册［M］.北京：中华书局，2015：61.

这篇文章的最后，梁启超总结说：

> 要之两汉所谓今文家经说，其能脱阴阳五行臭味者，什五二三，大率自仲舒启之。
>
> 《汉书·五行志》云："汉兴，承秦灭学之后，景武之世，董仲舒治《公羊春秋》，始推阴阳，为儒者宗。宣元之世，刘向治《谷梁春秋》，数其祸福，传以《洪范》，与仲舒错。至向子歆……言五行传，又颇不同，是以揽仲舒别向歆……所陈行事……著于篇。"据此知汉儒阴阳五行之学，开于仲舒而成于向歆父子。《五行志》所载，大抵即刘向《洪范·五行传》之言也。吾侪试一籀读，当审其内容为何如，而后此所谓正史者，大率皆列此一篇，千余年莫之易。呜呼，机祥灾祲之迷信，深中于士大夫，智日以昏而志日以偷，谁之咎也。吾故略疏证其来历如上，俾诵法孔子之君子得省览焉。①

由此可见，这篇文章本是梁启超清理门户之作，他认为阴阳五行的泛滥导致士大夫"智日以昏而志日以偷"，从而使儒家君子不仅失去了自强不息的精神，而且长此以往，不能自拔，当然无法担当以科学精神促进变法的重任。应当指出的是，梁启超这里所指的"迷信"，主要是指流行于两汉的"谶纬迷信"及其历史遗存，具有通过阴阳五行使解释对象神秘化的特征。在梁启超看来，这样的"天人感应"理论，其精神取向与传统儒家精神相违背。

其实，梁启超把阴阳五行作为批判对象，看似有理，其实是违背了中国传统的人文精神，其在性质上与胡适等"全盘西化"论者否定孔子一样。胡适把孔子所代表的儒家传统与科学对立起来，而梁启超则把应用阴阳五行的传统思想流派与孔子思想对立起来，在当时似乎言之成

① 梁启超.饮冰室合集·文集（典藏版）：第十三册［M］.北京：中华书局，2015：64-65.

理，最终却被历史发展证明为误判。至今为止，学术界对传统与科学的关系仍然处于见仁见智的阶段，不少人对近代科学没有在中国发生的责任归咎于传统文化，而不是从大历史大文化的视域重新理解与解释传统。我们看到，从积极方面来说，邹衍的阴阳学说也是"顺乎天而应乎人"思想的时代性发展，而其"五德转移"的说法并没有否定儒家德治思想，而只是更为前进一步，对德给予木、火、土、金、水的定性而已。也正因为看到这一点，司马谈在《论六家要旨》中对阴阳家的优点和缺点都曾给予简明扼要的评述：

> 尝窃观阴阳之术，大祥而众忌讳，使人拘而多所畏，然其序四时之大顺，不可失也。[1]

进一步解释如下：

> 夫阴阳四时、八位、十二度、二十四节各有教令，顺之者昌，逆之者不死则亡，未必然也，故曰"使人拘而多畏"。夫春生夏长，秋收冬藏，此天道之大经也，弗顺则无以为天下纲纪，故曰"四时之大顺，不可失也"。[1]

我们看到，梁启超所批判的正是阴阳五行"使人拘而多畏"的一面，如果因此而对之全盘否定，那么其序"四时之大顺"之另一面将辉光陆沉。事实上，以《黄帝内经》为代表的中医典籍及其所表达的中医基础理论也使用阴阳五行作为说理工具，但其目的恰与谶纬迷信相反，不是为了神秘化，而是为了更好地理解人的生理病理现象，从而掌握医理和健康之道。但是，在那个社会急剧变革、西风正盛的特殊时代，作

---

① 二十五史（全十二册）[M].上海：上海古籍出版社，1986：358.

为思想家的梁启超所关心的是如何为变法开辟道路，至于他的主张是否会带来副作用，在当时的情境下，这种要求已经超出了他的智识所能测度的范围。

我们看到，在梁启超的著作中，其观点并非一以贯之的。在写于1897年的《论中国之将强》一文中，他在从"地运"角度来论述世界运势转移，中国即将强盛的时候，犹认为"五德之学"其理可信：

> 百年以内，运乃分达。一入波罗的海迤东以兴俄，一渡大西洋迤西以兴美。三十年来西行之运，循地球一转，渡大东洋以兴日本。日本与中国接壤，运率甚速，当渡黄海、渤海兴中国。而北有高丽，南有台湾，以为之过脉。今运将及矣。东行之运，经西伯利亚达中国。十年以后，两运并交，于是中国之盛强，将甲于天下。昔终始五德之学，周秦儒者，罔不道之，其几甚微，其理可信。此固非一孔之儒，可以持目论而非毁之者也。①

在早一年所著的《变法通议》中，梁启超也曾经以医理而申言变法之道理。如他在《变法通议·自序》中说：

> 伊尹曰："用其新，去其陈，病乃不存。"②

又在《论变法不知本原之害》中以治病譬喻：

> 庸医疑证，用药游移。精于审证者，得病源之所在，知非此方不愈此疾。三年畜艾，所弗辞已，虽曰难也，将焉避之。

① 梁启超.饮冰室合集·文集（典藏版）：第二册［M］.北京：中华书局，2015：16.
② 梁启超.饮冰室合集·文集（典藏版）：第二册［M］.北京：中华书局，2015：2.

············

今有病者，其治之也，则必涤其滞积，养其荣卫，培其元气，使之与无病人等，然后可以及他事，此不易之理也。①

最后在"论变法后安置守旧大臣之法"时又以治病晓以利害，并引用《庄子·徐无鬼》之典故以譬喻医国之道：

变法之事，布新固急，而除旧犹急。譬犹病痞者，不去其痞，而饵之参苓，则参苓之功用，皆纳受于痞之中，痞益增而死益速矣。虽然，变法之事，布新固难，而除旧犹难。譬犹患附骨之疽，愈疗疽则骨不完，欲护骨则疽不治。故善医旧国者，必有运斤成风，垩去而鼻不伤之手段，其庶几矣。②

作为思想家，他所提出的"医旧国"之方案果然被国民政府在促进医事发展时所采用，成为自然淘汰中医的手段：

自变法之年以前起算，听其如常迁转，缺者则不复补。不及十年，而旧官殆将尽矣。且其中之有才而能任事者，仍可授新衙门之差遣。则新班之数日增，而旧班之数日减。此亦自然淘汰之公理也。古人之言汰冗兵者，则既如是矣。夫此法岂徒用之于裁官裁兵而已，化莠民为良民，变学究为志士，其道罔不由是。如此者可称医旧国之国手矣。③

---

① 梁启超.饮冰室合集·文集（典藏版）：第二册［M］.北京：中华书局，2015：11.
② 梁启超.饮冰室合集·文集（典藏版）：第二册［M］.北京：中华书局，2015：89.
③ 梁启超.饮冰室合集·文集（典藏版）：第二册［M］.北京：中华书局，2015：92.

上述引用的材料都来源于梁启超的早期著作，而他对阴阳五行的系统梳理与批判则发生在"五四"新文化运动之后，时移世异，他的观点之变化也反映出那个时代思想文化思潮的改变。尽管梁启超曾经"援医以为说"，也在不同时期请中医看过病，但这些事实却不能否定他后期的观点，而且由于他的地位和影响，自此之后，阴阳五行就仿佛一个"幽灵"一般，一直徘徊在"迷信之大本营"里，不能自拔。受其影响，在相当长的一段历史时期内，中医药一直想摆脱这个"幽灵"的困扰，不料又陷入科学的意识形态所设定的时代思潮，以至于在传统与现代之间进退失据，既回不去，又难以融入现代社会，从而找不到自处的根本办法。

不得不指出的是，梁启超的思想观点虽然经历了诸多改变，甚至存在对道家思想及阴阳五行学说的偏见，但是他对中国和中华民族发展的深切关怀及强盛之道还是作出了历史性的贡献。如今经过一百多年的发展，全球形势已经发生了天翻地覆的变化，中华民族概念的内涵也越发明晰。在具体的学术问题上，梁启超对中医药的看法确实值得商榷，但他对中华民族的开拓性研究，又为当代中医药的发展提供了启示性的思路。

二、中国文化综合创新的新路径

在中国近现代思想史上，类似梁启超的研究尚有很多，一方面视野宏大，格局超凡；另一方面则前后相反，其立论之不可移者屡迁，反映出时代的大变动所不可磨灭的印痕。当然，凡是认真思考者，其结论纵然不同，其用心也总能引起后世的尊敬。但是，面对传统与现代、东方与西方、科学与人文等多重视野，从理论上阐述一个能够执中御外的历史问题，其本身就需要历史的充分发展才有可能。因此，对中国传统思想文化与社会的转型及其未来发展，中国学术界、思想界提出了各式各样的见解，可谓新潮迭起，创见频出。需要强调指出的是，这些见解皆是"西风东渐"背景下的时代性看法，如今我们面临的却是一个"东风西渐"的时代，时代的改变则意味着精神上的不同，如何来表述这个不同，可以通过宏大的叙事，也可以通过具体问题的分析。对比新旧时代，其中一个明显的变化就是对中医药的评价发生了根本性的改变，从以往的基本否定到了现在的几乎全面肯定。

这种变化可以看作是时代的风向标，从中反映出一个时代的价值标准及其变化。作为近代以来全社会对中医药认识的一个缩影，以梁启超为代表的开风气之先者，他们的观点和看法在影响中医药发展命运的同时，其自身命运也发生了相应的不无关联的变化。对此，山东中医药大学张效霞教授以近现代名人作为分析对象，考察他们对中医药的认识，并收录到他的《名人与中医》一书中，为直接了解近现代的思想动态提供了一个独特的视角。该书正文收录了三十位名人对中医的看法，他们是林则徐、徐寿、俞樾、李鸿章、王韬、翁同龢、薛福成、吴汝纶、郑观应、严复、谭嗣同、孙中山、蔡元培、梁启超、杜亚泉、陈独秀、陈垣、焦易堂、鲁迅、冯玉祥、汪精卫、阎锡山、周作人、丁文江、陈寅恪、胡适、郭沫若、冯友兰、傅斯年和江绍原。从目录上的点题来看，他们绝大多数对中医基本上不持正面看法。另外，作者在自序中还简述了曾国藩、陈炽、康有为、汪大燮、宋恕、章太炎、于右任、虞和钦、陶行知、褚民谊、吕思勉、蒋梦麟、刘文典、薛笃弼、刘半农、陈果夫、汪敬熙、梁漱溟、毛子水、汤用彤、邹韬奋、陈西滢、潘光旦、陈立夫、梁实秋、陈序经、吴大猷、萧乾、柏杨、李敖三十位名人对中医的观点。总体来看，上述六十位名人皆是近现代中国政治、思想、文化、科技、教育、军事、实业等社会各界的翘楚，有转移一代风气之能事。虽然其中不乏一二为中医知音者，也有晚年为其对中医的错误认识而幡然悔悟者，但他们对中医价值主流性的低估还是显示出了那个时代的缺陷。现在来看，这个缺陷也是不可跨越的具有时代特征的认知缺陷，并表现为西医乃至科学界对中医药的遮蔽。我们看到，在考察近现代中医药的发展历史时，这两个隐性名词（缺陷、遮蔽）一直占据要津，成为那个时代评价中医药的标准。在中国传统文化的价值基本上遭受否定的时代，中医药也自然难以幸免，从中反映出在从传统向现代的转型过程中，人们尚未看到中国的未来发展与中医药之间的内在逻辑关系，即没有认识到中医药的历史新命。因此，回溯这些名人关于中医药的看法，倒是可以见到他们的"坦诚"和"率真"，他们为探索中国的发展道路作出了毕生的努力，只因"生不逢时"，他们的思想言行也就成了时代的注脚。

在介绍上述名人的思想观点时，张效霞教授力求客观，争取做到心平气和，以史家之笔如实记述和评价这些名人的"那个时代的烙印"，对此他在"自序"中有真诚的表态：

> 本书针对名人有关中医的言论，密切结合他们自身的时代特点、社会环境、个人经历及其著作，从史料出发，以事实为依据，没有偏见，不带成见，就事论事，对诸位名人立论的前因后果及其发展变化进行了深入细致的探讨，并给予实事求是的评价，肯定其当肯定，否定其当否定。①

毋庸置疑的是，对比之下，当代中国的中医药发展仍然被"打上那个时代的烙印"，显示出这些名人持续不断的历史影响。对此现象和现实，张效霞教授从侧面表现出其中医本位的学术立场。经过对这些名人历史行迹及其个人命运的分析，他认为中医药的反对者似乎受到了某种"惩罚"，也表现出类似"忏悔"的迹象：

> 有三个十分有趣的现象颇值得关注和研究：一是，坚决反对中

第二章　中医药：古学新命

---

① 张效霞.名人与中医［M］.济南：山东科学技术出版社，2017：21.

医的名人，沦为汉奸者不乏其人，如汪精卫、褚民谊、汤尔和、周作人等；二是，极力诋毁中医的名人，死于西医误诊误治者不在少数，却没有人反对西医，如吴汝纶、鲁迅、梁启超、丁文江、陈寅恪等；三是，激烈贬斥中医的名人，很多都经历了早年激烈地全盘否定中国传统文化到晚年向中国传统文化"回归"的认识过程，如严复、梁启超、傅斯年等。这些现象之间，有没有必然的联系，有兴趣的读者，不妨深入探讨一番，也许会有意想不到的发现。①

实际上，张效霞教授在此提出的必然联系问题，无论作何回答，都难以基于严密的逻辑推理，有关解释也难以跳出个人的认识水平和价值判断。但是，他所观察到的这个现象倒是值得深入研究，从中既可见个人命运和国家命运的紧密联系，也可见他们对中医药看法的偏颇对其个人命运的实际影响。因此，通过名人们的言与行，从中既能够清晰地看到中医逐步衰落的历史，也能够看出西医乃至现代科学在中国被接受和崛起的历史。这是一个问题的两个方面，此消彼长的非均衡状态既表现出一个特定的历史发展阶段，也为此后的彼此融合和相得益彰提供了历史机遇。在这个问题上，张效霞教授看到了传教士在其中所发挥的历史作用：

首先，向中国人展示西方先进的医学技术，可以动摇其根深蒂固的"夷夏观"，使中国人重新认识西方。其次，在施医舍药的过程中可以博得中国人的好感，借此可以扩大基督教的在华传播。再次，以施医为名，可以建立和中国士绅乃至官僚阶层的联系。这一层，传教士医生做得极为出色。伯驾在广州赢得了林则徐的信任，德贞在北京和曾纪泽建立了深厚的友谊，马根济在天津被李鸿章聘为自己家庭的保健顾问，而和信在上海则得到了王韬的推崇。传教士医

---

① 张效霞.名人与中医［M］.济南：山东科学技术出版社，2017：13.

生的上层路线走得非常成功，他们使中国的精英阶层一体排斥西方医学的阵线开始动摇，从而"中医优于西医"的认知开始显现出裂痕。于是，"中医长于内科，西医则精于外治"，近代以来，中国一直流传着这样的说法。自此以后，中医的处境是一年不如一年了。①

可以说，上述传统士大夫的认知尚是基于经验，其影响基本上囿于个人、家庭和家族的范围，而真正动摇中医之本的则是科学与民主，其影响骤然作用于全社会。与李鸿章等清朝重臣不同的是，当胡适、梁启超等名人拿出改造传统中国的顶层设计之后，中医作为传统的一部分也被改造甚至废止。现在看来，当时实施的现代中国建设方案未免以偏概全，这里当然有科学与民主本身就不完美的原因，更重要的则是这些制度的设计者对中医药的决绝态度。事实上，吴汝纶、孙中山、丁文江、陈寅恪、郭沫若、傅斯年等名人皆抱有死也不看中医的态度，这不是说他们没有享受过中医药的治疗，而是说明中医药已不在他们的选项之列，从中可见那个时代的激进和偏执。这种态度也影响了以文质彬彬著称的胡适，使他未能基于平等、博爱、常识和教养对曾经保障过自己健康的中医保持一份敬意，保留一丝温情。对此，张效霞教授认为，胡适在中医药问题上没有做到"为人典范"：

> 胡适主张"有几分证据，说几分话"，"这看来相当漂亮，但其实是幌子。待合乎他的利益的时候他要说话的时候，他可以不要任何'证据'；待不合乎他的利益他不敢说话的时候，所有的'证据'都丢进茅坑里去了"（郭沫若语）。笔者认为，胡适在道德上存在着严重的缺陷，这是导致他说假话的主要原因。②

---

① 张效霞.名人与中医［M］.济南：山东科学技术出版社，2017：10.
② 张效霞.名人与中医［M］.济南：山东科学技术出版社，2017：280.

与胡适相比，丁文江倒是说到做到。这位代表科学与玄学论战的斗士，因从家族史上得到规律，相信自己也活不过50岁。巧合的是，他在48岁那年的12月8日不幸煤气中毒，健康转危，在有机会能够与中医和解的情况下，他竟是断然放弃，以至于最后享年仅49岁，没有超越家族的规律，显示出传统与科学主义的双重作用①。与之相比，胡适在实用主义的原则下对科学与民主进行了改良，他曾经多次因为健康原因看过中医，效果也不错，但是令人遗憾的是，与中国的命运相比，胡适认为中医药及其所代表的传统是可以牺牲的。由此我们再次审视他与中医药之间发生过的曲折而不动人的故事，深深感到胡适对中医药的处理原则暴露出其思维上的偏弊，而这种偏弊和不完美在良知尚能发挥作用的情况下原本是可以避免的，只是良知之义也被时代遮蔽，致使中医药只能陆沉于那个非其当行的时代。

当然，后来有人以"怕对科学的发展有害"为由为胡适辩护，也是情有可原，这也符合胡适实用主义的精神实质。只是他的这种担心，实际上是纵容了对科学的滥用，并发展到致使中医几乎被废止，陷入绝境的地步。如今我们还原那段历史，以期得到对当事人的"同情之理解"。可以认为，虽然胡适本人没有提出"废止中医"，但他对这一历史事件的"贡献"却很大，他作为"主将"的作用无可替代，其他人对中医的"杀伐"只是"臣""佐"和"使"而已。这也是那个时代的特征或者问题之所在，即从总体趋势来看，胡适等作为名人，由于他们对那个时代的贡献，虽然他们并没有专意反对中医，但对中医之废却贡献甚大。在他们看来，中医无理可通，因此对那个时代不仅毫无贡献，甚至会阻碍社会的进步。现在看来，上述观点和认识太绝对化，当然这也是在百年以来社会发展和时代进步的基础上所作出的判断。即便如此，中医的现代发展依然受到无理可通问题的困扰。如果我们不能抹去这个旧时代的

---

① 张效霞.名人与中医［M］.济南：山东科学技术出版社，2017：252–261.

烙印，那么当代种种振兴中医药的措施都将会面临诸多困境。事实证明，时代变了，看待和认识中医的方式也应该随之而变。只有从这个平凡的常识性道理出发，才能涌现出新时代的名人。否则的话，即便是名人，亦难免重蹈覆辙，最终也不能有正确的看法。

上述所谓的"对不起"自己，是指他们既没有选择真正完成时代赋予个人的历史性任务而"中道崩卒"，也没有选择在中国传统文化的意义上做到"三不朽"，其"立言"未能经受得住历史考验。这样来评价他们并没有求全责备的意思，只是反映出对于外来未知之事物的了解需要一个历史过程，因此从一方面来看，他们皆遭遇所谓"生不逢时"的命运。可是从另一方面来看，他们又"生逢其时"，在一个急剧变动的时代构建起了具有时代特征的学术思想范式，并影响至今。陈寅恪认为对古人应抱有"同情之理解"，如今这些名人也皆成为古人，我们这个时代也应从初心的角度同这些名人和解，把他们的看法看作时代与个人"血性"之使然。这些名人对中医总的看法和态度并不是一个孤立事件，而是他们对国家发展、民族独立和文化创新所选择道路的时代性反应。与其说是这些名人们看不起中医，毋宁说是中医不见容于那个极端而彷徨的时代，从而忍辱负重以等待新时代的荣光。泛观当代，在政治、经济、文化、社会、军事、外交和生态文明等领域都需要与中医和解的态势下，真正能够释怀者应是当代之栋梁。丁文江等因不释怀而成栋梁，与当代因释怀而成栋梁，虽时移代易，而历史之发展毕竟也有不可改变者在。现在看来，对健康的追求又成为新的"不可改变者"。随着时光的流逝，历史发展进入了新的和平时期，这为社会重新看待和审视中医药提供了新的历史契机。为此可以想象另一种情况，即假如丁文江等人在当时能够对中医药不抱偏见，及时恢复健康，那么在其晚年，学术思想应当有一大变化。当然，对历史的假设只存在于后世的解释中，而对历史的解释仍然不出乎时运之变迁。今天看来，中医药的生命力已经远远超出他们的判断，其在中华文明体系中的基础性地位正在逐步显现，这也是时代之变化在学术思想上的反映，亦即体现出中医药的学术"新命"。虽然如此，我们并不能由此而生出一种时代优越感，更多的反而是危机意识和忧患意识。在中医药及中国文化的传统多遭普遍误解的情况下，也许其在健康领域的发展和复兴能够促进其实现这一学术"新命"。

事实上，在中医药复兴发展的过程中，消除误解只是问题的一方面，而做到自立自强则是更为重要和关键的另一方面。对此，曾国藩的做法也让人看到中医药在当时的发展窘境。作为晚清名臣，他见多识广，自然也对"医之为害"深知其中三昧。他在给长子曾纪泽的信中曾说：

> 尔体甚弱，咳吐咸痰，吾尤以为虑，然总不宜服药。药能活人，亦能害人。良医则活人者十之七，害人者十之三；庸医则害人者十之七，活人者十之三。余在乡在外，凡目所见者，皆庸医也。余深恐其害人，故近三年来，决计不服医生所开之方药，亦不令尔服乡医所开之方药。见理极明，故言之极切，尔其敬听而遵行之。每日饭后走数千步，是养生家第一秘诀。尔每餐食毕，可至唐家铺一行，或至澄叔家一行，归来大约可三千余步。三个月后，必有大效矣。[①]

曾国藩饱读经史，应当注意到《汉书·艺文志·方技略》中记载的"有病不治，常得中医"这句乡谚，更重要的是他能够辨别良医和庸医。为防止被庸医所害，他听计于养生家的指导，自己做一个"治未病"的"上工"。2016年10月，中共中央、国务院印发了《"健康中国2030"规划纲要》，其中指出要"充分发挥""中医药在治未病中的主导作用"。两相比较，让人浮想联翩。假设清政府当时制定《全民健

---

① 曾国藩.曾国藩全集·家书［M］.邓云生，编校.长沙：岳麓书社，1985：624.

康促进纲要》，那么见理极明的曾国藩一定力主养生第一，从根本上杜绝"药害"。但曾国藩毕竟尚处于"千年未有之大变局"的前期，假如他后来也与胡适等名人同朝为臣，我们不知道他的政策主张是否也会改变。即便不改变，我想他说的理也同样只能在家书里讲讲，落实不到公共政策里去。

2017年7月1日，《中华人民共和国中医药法》（以下简称《中医药法》）正式实施，标志着有关中医药发展的公共政策已经发生了时代性的变化，这也意味着我国思想领域也发生了认识上的时代性变化。我们看到，为了争取中医药的自主发展，有关争论和认识几乎是百年来我国思想文化发展的缩影，而在《中医药法》从酝酿提出到正式成为法律的三十年之间，有关学者和政策研究者曾经从多个角度再现了其间的思想曲折。例如，中国人民大学的杨念群教授形象地称之为"再造病人"[①]，即中医药在当时被看作几同"病入膏肓"的患者，需要经过彻底的治疗才能"痊愈"，以便健康地进入现代社会。在这种认识前提下，中医药发展经历了非常痛苦的特殊时期。对大部分中医药从业者来说，他们在这一时期的职业生涯是在"改造"中度过的，这种"改造"类似于宗教中的"改宗"，使其信仰和文化体系发生了根本性的变化。有人形象地称这种变化为"牧师管和尚"，即用管理西医的方式方法管理中医。不得不说，在行政和法律的强力推进下，经过几代人的努力，这种做法在中国已经根深蒂固，并开枝散叶，成为垄断性的主流做法。对此，上述各界"名人"不仅从各个方面皆作出了自己的"贡献"，而且其衣钵有传，直到今天，"粉丝"们依然风起云涌，与那个时代的精神领袖隔空对话，由此可见思想认识上的"入主出奴"现象仍然可观。在全国人大向社会征求《中医药法》意见的过程中，中国社会科学院中医药事业国

---

① 杨念群.再造"病人"——中西医冲突下的空间政治（1832—1985）[M].北京：中国人民大学出版社，2006：4.

情调研组曾经接到多方面对草案条文的批评意见，这些经过整理的意见后来被公开出版，以便为时代"立此存照"①。从材料可见，"牧师管和尚"的痕迹尚依稀存在于有关条文的表述中，这种现象在哲学上称为"抽象肯定，具体否定"，即在概念和名义上承认中医药作为中华优秀传统文化与科学的合理性，但在实际执行的各种政策和法律法规中不仅难以体现其基于自主传统的合理性，更有甚者，对这种合理性的坚持和实践往往难以被现实的公共政策所保护，这也是《中医药法》立法所要解决的根本问题。实际上，正如第一章所论述的，中医药本来具有其鲜明的自主传统，而在"科学"与"时代"的新风之下，这种传统事实上被否定，从而其现代的转型发展就表现为不能自主发展的历史。但是，在全球思想文化格局已经发生变化的今天，如何走出那个时代特定的精神文化类型则成为一个必须面对和全面研究的历史性课题。从目前的种种现实来看，恢复中医药的自主传统尚需时日，因为当代的不少"名人"仍然具有那种"具体否定"的特征，不过其间也有不同，就是这种否定已渐渐成为一种"小圈子"文化，远不如当时的"名人们"那么冠冕堂皇。在这气势消长之间，我们看到当代私自奉行的种种掣肘中医药发展的"思维性""对策"，其在文化和文明史上已成为过去，并将成为下一步医史研究的重要内容。

受时代变化的影响，与以往的医史研究相比，当代对中医药发展史研究的自信显超以往，让人看到了时代性的新气象。相对于疾病史和技术史的研究，近年来的医史界对思想史和文明史的研究逐渐增多，为此，我国有关学会和专业院所发挥了领导作用。我们看到，老一辈医史专家李经纬带领有关学者率先完成了《中医学思想史》，中华医学会医史分会在随后的全国学术会议上，多次对与"中医药与人类文明"

---

① 陈其广，等.战略的中医药：国情分析和国策建议（全二册）[M].北京：社会科学文献出版社，2018：666–690.

相关的专题开展讨论。与此同时，我国逐步加强了对中医药非物质文化遗产的普查和评定工作，除积极开展中医针灸和《黄帝内经》《本草纲目》等典籍文本的世界非物质文化遗产的申请之外，已经建立了国家三级中医药非物质文化遗产的评选体系，并在《中医药法》正式生效之前，按照《中华人民共和国非物质文化遗产法》的精神，开辟了中医药现代保护性发展的新路径。可以说，这些工作属于文化与文明研究的范畴，其规模和影响虽然看起来非常有限，但在一定程度上反映了这个时代的发展风向。事实上，强调对人类文化与文明多样性价值的认知，这是联合国教科文组织对世界非物质文化遗产保护工作的初衷，其精神就是建立在文化对人类发展的历史性贡献之上，而这种认知范式与当代占据主导性的科学范式明显不同。比较一下中医药的近现代发展史，可以认为中医药是与文化范式密切相关而又表现出具有科学性的一面，与特别注重其合乎科学规范不同，"执两用中"充分发挥出其综合和整体优势，应当成为新的时代中医药战略的基点。进入21世纪之后，中医药复兴发展的步伐明显加快，其根本原因就在于中医药在防治"非典"、禽流感、慢性非传染性疾病等方面发挥出了独特的作用。2003年，中医药防控"非典"的卓越效果大大提振了全社会的士气，使得文化自信和民族自豪感皆大为增强，这与百年前的社会氛围相比已经实现了整体性的跨越和改变。2019年末，随着新型冠状病毒感染在全球的大流行，中医药在防控"非典"经验的基础上所建立的体制和政策优势，又一次在防控新的瘟疫方面显示出来。目前，与全球其他国家对新型冠状病毒感染防控的科技支撑情况相比，我国明显占优势，其中最主要的是存在包括现代医学和中医药在内的两种医学体系，二者各显其能，为保障人民健康作出了各自的贡献。尽管由于历史和现实种种因素的干扰，中医药未能在全球防疫过程中发挥出更大的作用，这也是本文所着重探讨的核心问题，即在新的时代背景下，中医药能否及如何发挥其独特作用，从而不负其历史使命？

　　要进一步考察这个问题，就需要从历史的情绪中解脱出来，通过对古今之变的认识，对中医药的历史定位作出判断。此前曾经指出一个新现象，即当今时代对中医药的评价已经发生了根本性的改变，每个领域几乎皆能够从自身的发展中感受到与中医药的相关性，也就是说，随着时代的变化，中医药作为中华文明综合性体现的性质正在逐步得到肯定。对比20世纪和21世纪有关中华文明综合创新的论述，我们看到，在面对西方文明的传入这一"千年未有之大变局"的过程中，如何引进、吸收和再创新，从而实现中华文明的现代转型和创新发展可谓世纪性的问题。现在来看，中医药是最有可能完成中西文化的综合性创新，促进中国文化创造性转化和创新性发展的基础性学科。对这一世纪问题作出初步结论，其中的认识过程非常复杂，除却其间的反复争论，可以看到，陈寅恪关于思想史发展的原则性论述确为公允：

　　　　窃疑中国自今日以后，即使能忠实输入北美或东欧之思想，其结局当亦等于玄奘唯识之学，在吾国思想史上，既不能居最高之地位，且亦终归于歇绝者。其真能于思想上自成系统，有所创获者，必须一方面吸收输入外来之学说，一方面不忘本来民族之地位。此二种相反而适相成之态度，乃道教之真精神，新儒家之旧途径，而二千年吾民族与他民族思想接触史之所昭示者也。①

　　这是陈寅恪在审查冯友兰《中国哲学史》（下册）时所出具的意见里的看法。此时的他正和梁启超、王国维、赵元任一起任清华国学院导师，学术生涯正处于鼎盛时期。和胡适等人不同，陈寅恪不是"全盘

----

① 冯友兰.中国哲学史·审查报告三［M］.北京：中华书局，1961：4.

西化"论者，他对中外思想的评论往往能够穿透历史，做到平心持论，得其嚆矢。面对欧风美雨，他对我国学术思想的创新还是抱有坚定的信心，认为单纯输入的外来思想纵能流行一时，但难以长期居于最高地位，并在"相反而适相成"历史规律的作用下，最终完成中国思想文化的时代创新。遗憾的是，无论是他还是冯友兰，在他们的思想体系中，中医药皆属于中国思想文化的非主流者，自然也就不在他们的考察范围之内。

考察同时期和此后中国思想文化的创新发展，儒、道、佛等各家确实各显风采，并相继新论迭出，分别以"新儒家""新道家""人间佛教"等受到世人的尊崇。到了20世纪末期，面对新的发展形势，张岱年、方克立等人秉持"综合创新论"，希望在陈寅恪、冯友兰等人的基础上，继续推进马克思主义、西方文化和中国文化在中国的当代创新。与此同时，费孝通从人类学和社会学发展的角度提出了"文化自觉"问题，并具体主张"各美其美，美人之美，美美与共，天下大同"的文化发展和融合理念。总的来看，这一时期的思想文化发展仍然没有重视中医药的传统及其现代发展，中医药本身的发展也未能跳出科学思维的束缚，从而获得其独立发展的历史阶段。

简要回顾这段学术思想史，可以发现，在几乎一个世纪的跨度内，我国人文社会科学界对中医药的看法可用较为冷淡概括，中医药作为一个思想整体没有进入当时各家的考察视野。究其原因，这是因为在以西方医学乃至科学为标准的视域内，中医药自当被归入自然科学的考察范围，而在寻求中医药的科学之理的过程中，由于感到无理可通，其价值就甚为低等，因此就等于放弃了对中医药的进一步探索。由此就可以理解，进入21世纪之后，当系统的科技研究从战略的高度指出中医药发展的重要性的时候，其在国内引起的强烈反响也是始料不及的，这在一定程度上也是物极必反的必然结果。在此之前，学术界曾经以各种方式实现了对科学的理论超越，而这一次以战胜"非典"为契机的实践超越才真正使得中医药偶露峥嵘，并促进了国家和民族对中医药发展战略意义共识的形成。2006年，中国哲学史学会中医哲学专业委员会筹建成立，在一定意义上标志着中国文化的综合创新开始呈现新的局面。2007年1月，方克立先生在该专业委员会成立大会上的发言中指出："中医药事业在我国是科学的、正义的、前途无限的阳光事业，是与中华民族伟大复兴紧密联系在一起的事业。中医哲学专业委员会应该在这个事业中起到理论先导的作用，它一成立就非常明确自己的历史责任。"①作为继张岱年先生之后综合创新观的代表，方克立先生在《综合创新之路的探索与前瞻》这篇文章中，全面梳理了综合创新与各方面的关系，其中包括综合创新文化观产生的历史必然性、综合创新是文化发展的规律、综合创新论的基本理论内容、综合创新的具体方法和可操作程序研究、哲学和文化走综合创新之路的典型个案研究、综合创新论研究的深化——"马魂""中体""西用"论、综合创新与中国哲学的"合法性"问题、综合创新中的"一元主导"与"多元兼容"问题、中国特色社会主义理论体系中的文化综合创新问题、综合创新与科学发展观等十个方面，真可谓是善综合创新者。事实上，他对此非常乐观，并抱有充分信心，这也表现在他在全面梳理分析之后的总结中：

关于综合创新文化观的前景，我个人是持乐观态度的。五年前，在《哲学动态》记者做的那次访谈中，最后提的一个问题是：中国进入了全球化时代，随着社会更加开放，西化思潮的影响可能会进一步扩大；随着中国经济快速发展，国人自信心的提高，文化保守主义可能会有更大的市场，在这种情况下，"综合创新"文化观会不会被边缘化呢？这些年来确实出现了记者讲的某些情况，新自由

---

① 张超中.中医哲学的时代使命［M］.北京：中国中医药出版社，2009：2.

主义和文化保守主义思想都有所抬头，但我仍坚持当时的看法，认为真正符合人类理性和中国先进文化前进方向的文化选择是会得到多数人的支持和认同的。前面已经提到这样一些事实：在我国思想界，"综合创新"这个概念出现的频率越来越高，使用的范围越来越广，包括某些新儒家和自由派代表人物也表示赞同综合创新的提法，这不是说明它的影响正在逐渐扩大吗？我相信，随着时间的推移，综合创新文化观将会得到越来越多的人的理解和支持，形成日益壮大的综合创新文化学派，在中国社会主义文化大发展、大繁荣中发挥越来越重要的作用。16年前，张岱年先生曾感叹"外来的和尚好念经"，因为他们有某种传播学的优势：新鲜。但张先生对"综合创新"论实际上是有信心的，因为它"既符合马克思主义，又符合国情"，这一优势是"外来的和尚"所不具有的。我想还可以补充说：综合创新论既符合文化发展的规律，又符合当代中国先进文化的前进方向，符合科学发展观的要求，因此这种理论的生命力一定会越来越充分地显示出来，在中国特色社会主义文化建设中将处于无可置疑的中心和主导地位。①

这篇文章是方克立先生于2007年11月24日在天津召开的"综合创新与中国哲学的现代走向"学术研讨会上的发言，原载于《哲学动态》2008年第3期，被收录到2012年出版的文集《中国文化的综合创新之路》中。这部文集最后四篇文章皆是方克立先生有关中医药的论述，分别是《中医哲学研究的时代使命》《中医哲学的"返本"与"开新"——程雅君〈中医哲学史〉序》《〈中华医藏〉编纂工作应适时提上日程》《关于中医原创思维研究之我见》。我们看到，他倡议编纂的《中华医藏》已

---

① 方克立.中国文化的综合创新之路［M］.北京：中国社会科学出版社，2012：274–275.

经作为国家重大文化工程立项①，中国哲学在中医哲学返本与开新的推动下呈现新的气象，中医原创思维研究也另辟蹊径，走上推动中国文化综合创新的道路。他认为开创新局面"更需具有中华民族伟大复兴时代的时代精神和世界眼光，开拓中医哲学面向现代化、面向世界、面向未来的新境界"②，这也是中医药应当担负起的时代使命。

当中医药重新站在时代发展前沿的时候，其对国家和民族发展的战略意义必然包括对全球发展的重大价值，这也关系到20世纪新文化运动以来一直探讨的中华文明与西方文明的融合创新问题。相对来说，这一问题对当时的学者是个新问题，但正如陈寅恪所指出的那样，在中国历史上有成熟的经验可资借鉴，从而使得在解决这一问题的过程中避免无谓的盲目性。秉持同样的精神和信心，柳诒徵在其《中国文化史》中全面考察了中国文化原创和融合的历史经验，认为只有保持中国文化的开放精神，才能解决中西文明的融合问题，使二者相得益彰。具体来说，他认为在整个上古时期，中国文明从起源到发展，其"独造之真际"基

---

① 2010年，由张南、陈其广整理的《应尽快组织和落实〈中华医藏〉的整理出版工作》的建议，经由中国社会科学院上报后得到刘延东副总理的肯定，整理《中华医藏》作为国家重大文化建设工程随之立项。建议稿的"背景说明"说，社会科学界人士编撰《中华医藏》的设想，笔者是在2005年和罗希文老师等人访问广州中医药大学时与校方领导的会谈中提到的。罗老师希望以广州中医药大学为基础，依靠当地的学术人才资源和临近港澳的资金资源来做这项工作。因为双方都意识到此事重大，未形成任何实质结论。2006年，中医哲学专业委员会成立大会期间，任继愈先生和方克立先生两位前辈曾专门商谈此事。在回应方先生提出的建议时，任老说："这件事迟早是要做的，但它不同于一般的古籍整理项目，需要有一批懂中医和中医学史的专家参与，去粗取精，去伪存真，才谈得上科学整理。现在能做这件事的人已经不多了，是应该提醒有关主管部门，及早把这个项目列入国家重大文化工程。"然而，时光流逝，未及详研，任老驾鹤而去。2009年12月28日，在中医药国情调研组举办的"弘扬中华文化与推进中医药发展理论研讨会"上，方先生明确提出"能不能把任继愈先生生前关注的《中华医藏》的编纂工作也作为一项计划，不是马上启动，而是积极准备，做调查研究和可行性论证，推动整个项目早日列入国家重大文化工程"。参见《战略的中医药：国情分析和国策建议》，陈其广等主编，社会科学文献出版社2018年出版，第482页。

② 程雅君.中医哲学史：第一卷先秦两汉时期［M］.成都：巴蜀书社，2009：10.

本上以"究天人之际"为特征，从《易经》到诸子百家，再到西汉初期的文景之治，其间虽然经历了春秋战国时期的学术大分裂，但古之道术仍然为各家所宗所主，既体现出中国文化传统的整体性特征，又同时表现出文化形式的多样性。在中古时期，由于固有文化的"发荣滋长之精神，较之太古及三代、秦、汉相去远矣"①，佛教的传入促进了中国文化的积极变化，并成为中国化的佛教，这种改变既是民族精神的新发扬，也是中国首次对外来文化成功的整体性吸收和融合创新。所以柳诒徵认为："吾民吸收之力，能使印度文化变为中国文化，传播发扬，且盛于其发源之地，是亦不可谓非吾民族之精神也。"②也就是说，在完成佛教思想的中国化之后，民族文化的精神得到了新的发展。但是，在中国历史进入近世之后，与上古、中古历史相比较，柳诒徵认为其区别有三：第一是中国文化没有特殊进步，在西学输入之后渐趋保守，新局面之开创大抵皆与西学有关；第二是中国历史置身于世界各国之列，开始了实际上的全球化过程；第三是从大陆之历史变为海洋之历史，开放性增强②。这种文化保守与疆域开放的并存造成了诸多的社会历史问题，至今仍然处于巨大的争论之中，其焦点就在于如何在吸纳西方文化的基础上发展出新的中国文化精神。而从历史经验来看，只有消除对中国文化保守性的误解，充分认识和发挥中国文化的开放创造精神，才能根本改变旧的被动格局，达到相得益彰的共赢效果。

从百年来的实践效果来看，要实现相得益彰的共赢局面，尚需要较长时期的历史过程，其必要条件就是首先实现中华文明精神的复兴。在这种情况下，对百年来中西文明融合实践的考察和总结是当今学术界必须完成的首要工作。前面一再提起佛教中国化的历史经验，相对于西方文明来说，佛教文明尚属于东方文明，其在精神气质方面与中华文明有

① 柳诒徵.中国文化史：下卷［M］.上海：东方出版中心，1988：345.
② 柳诒徵.中国文化史：下卷［M］.上海：东方出版中心，1988：647.

非常相近的一面。与之相比，西方文明属于异质文明，其对中华文明具有一种强烈冲击和解构的作用，二者之间的关系符合阿诺德·约瑟夫·汤因比（Arnold Joseph Toynbee）所总结的文明间的"挑战－应战"模式。我们看到，经过百年来的短兵相接，中医药经受住了现代医学乃至科学的强烈冲击，并开始呈现出反向的综合提升趋势，即在一定程度上，中医药有助于当代医学乃至科学的整合性发展。从目前的全球局势来看，中医药的这种功能和发展趋势与中华文明的复兴发展具有内在的一致性，反映出西方的冲击已处于其历史末期，在全球文明也需要重新建构的新时期，中华文明应当发挥其蕴藏的巨大潜力。

这是一个前所未有的历史性新命题，其在实质精神上是使得医学成为未来新文明建设的基础性学科，更进一步说，就是健康将代替科学而成为未来全球文明建设的新方向和新标准。当然，这种认识不仅仅是直观性的感受，而是科学方法转型发展的内在逻辑所决定的。受时代认识的影响，中医药在旧的时代被强制性纳入现代医学的窠臼，从而使得其本来的文化特性受到压制和扭曲，其现代医学乃至科学的不同与在全球经济一体化过程中所呈现出来的文化多样性精神相一致。至今为止，学术界还是低估了中医药的这种不同，因为其在方法上表现为对现代医学乃至科学的超越，从而有可能使得现代文明的发展在未来达到一个新的高度。

通过中医药能够全息性地呈现全球文明的特定发展态势，这是只有应用整体性方法才能深度阐释其意义的当代文化和社会现象。至今为止，中医药的全球发展意义尚待为社会所认识，其困难之处就在于没有看到其对全球文明发展的实质性的促进作用。因此，本文确实需要传达这样一种信息，这就是只有看到中医药的全球发展意义，才能制定合适的中医药全球发展战略，找到其最佳的全球发展路径。数千年来，中医药一直在那里，其自主传统也一直默默存在，但在中西文明的碰撞和冲击之前，中医药的自主发展传统在中国文化的语境中是谦虚的，其在儒释道面前，一直是以辅助教化的方式存在，并没有参与到三者之间的文化争论之中。近百年来，在强势的西方科学面前，中医药既是受到冲击和改造最大的中国传统文化门类，也是遭受误解最深的学科。即便这样，在全球文明发展遭受危机之时，中医药仍然能够挺身而出，以自身的方式弥合人类文明的裂痕。当然，面对这样一个巨大的时代主题，任何文化资源皆非能够轻而易举地解决问题，各种文化传统也在以自己的方式探讨如何解决问题。即便如此，中医药对解决这个问题的贡献还是独特的，即其是从每个人最本质的精神特性出发来看待和解决问题，基于这种自主传统而建构的"为己之学"，其在最高的层面秉持和而不同的原则，从而使得中医药成为一种医世之学。从"为己之学"到医世之学，这既符合中国文化内圣外王的传统，也符合当代世界文明发展的需求。我们看到，在更根本的意义上，弥合人类文明间的裂痕是当今世界更基本更深层的需求，而且弥合本身就是一种更基础性的发展。只有夯实全球文明未来发展的根基，人类才能够站在新的起点得到更好的发展。

上述推定是从中医药对科学的超越并返回到自身的自主传统开始的。中医药超越科学而又不离开科学，这种思维既是对以往时代的超越，也是对西方思维形态的超越。在奠定这个认识的过程中，中医药已经超越了其作为狭义医学的性质，而上升到一种广义的医学，即其对文明发展的医治功能。这种功能表现为对以还原论为主的科学体系造成的断裂的接合，这种接合不是依赖其他技术，而是依赖人自身，即对人自身的重新发现。2003年，我在研究整体生成论的过程中发现，整体自身的生成机制恰恰是人本身，没有人的参与，整体无由建构和生成[1]。进一步讲，人在整体生成中的参与不是一种被动状态，而是呈现出一种主动和主宰的状态，从而表现出一种自主传统。这个发现大幅提升了中医药在当代世界文明发展中的地位，使得奥斯瓦尔德·斯宾格勒（Oswald

① 金吾伦，张超中.科学的中国化与中国化的科学［M］.北京：科学出版社，2007：45.

Spengler）的期待和汤因比的预言在理论形态和实践层面都有了具体的承载者。因此，对中医药的解读和阐释已经不再局限于其科学与否的层面上，这是百年前中国尚处于对科学没有深入了解以至于对其崇拜的时代做法。经过百年的实践，中医药在与科学趋同的过程中，也面临与科学思维一样的诸多问题。在这里不需要再纠缠于那样一个剪不断、理还乱的时代，面对新的时代需求，只能采取择其善者而从之的方式，即用继承方式而不是否定的方式，从整体上促进时代的新旧变迁。

虽然在具体的路径选择方面存在得失，但是那个时代所感受到的问题就是如何通过引进、吸收和融合西方文化，使中华文明和中华民族重现新生。从文化意义上看，这实际上是中华民族的自主发展问题，结合时代背景，也可以说这是一个中华民族从被迫转型到主动接纳的精神解放和自由问题。我们看到，在当今的中医药界，仍然有不少人对科学与现代医学抱有忌讳性的观念，同样，在科学与现代医学界对中医药也存在同样的心理状态，从而使得双方之间的交往难以达到水乳交融的状态。在旧的时代，中医药不为现代科学与医学所容，如今这种偏见依然根深蒂固，这并不是对科学精神的坚持，有悖于科学的开放和包容精神。同样，中医药的自主传统里并没有排斥科学与现代医学的因素，从中并不能看出现在忌讳的合理性，而所有的忌讳都是人的保守的结果。上面谈到的整体的生成问题，其中最关键的就是人的问题，即如果不能放弃成见，那么即便在中国的传统社会，也谈不上其能够生成一个文化上的整体。由此可见，整体的生成问题并不是随科学而存在的问题，而是一个无论年代的具有永恒性的问题。在科学产生之前，这一问题表现为天人之间的分和问题，而在科学产生之后，这一问题则表现为特殊的科技与人文的二分问题。实际上，迄今为止，科技与人文在方法上依然是不统一的，由于受到价值中立性先入之见的影响，导致科技的发展及其在社会的应用方面产生了原来预想不到的诸多问题。对于这些问题的系统性解决，归根结底尚需要从人类社会价值系统的建设开始。因此，我们评判中医药的全球发展是否有价值，需要提出一个"万古不磨"的根基出来，而这个根基就是人人本有的精神上的自主传统。事实上，中医药的自主传统即来源于人本身的自主性，在其表现为对健康与疾病的自我主宰的同时，又表现为健康标准对科技标准的一种替代性。也就是说，健康正在成为一种新的时代标准，在全球信息可以瞬息传播和沟通的时代，一旦建立起关于健康的全球意识，那么不利于全球健康的科技体系将被逐步淘汰，这也是中医药的全球教化所要从事的大事业。

这是一个非常迷人的事业，即通过健康达到通古今之变，为人类文明的发展提供新的时代标准。可以说，对健康的追求是人类各个国家、民族、文明的共同目标，也是内在于人类历史的终极价值。由于受到方法的限制，科学在健康问题上的有限性是显而易见的，其对健康问题的解决是一个永无止境的创新过程。基于科学的这种特征，其在具体的个人健康问题上的作用只能是辅助性的，并没有真正代替个体的自主健康能力的可能。进一步说，健康与否也是科学技术与相关因素协同作用的综合结果，科技在某一种具体的健康与疾病的应用方面有绝对效果，这并不能说明其对生命健康的全过程全周期也会起到一种主宰和决定性的作用。由于缺乏对生命健康原理的真正研究和认识，或者说在相关的教育体系中缺乏对人的自主性的体验性认知，导致人类对医疗技术的过度依赖，从整体效果来看，这反而不利于人类健康事业的健康发展。几百年来，现代医学在科技发展的支撑下迅速获得了全球主流医学的地位，进入21世纪之后，作为全球卫生健康事业发展的领导者，世界卫生组织先后发布了两期传统医学发展战略，并敦促各国政府把传统医学纳入本国医疗系统之中。令人遗憾的是，虽然世界卫生组织在战略上看到了传统医学的作用，但其在研究上尚未真正发现传统医学的文明根基，从而使得其从以疾病为中心向以健康为中心的转型困难重重。也就是说，世界卫生组织也尚未真正建立以健康为中心指导全球卫生事业发展的清晰路径，其中原因固然很多，最根本的还是在于对传统医学缺乏真正的研究和认识。相对于其他国家，以中医药为主的传统医学在中国的发展虽然也未能尽如人意，但是中国文化对中医药有一种历史性的保护机制，这也是出乎大多数人认知的中国文化的创新发展机制。因此，在一些人看衰、唱衰中医药的同时，中医药却以一种意想不到的方式重新闪耀于中国文化的视野之中，显示出旺盛的生命活力。

就在2003年的"非典"之后，中医药的当代发展迎来了一个新时期。当然，旧的意识尚有残留，其典型表现就是仍然以中医药不科学为由要求取消中医。据统计，百年以来，在我国曾经发生了五次有关中医药的"存废之争"，分别是清末的朴学大师俞樾发表《废医论》、北洋政府"教育系统漏列中医案"、南京政府提出"废止中医案"、中华人民共和国成立初期全国卫生会议废除中医的决定、2006年关于取消中医药的呼吁等。本文并不去细细抽绎这些争论的历史过程，这些过程都可在本文的上述行文中找到相应的思想痕迹。可以肯定的是，政府也好，个人也好，其关于中医药的决定和认识只是那个时代偏好的代表，对此可以给予"同情的理解"，最重要的是与当今的形势相比，中医药"轻舟已过万重山"，需要在新的时代承担起自己的历史使命。2005年，鉴于形势发展的需要，国家在原中国中医研究院成立50周年之际将其更名为中国中医科学院，从而以这种方式表明了对中医药的肯定和支持。不过，也有人对更名这件事抱有不同的看法，认为"中医"就是"中医"，认定其为"科学"，反而难以从以往的"科学意识形态"中真正解放出来。在我们看来，更名也好，认为更名不妥也好，皆可反映出时代的进步和自信，是一种从肯定到充分肯定的表现。抚今追昔，确实可以感受到新时代的精神气息。

可以预想的是，在新的时代，中医药带给这个世界的应当是以往人们期待已久的建设性的方案，这个方案就是假设以中医药作为标准的话，将为这个世界带来什么样的改变。

正如以上所指出的，中国中医研究院已经更名为中国中医科学院，更名之后，我们不应该仅仅停留在以科学自居方面，应该更进一步研究和探索中医药如何改变了整个世界的科学图景，从而使得科学进入一个多样化的世界，以满足人类对科学多样化的需求。因此可以说，中医药作为科学，其在满足人类的个性化需求方面开拓了科学的新视野，使得科学发展进入了一个以差异化为基础的新时代。同样，中医药作为医学，其在开拓天地人作为医学资源方面将超出现代医学对实验室医学的理解，并将进入一个"万物皆为医"的新时代。这个新时代的来临对现代医学的改变将是根本性的，这是因为只有尊重万物作为整体的本性，才能真正做到利用万物，造福人类健康。在这方面，中医药真正"是一个伟大的宝库"，根本改变了现代科学与医学对万物的认知方式。初看起来，这种医学发展的未来图景显得很遥远，其实最近几年，越来越多的西医自发要求学习中医成为一个新现象，不少西医的内科主任自觉学习中医的五运六气理论，并在临床实践中取得了良好的效果。若在以往，"天道玄远"，现代医学很难接受。但是，顾植山教授应用五运六气理论，对"非典"疫情的发生、发展和结束进行了很好的预测，由此引发了医学界对这一古老理论的重视，为中医药的现代发展起到了及时的助力作用。除此之外，我们国家近期举办的有关"西学中"培训班的目的也和原来的初衷不一样。20世纪50年代，"西学中"的目的是提升中医，在20世纪60年代以后，"西学中"的目的则是为了提升西医。恍然之间，"百年未有之大变局"竟然在医学领域隐然若现。可以说，表面上看，西医学习的是中医理论，其实则是一种不同于西医的看待问题的方式。从小的方面来看，这种不同的方式有助于医学的创新；从大的方面来看，这种方式则能够引起医学模式的改变，促进医学范式的变革。也就是说，中医药有可能引起现代医学的新革命，而这种革命依靠的不是科学技术的进步，而是思维方式的转换。至今为止，学术界对这一现象的研究尚不充分，这也是中医药的全球发展所要解决的重大问题。

如果仅限于科学与医学的变革，那么中医药的全球发展道路将变得极为漫长。这是因为，尽管当今社会对医学乃至科学的创新需求比以往任何时候都更为迫切，但是要真正实行自我革命仍然是一件具有极大挑战性的时代性任务。现在看来，不仅西方社会尚未做好这一变革前的准备工作，以中国为代表的东方社会也没有做好这一准备。这就像百年前中国及其他东方文明国家的变革一样，那是在西方文明的文化侵略中发生的，而在这之前，西方文明已经经过了几百年的积累。对比之下，中华文明也好，东方文明也好，皆尚未完成基于时代变革要求的自身新文明的建设，没有在全球化的时代向世界展现一种新文明的典范。经过理论和实践的多方比较，通过对历史的考察，可以认为中医药不仅能够促进科学与医学的当代创新，更重要且更实质性的是，中医药能够促进中华文明的再次革命。中医药是"打开中华文明宝库的钥匙"，这是习近平总书记曾经说过的现在已经广为人知的论断，按照时代的要求，在中华民族伟大复兴的进程中，人人皆要掌握这把"钥匙"。种种迹象表明，只有掌握了中医药这把"钥匙"，才能在未来的综合竞争和发展中处于不败地位，永葆创造的活力。因此，在"春江水暖"的气息已经扑面而来、人人皆感到时代剧变的当下，那些中国近现代史上的名人们，除了对中医药认识的集体性不充分，他们在思想文化领域开疆拓土的勇气和精神仍然值得今人学习和借鉴。以今视昔，掩卷思之，令人慨然。

在分析和总结这些名人的知识结构时，发现他们虽然以西学为尚，将西学称为"新学"，但他们亦有深厚的中学根基，他们对传统的否定是价值观念使然，称为"旧学"，亦不碍旧学早已潜移默化到其精神气质之中，故而新旧碰撞，成就一代新风。随着时代的变迁，传统文化及其学术成为少数学者研究的专门学问，"以西律中"也成为绝大多数学者的治学路径，这一"少"一"多"现象立即反映出世风的转变，也反映出学风的转向，成就虽大，问题亦多，其中比较有代表性的就是"钱学森之问"。所谓"钱学森之问"，就是钱老生前在各种场合不止一次提出的问题：为什么我们的学校总是培养不出杰出人才？2005年7月

29日，钱学森曾向温家宝总理进言："现在中国没有完全发展起来，一个重要原因是没有一所大学能够按照培养科学技术发明创造人才的模式去办学，没有自己独特的创新的东西，老是'冒'不出杰出人才。这是很大的问题。"对这个问题的解答见仁见智，各有侧重，如今把这个问题放在全球的尺度来重新分析，其中一个最明显的现象就是人文精神的衰落，这也是斯宾格勒所忧虑的"文明的没落"。有人把"钱学森之问"和"李约瑟之问"联系起来，但是李约瑟（Joseph Needham）的问题本质上是一个文明问题。出于对中国及其传统科学技术的了解和同情，李约瑟对"近代科学为什么没有在中国发生"这一问题进行了持续性的研究，并主编多卷本的《中国科学技术史》（*Science and Civilization in China*），改变了当代世界对中国没有科学的认识，开拓了对科学多样化理解的新视角。随着时代的变迁，李约瑟的研究及其认识也逐渐显现出自己的局限性，对其贡献和认识上的分歧，《中国科学与科学革命——李约瑟难题及其相关问题研究论著选》进行了系统性的梳理和评价。剑桥大学李约瑟研究所现任所长梅建军教授于2017年在接受新华社记者采访时指出，中国的创新氛围已远超李约瑟期待。2020年，墨磊宁教授也在纪念李约瑟120周年诞辰时撰文指出："要批评'李约瑟之问'很容易，但是提供一个替代它的问题就难得多。所以正是'李约瑟之问'的存在，让我们有机会提出更复杂的问题。"①李约瑟本人曾经对中医药给予系统的研究，他对中国传统方法论的评价与整体论在精神上是一致的，这也是李约瑟的历史贡献及其思想遗产。当然，现在更需要的是对李约瑟给予"同情的理解"，站在时代的前沿进一步研究和评价中医药作为整体论科学范式的典范性，以及这种典范性中所体现的文化、文明和价值内涵对引领未来科技和社会发展的意义。由此出发，可以进一步

---

① 陈璐.李约瑟之后，我们需要什么样的比较科技史？——专访斯坦福大学教授.2018费正清奖得主墨磊宁［J］.三联生活周刊，2020，26（46）：54-57.

评价中国科学技术的整体创新及其对世界科学技术发展的文明导向和价值导向意义，从中可见中医药在促进未来科学技术颠覆性创新的同时，也是未来中国科学技术引领未来全球创新发展的新路径。由此可见，中医药对中国文化综合创新的促进过程及其向全球的传播发展过程，可以看作科学技术全球传播的反过程，这是一种现代文明的再文明化的过程。如此来看，新旧颠覆，中医药转成新学。期待我国学人不仅要成为中国的名人，更要成为世界的名人，随着中医药和中华文明的全球传播和发展建功立业，流芳百世。

第二节　文明以止

　　通过对百年来关于中医药的思想认识所进行的简略分析，应当看到，中医药与中华文明之间的关系已经进入了一个新的历史发展时期。可以说，在中国和世界之间，在国内发展和全球发展之间，中医药将"扣其两端"，执"中"而行，既能够促进中华文明的复兴发展，同时这种发展又是当代和未来世界文明发展的新现象，从而促进全球文明的整体演化。简而言之，中医药的当代发展具有全球意义，之所以具有这种意义，就在于以具体方式提供了一种解决全球发展问题的新思想和新方法。当然这种思想和方法不是中医药所特有的，在中华文明的各个有机组成部分之中，在全球其他民族和文明之中，存在同类的思想和方法，只不过是因缘际会，在众多的思想和方法之中，中医药脱颖而出，成为这些思想和方法的代表。应当说，应用中医药的思想和方法，能够对中华文明和世界文明的发展获得一种通解，在新时代达到"百虑而一致，殊途而同归"的文明境界。

　　那么，中医药到底提供了一种什么样的思想和方法？直观来讲，按照其所属学科的性质，中医药提供的是一种治疗疾病，保障人类健康的理论和技术体系，由于其对人何以生病和何以健康进行了终极性的研究，因而发现了人人皆可健康的原理和实践路径。在第一章中，这种健康原理被认为根源于对人的自主精神的认识和把握，从而形成和确立了中医药的自主传统。从时间上来考察，这一传统的形成和确立是与中华文明的发生发展相一致的，甚至可能早于《易经》所确立的人文传统。从功用上来考察，在西方文明传入中国并产生广泛影响之前，中医药实际上已成为评价中国文化各种学派的潜在性标准。因此，无论是时间上

第二章　中医药：古学新命

第二章　中医药：古学新命

169

还是功用上，中医药在中华文明发展史上的地位都具有代表性，而这种代表性长期以来处于被忽视的处境，并在以科学作为评价标准的现代社会遭遇到了被歧视和被改造的命运。实践表明，历史上的中医药一直在遵循着自身发展规律，而对中医药的改造既违背了对生命与健康的认识规律，又不符合人类健康事业的整体发展目标。事实上，当今对中医药事业发展的提倡并不单纯是出于民族自尊心，而是在中医药的理论中确实蕴含着人类健康发展的至理。对这种至理的研究和阐发既深化了人类对自身的认识，也为人类新文明的建构提供了参照性的标准。因此，在健康逐渐成为一种全球的共同追求和共通语言的时代，中医药所蕴含的健康至理将为新的全球治理提供鲜活的中华文明智慧，并为全球性的从科学向健康的转型提供具体的可行路径。

一、中医药的"至理"及其当代实践

正如儒家有圣人也有乡愿一样，中医药有上医、医圣、良医及庸医。上文曾经谈到，曾国藩饱读经史，鉴于当时医学的普遍状况，他写信告诫家人要辨别良医和庸医，防止被庸医所害。在此之前，顾炎武对当时和古代的医生也分别做过考察，认为即便上医也不能免于过失，但是这种过失源于对疾病认识的局限性，与后世庸医不求医技之精进的用心不同。《日知录》卷五"医师"指出：

> 古之时，庸医杀人。今之时，庸医不杀人，亦不活人，使其人在不死不活之间，其病日深，而卒至于死。夫药有君臣，人有强弱。有君臣则用有多少，有强弱则剂有半倍。多则专，专则效速；倍则厚，厚则其力深。今之用药者，大抵杂泛而均停，既见之不明，而又治之不勇，病所以不能愈也。而世但以不杀人为贤，岂知古之上医不能无失。《周礼》：医师"岁终稽其医事，以制其食：十全为上；

十失一，次之；十失二，次之；十失三，次之；十失四，为下"。是十失三四，古人犹用之。而淳于意之对孝文，尚谓："时时失之，臣意不能全也。"《易》曰："裕父之蛊，往见客。"奈何独取夫"裕蛊"者？以为其人虽死，而不出于我之为！呜呼，此张禹之所以亡汉，李林甫之所以亡唐也！

《唐书》许胤宗言："古之上医，唯是别脉；脉既精别，然后识病。夫病之与药，有正相当者，唯须单用一味，直攻彼病，药力既纯，病即立愈。今人不能别脉，莫识病源。以情臆度，多安药味。譬之于猎，未知兔所，多发人马，空地遮围，冀有一人获之，术亦疏矣！假令一药偶然当病，他味相制，气势不行，所以难瘥，谅由于此。"《后汉书》：华佗"精于方药，处齐不过数种"。夫《师》之"六五"，任"九二"则吉，参以"三""四"则凶。是故官多则乱，将多则败，天下之事亦犹此矣。①

在顾炎武看来，治病之事，自有理在。医家需要有敢于担当的负责精神，才能遇事不退，纵有失误，也属于其成长、成熟道路上必要的一步，这也是国家医事制度所必须给予保护的。如果医家治病违背了这种精神，只从个人的利益和生存出发，掩盖医技之陋，拖延病势，虽然看似患者不是死于其手下，仍然难辞其咎。这个道理通乎国家和天下的治理，凡是不明"主宰"，决断失当，看似处处周详者，其最终结果还是流于形式主义，皆有杀人、误国以至于败绝医道、祸及国家的危险。因此，从医也好，从政也好，皆不应该利用制度的漏洞以假公济私，而是应该主动弘扬制度的真精神，这样才能有利于社会的长治久安。

---

① 顾炎武，著.黄汝成，集释.日知录集释［M］.秦克诚，点校.长沙：岳麓书社，1994：170–171.

　　按照顾炎武的原意，古代的医师虽然也有"杀人"之事，但不是有心为之，其在行为上要高于虽不直接"杀人"，但巧于伪诈，终于误人的当代医师。医师有做人之理，也有做事之理。古今对比，顾炎武以为当代的医师还是失去了古代医师别脉识病、处方简要精当的精神，药味多而无用，空耗药力，枉费精神，致使决策无效，最终事败。究其原因，这与"官多则乱，将多则败"一样，缺乏主宰和协同，相互制约，劳而无功。

　　顾炎武原非专门治医者，但他在对医师的分析中处处透露出我国传统文化体系的特征，即事虽不同，理归一处。在前面的论述中曾经提起过他关于"天下兴亡"的议论，梁启超借题发挥，从中引发出时代大变局下的"新民说"。如今我们面临的同样是一个"百年未有之大变局"，与那时的"西风东渐"之强势不同，如今的"西风"早已为人们所熟悉和习惯，不仅失去了原来的威猛，而且暴露出其自身难以避免的缺陷，故而在全球范围内亟须借"东风"以自新，从而为促进文明的大融合创造了新的时代机遇。对我国来说，时代变了，也需要及时更换一下百年来的思维方式，从中医药"无理可通"的困境中超拔出来。

　　从顾炎武的分析中可以感受到，通过医事可以借以观察和分析国家和天下之事。在中国传统社会中，庸医的横行在一定程度上标志着整个社会的精神风貌极其混乱，否则，庸医虽不可免，但可以通过医事制度的完善给予得力的治理，防止庸医杀人于无形。事实上，庸医杀人，事出多因，既与其自身的伦理道德和技术水平密切相关，也与"医师"的社会地位关系重大，二者皆反映出医学事业发展的基本状况，进一步说则是反映出整个社会的文化发展水平。一般来说，技术水平低是从医初期的正常现象，但凡抱有济世利人之志，总能拜师求艺，博采众长，逐步成为一位技术水平高的医生。教师有教学相长的传统，医生也有向患者学习的传统，只有不断临证，在实践中提高看病能力，才能获得医学真知，以之造福社会。所以说，"低"不是"庸"，这只是一种暂时的状态，假以时日，"低"会被"高"所代替。这里所说的"庸"，当然也不是"中庸"。"中庸"是一种"极高明"的状态，是把"中"作为指导其日常生活做事的原则并具体贯彻落实到实践中的能力。"庸医"丢掉了"中"而只保留了"庸"，故而其在精神上处于一种自甘堕落、流于平庸的状态。因此，"庸医"杀人，其自身毫无痛感和愧疚，只要苟以自活，就可以对他人的生死麻木不仁，以至于到了"吃人"的地步。其实这就是顾炎武所谓的"亡天下"的象征，即在这种情况下，好的优秀的文化传统得不到传承和弘扬，"中庸"被"凡庸"代替，"至理"被"取巧"取代，长此以往，导致社会的道德水平普遍降低，纵有极个别的仁人志士坚守不懈，也只能"抱残守缺"，难以扶持危局。时至今日，中医药发展迎来了重新振兴的历史机遇。从可观察的现实情况来看，国家、地方和组织多把促进发展的重点放在了政策、资金、技术等容易见效的方面，而对中医药全行业及全社会的道德水平对中医药发展的促进作用关注不多。中医药的发展与道德水平之间的关系真的就那么重要和关键吗？实际上，这是看待中医药事业发展的视域上的重大转变，即衡量中医药事业发展的标准不再是以经济和科技的指标作为绝对标准，而是以其是否真正促进人们健康水平的提升作为基本标准。从中医药的理论来看，道德水平与健康之间具有明确的正相关关系，从而使人看到了健康与教化之间的理论路径。由此可见，当前全球医药与健康市场确实需要进行切实的改革，这也是中医药的复兴发展所必然涉及的重大主题。在此之前，关于道德伦理与价值观的论述基本上由文化、哲学、宗教等领域承担，医学只是一个应用性的领域，在上述论域中的发言权不是很大。况且随着科技的发展，人文学科在全球范围内普遍弱化，反映出在对科技的投入越来越大的趋势下，人文价值失去了在传统社会中的决定性地位。当然，就人类社会的整体发展来说，人文价值依旧是基础性的和不可缺少的，只是对有关问题的阐释需要创新以适应社会的整体发展，使得人类社会不能背离自身发展的目标而走向歧途。在人类文化多样化，道德价值多元化的历史与现实情况下，寻找共同与共通的语言也是"文明对话"以消除危机的根本目的。在这种全球加深沟通的大环境下，中医药的"至理"应当给予"文明对话"以基础性的启示，这就是通过构建全球的健康创新与服务体系来带动和促进全球道德价值体系的当代发展，即通过健康的可及性和实践性重新实现人文价值的主导性。在这种意义上，中医药的全球发展应当是当代世界一个标志性的事件，为此，我国的中医药界承担着重大的历史责任，要把中医药的兴衰看成与人类健康直接相关、命运相连的共同体的兴衰，为此需要建立"天下兴亡，匹夫有责"的自觉意识，通过每一个人的努力构建起人类的健康家园。如今人类正在通过科技的进步构建"万物互联"的服务体系，而要真正发挥这种服务体系的作用，需要夯实人本身的建设工作，这也是包括科技在内的人类文明的正当目的。但是，随着国际形势的风云变幻，这个目的在一定程度上被各种竞争所遮蔽，以至于竞争本身成为目的，进而竞争者被竞争本身所毁灭。因此，中医药在其全球发展的过程中，通过对自身核心理论和理念的阐释，应当在一定程度上能够促进人类的自我反思，从而有助于为人类的未来发展奠定一个健康的新起点。

其实，中医药的"至理"是和每一个人直接相关的生命和健康的终极性原理。如果这种"至理"只是一部分人的理论，那么其对全球的影响将是极为有限的。当然，是否每一个人都能够最终认识到以及如何才能认识到这种终极性的原理，这将是本文"教化"所阐述的基本问题。在实行"教化"之前，需要对这种"至理"的存在形态进行充分的考察，并进而消除诸多对中医药理论的误解。明代医家张介宾就曾经指出，《黄帝内经》为中医药所奠定的格局非常之大，可与天地同德，日月同辉，而不是"直规规治疾方术"：

《内经》者，三坟之一。盖自轩辕帝同岐伯、鬼臾区等六臣互相讨论，发明至理，以遗教后世。其文义高古渊微，上极天文，下穷地纪，中悉人事。大而阴阳变化，小而草木昆虫，音律象数之肇端，脏腑经络之曲折，靡不缕指而胪列焉。大哉至哉！垂不朽之仁慈，开生民之寿域。其为德也，与天地同，与日月并，岂直规规治疾方术已哉？①

在其编著的《类经》序言中，张介宾直接指出《黄帝内经》是黄帝君臣"互相讨论"，从而"发明至理"的记录，目的就在于"遗教后世"。这种"至理"包罗万象，通达委曲，虽然可以从多个角度来赞叹它的终极性，但是其最为人称道的则是对长寿之道的阐释及其功用，故而有"大哉至哉！垂不朽之仁慈，开生民之寿域"之赞叹。

对于《黄帝内经》及中医药学对长寿理论的研究和实践的贡献，当代世界没有给予足够的关注。随着现代生物技术的发展，有关促进长寿的药物技术发明层出不穷，并每每造成轰动效应，让人感觉到长寿似乎像服用一粒药丸以治愈疾病一样容易。这种与人自身的努力相分离，单纯依赖外物的长寿技术发展模式也曾经在中国历史上发生过，这就是关于"外丹"的理论与实践，秦皇汉武"求仙"的故事即发生在这一时期。历史事实说明，由于偏离了《黄帝内经》所阐述的"至理"，"外丹"实践造成了与长寿相反的效果，其中最大的问题是忽视了人体本身对外物的转化机制，即外物在人体内并不一定必然表现出其单独存在时的物理和化学性能，其要依赖人自身的转化才能实现原初的目的。一旦转化受制，生机受阻，看似能够促进长生的"外物"则可能变成"毒物"，戕害"长命"。因此，在隋唐之际，中国道教史上的"炼丹"运动发生了一次重大转变，并影响至今，这就是"内丹学"的兴起。内丹修炼，讲究以人体自身的精气神作为"药物"，而对精气神理论及其规律的系统性阐述，则以《黄帝内经》最为全面而深刻。可以说，从历史渊源上来看，向《黄帝内经》思想理论的回归是内丹运动得以深入发展的

① 张介宾.类经·序［M］.北京：人民卫生出版社，1965：5.

成功经验，其关于生命修炼的最高成就实际上也是中医药"至理"的直接表现。在张介宾生活的明朝，内丹运动已经过道教全真派的鼎力传播，影响深远，他作为医家，一方面吸收了内丹运动的积极成果；另一方面则坚持《黄帝内经》所奠定的传统，并对其进行了系统性的整理，"凡历岁者三旬，易稿者数四，方就其业"①。他之所以花费三十年的时间类编整理，在于要让"至道""尽明于世"，使世人得以认识《黄帝内经》的真义，避免通常性的错误理解：

> 是役也，余诚以前代诸贤注有未备，间有舛错，掩质埋光，俾至道不尽明于世者，迨四千余祀矣。因敢忘陋效颦，勉图蚊负，固非敢弄斧班门，然不屑沿街持钵。故凡遇驳正之处，每多不讳，诚知非雅。第以人心积习既久，讹以传讹，即决长波犹虞难涤，使辨之不力，将终无救正日矣。此余之所以载思而不敢避也。②

张介宾是在明朝末期的"天启四年"完成这一艰巨工作的，此时的中医药仍然处于中国传统文化和社会的氛围之中，因此他的工作相对来说尚比较单纯，没有涉及与西方文化与科学的"类比"问题。在这种时代背景下，他在分门别类之时，首以"摄生类"以表明"至理"之开端：

> 合两为一，命曰《类经》。类之者，以《灵枢》启《素问》之微，《素问》发《灵枢》之秘，相为表里，通其义也。
>
> 两经既合，乃分为十二类：夫人之大事，莫若死生，能葆其真，合乎天矣，故首曰摄生类。生成之道，两仪主之，阴阳既立，三才位矣，故二曰阴阳类。人之有生，脏气为本，五内洞然，三垣

---

① 张介宾.类经·序［M］.北京：人民卫生出版社，1965：8.
② 张介宾.类经·序［M］.北京：人民卫生出版社，1965：7.

治矣，故三曰脏象类。欲知其内，须察其外，脉色通神，吉凶判矣，故四曰脉色类。脏腑治内，经络治外，能明终始，四大安矣，故五曰经络类。万事万殊，必有本末，知所先后，握其要矣，故六曰标本类。人之所赖，药食为天，气味得宜，五宫强矣，故七曰气味类。驹隙百年，谁保无恙？治之弗失，危者安矣，故八曰论治类。疾之中人，变态莫测，明能烛幽，二竖遁矣，故九曰疾病类。药饵不及，古有针砭，九法搜玄，道超凡矣，故十曰针刺类。至若天道茫茫，运行今古，苞无穷，协唯一，推之以理，指诸掌矣，故十一曰运气类。又若经文连属，难以强分，或附见于别门，欲求之而不得，分条索隐，血脉贯矣，故十二曰会通类。汇分三十二卷。此外复附著《图翼》十五卷。盖以义有深邃，而言不能该者，不拾以图，其精莫聚；图象虽显，而意有未达者，不翼以说，其奥难窥。自是而条理分，纲目举，晦者明，隐者见，巨细通融，歧二毕彻，一展卷而重门洞开，秋毫在目。不唯广神乎来学，即凡志切尊生者，欲求兹妙，无不信手可拈矣。[①]

从求"至理"和明"至道"的角度出发，张介宾把"摄生"置于"阴阳"之先，深得《黄帝内经》之神髓，为后世中医药学的理论研究做出了典范。"摄生类"共包括七个条目，分别为"上古之人春秋百岁，今时之人半百而衰""上古之人之教下""古有真人、至人、圣人、贤人""四气调神""天气清静藏德不止，圣人从之故无奇病""四时阴阳从之则生逆之则死""不治已病治未病"。我们看到，张介宾是在中医药理论的自主传统的基础上突出"摄生"意义的，这一做法与他参考的四位前贤在精神上是一致的，尤其是对唐代王冰重新编次《素问》体例的一次时代性的重演：

① 张介宾.类经·序［M］.北京：人民卫生出版社，1965：6-7.

粤稽往古，则周有扁鹊之摘《难》，晋有玄晏先生之类分，唐有王太仆之补削，元有滑撄宁之撮钞，鉴此四君子而后意决。[①]

张介宾下定决心对《黄帝内经》进行类编整理而成《类经》，既是对"四君子"精神的继承，同时也是一次新的综合。这次综合是以"摄生"统领全体而完成的，逻辑清晰，体系完整，体现《黄帝内经》的精神实质。在前面的有关分析中曾经提到，扁鹊医术高超，但其碍于时代之变迁，只能以医术虚与委蛇，不能在当世以行大道，故而《难经》所展示的多是具体的医学知识，在具体中表现大道之行。如"六十六难"即是这种方式：

> 曰：经言肺之原，出于太渊。心之原，出于大陵。肝之原，出于太冲。脾之原，出于太白。肾之原，出于太溪。少阴之原，出于兑骨。胆之原，出于丘墟。胃之原，出于冲阳。三焦之原，出于阳池。膀胱之原，出于京骨。大肠之原，出于合谷。小肠之原，出于腕骨。十二经皆以俞为原者，何也？
>
> 然五脏俞者，三焦之所行，气之所留止也。三焦所行之俞为原者，何也？然脐下肾间动气者，人之生命也，十二经之根本也，故名曰原。三焦者，原气之别使也，主通行三气，经历于五脏六腑。原者，三焦之尊号也，故所止辄为原。五脏六腑之有病者，皆取其原也。[②]

这里明确指出之所以把"脐下肾间动气"命名曰"原"，原因在于这既是"人之生命"，也是"十二经之根本"。认识、把握和应用这个"原"，是治愈"五脏六腑之有病者"的总纲。事实上，道教内丹学、传

---

① 张介宾.类经·序［M］.北京：人民卫生出版社，1965：6.

② 廖平.廖平医书合集［M］.天津：天津科学技术出版社，2010：1239–1241.

统武学也非常重视"肾间动气"，表现出与中医药学认识的一致性。

由此可见，扁鹊之学实际上蕴藏着中医药学的"自主传统"，并在生理上具体体现出来。人们比较中医生理学与现代解剖生理学的区别，以为后者为精细科学，故而否定中医经络的存在。其实，经络也是中医药自主传统的有机组成部分，一旦对"自主"有了初步的认识，对中医生理学的理解将会完全不同。

晋代的皇甫谧，自号"玄晏先生"，他把《素问》《针经》《明堂孔穴针灸治要》三部书"类分"，"删其浮辞，除其重复，论其精要"，集成《黄帝三部针灸甲乙经》(也称《针灸甲乙经》，简称《甲乙经》)。这部针灸学巨著以《精神五脏第一》开篇，显示出皇甫谧对"自主传统"的自觉认识：

　　黄帝问曰：凡刺之法，必先本于神。血脉营气精神，此五脏之所藏也。何谓德、气、生、精、神、魂、魄、心、意、志、思、智、虑，请问其故。岐伯对曰：天之在我者德也，地之在我者气也，德流气薄而生也。故生之来谓之精，两精相搏谓之神，随神往来谓之魂，并精出入谓之魄，可以任物谓之心，心有所忆谓之意，意有所存谓之志，因志存变谓之思，因思远慕谓之虑，因虑处物谓之智。故智者之养生也，必顺四时而适寒暑，和喜怒而安居处，节阴阳而调柔刚。如是则邪僻不至，长生久视。故怵惕思虑者，则神伤，神伤则恐惧，流淫而不止。因悲哀动中者，则竭绝而失生喜乐者，神惮散而不藏。愁忧者，气闭塞而不行。盛怒者，迷惑而不治。恐惧者，荡惮而不收[1]。[2]

---

① 不收：《太素》作"失守"。

② 张灿玾，徐国仟.针灸甲乙经校注［M］.北京：人民卫生出版社，1996：2-9.

第二章　中医药：古学新命

/

179

　　自主传统的最高体现是"邪僻不至，长生久视"，皇甫谧对此深谙于心，并与他的其他著作如《高士传》《逸士传》《列女传》等相参印。特别是他对入选"高士"的标准要求严格，必须做到"身不屈于王公，名不耗于终始"。按照这个标准，即便是被孔子、司马迁称颂过的伯夷、叔齐，也因有过"叩马而谏"的自屈行为被排除在外。同样，被班固表彰过的龚胜、龚舍，虽然断然拒绝出仕新莽，晚节很好，但早年也出过仕，不符合"始终如一"的标准。因此，皇甫谧《高士传》所记载的九十六名高士，全是没有出过仕的"高让之士"（《高士传序》），读其传记，确有"澡雪精神"之感。皇甫谧本人也一样，"沈静履素，守学好古，与流俗异趣"（《晋书·皇甫谧传》），一生屡被朝廷征召，但他"竟不仕"，也因此避免了何晏、嵇康等魏晋"名士"中道被杀的悲剧。因涉及政治而被杀，与不懂医道而自误原因不同，其致则一。在《针灸甲乙经序》中，皇甫谧直谓"不知医事"则为"游魂"，应当"精思极论尽其理也"：

　　　　夫医道所兴，其来久矣。上古神农，始尝草木而知百药。黄帝咨访岐伯、伯高、少俞之徒，内考五脏六腑，外综经络血气色候，参之天地，验之人物，本性命，穷神极变，而针道生焉。其论至妙，雷公受业，传之于后。伊尹以亚圣之才，撰用《神农本草》，以为《汤液》。中古名医有俞跗、医缓、扁鹊，秦有医和，汉有仓公。其论皆经理识本，非徒诊病而已。汉有华佗、张仲景。华佗奇方异治，施世者多，亦不能尽记其本末。若知直祭酒刘季琰，病发于畏恶，治之而瘥。云后九年，季琰病应发，发当有感，仍本于畏恶，病动必死，终如其言。仲景见侍中王仲宣，时年二十余。谓曰："君有病，四十当眉落，眉落半年而死。"令服五石汤可免。仲宣嫌其言忤，受汤勿服。居三日，（仲景）见仲宣谓曰："服汤否？"仲宣曰："已服。"仲景曰："色候固非服汤之胗，君何轻命也！"仲宣犹不信。后二十年果眉落，后一百八十七日而死，终如其言。此二事虽扁鹊、仓公无以加也。华佗性恶矜技，终以戮死。仲景论广伊尹《汤液》为十数卷，用之多验。近代太医令王叔和，撰次仲景遗论甚精，皆可施用。按《七略》《艺文志》，《黄帝内经》十八卷，今有《针经》九卷，《素问》九卷，二九十八卷，即《内经》也。亦有所亡失。其论遐远，然称述多而切事少，有不编次。比按仓公传，其学皆出于是，《素问》论病精微，《九卷》原本经脉，其义深奥，不易觉也。又有《明堂孔穴针灸治要》，皆黄帝、岐伯遗事也。三部同归，文多重复，错互非一。甘露中，吾病风加苦聋，百日方治，要皆浅近。乃撰集三部，使事类相从。删其浮辞，除其重复，论其精要，至为十二卷。《易》曰："观其所聚，而天地之情事见矣。"况物理乎。事类相从，聚之义也。夫受先人之体，有八尺之躯，而不知医事，此所谓游魂耳！若不精通于医道，虽有忠孝之心，仁慈之性，君父危困，赤子涂地，无以济之，此固圣贤所以精思极论，尽其理也。由此言之，焉可忽乎。其本论，其文有理，虽不切于近事，不甚删也。若必精要，俟其闲暇，当撰核以为教经云耳。[①]

在皇甫谧看来，"针道"是"本"于"性命"，"穷神极变"的理论学说，可谓"至理"，"若不精通于医道"，则可能人身不存，"人事"难行，一切礼乐文明将尽数废弃，变成"游魂"。"游魂"一词语出《周易·系辞上》的"精气为物，游魂为变"。古今解易，各家对此解释不同。按照皇甫谧的语意，则是指失去了人身依托的"鬼魂"。魏晋时代，社会动荡，战争频仍，本来就容易遭受横祸，如若不懂医道，自加珍惜，那么生命本身就得不到根本性的保障，真是直如"游魂"。进而言

① 张灿玾，徐国仟.针灸甲乙经校注·黄帝三部针灸甲乙经序［M］.北京：人民卫生出版社，1996：56.

之，如若不能精研医道，体悟至理，那么就难以做到我命在我不在天，不知哪天就可能变成游魂。宋代著名的内丹学家张伯端（984—1082）也曾经以此现象劝人及早修道，免遭无常。他在《悟真篇·七言四韵十六首其一》曰：

> 人生虽有百年期，寿夭穷通莫预知。
> 昨日街头犹走马，今朝棺内已眠尸。
> 妻财遗下非君有，罪业将行难自欺。
> 大药不求争得遇，遇之不炼是愚痴。

这个劝道歌是对个人而言，"走马"和"眠尸"对比，"游魂"之义尽显。千年之后，鉴于我国中医药事业发展的现状，一批中医药基础理论、战略和文化研究专家提出要"重铸中华医魂"，从而皇甫谧所说的医事也就从个人扩大到国家层面。2004年2月18—20日，重铸中华医魂——全国中医基础理论重点学科建设北京论坛召开，原中国中医研究院中医基础理论研究所邀请有关专家各抒己见，阐发重铸之理。从研讨主题来看，中华医魂原来是存在的，只是由于受到各种因素的影响，这个医魂尽管还在，但是已接近于游魂的状态，令人不得不拍案而起。正如在前文所阐述的那样，如今中华文明的创新发展需要解决与西方文明的关系问题，这里所说的"重铸"，其内在的逻辑层面也是如此，具体来说就是如何恰当处理与西医和现代科学的关系。我们看到，有关专家在处理这一问题时基本上是以中医药主体为本位的，应当首先遵循中医药的自身发展规律，才能使其医魂主宰其事，不会变成游魂。事实上，潘桂娟、陆广莘、贾谦、林中鹏、李致重等先后呼吁，希望我国政府主管部门在制定有关具体的政策和法律法规之时，充分考虑这些措施有可能偏离中西医结合的卫生工作方针精神，造成限制中医药事业发展的问题。贾谦等人在其研究报告《走出中医发展误区，重铸中华医魂》中认为，教育失误是造成诸多误区的总根源，当然，"重铸中华医魂的当务之急"也是改变教育导向。报告具体指出：

> 百年来最大的失误是教育失误，教育中最大的失误是中医药文化教育失误。教育的失误导致民众忘记了自己的文化，导致西方中心论的科学主义泛滥，不再了解也不再信任最可能解决我们健康的中医药；中医药教育的失误导致我国中医人数大大削减，质量大大下降，已经到了必须抢救的时候了；西医药成了衡量中医药的金标准，民间中医不再有行医权，不再能够自制丸散膏丹；国家的科研经费绝大多数给了西医药，给中医药的有限资金大多数给了中西医结合。岁月不饶人，以"只争朝夕"的精神重铸中华医魂是当务之急。[①]

2007年，贾谦等人的《中医战略》一经出版，可以说是洛阳纸贵。可以说，这是一本在时代发生深刻转变时讲出了中医药人的心声和希望，使人扬眉吐气，医魂复苏的著作。有关观点和政策建议还将在后文述及，此处所指的"金标准"现象，其前因后果确实与百年来的教育导向有关。当然，百年来的社会和文化变迁非常复杂，不是简单地肯定或否定问题。在中国文化的传统中，好东西不被重视的现象也可称为"蒙尘"，按照贾谦先生的看法，中华人民共和国成立前中医药的遭遇是的的确确的"蒙尘"，甚至可说是"蒙难"。从历史的角度来看，任何一种文化都是起起伏伏的状态，既难保长盛不衰，一般情况下也不会彻底断绝。抛开情绪性的爱憎分明的评述，我们看到，不仅是中医药，世界各地的传统医学在近百年的现代发展过程中也都先后陷入困境，并在21世纪前后又逐渐得到复兴发展。因此，具体到中国的情况，用"失误"来

① 贾谦，等.中医战略［M］.北京：中医古籍出版社，2007：277–278.

评论并无不妥之处，如果扩开来看，这种"失误"也是时代变化的一种显现，即所谓价值观的变化。不同的价值观皆有与之相应的理论，如果各执一词，不能相通，那么冲突则不可避免。事实上，"重铸中华医魂"的提出，既是历史上中西医冲突的一种现实反映，也是在中国当代发展的现实情势下，对中医药重大战略地位的一种肯定。在这种情况下，有人会把上述提法看作是新的冲突，当中医药在遭受一次次的冲击时，有识之士都会提出不同的看法和相应的解决方案，希望改变那种绝对化的做法，为中医药留下自主发展的余地。可以说，发生的数次中西医之争，其基本格局都是"西医在朝，中医在野"，受这种格局的制约，中医药界的基本做法是，他们不反对"中西医结合"的卫生方针，只是希望真正贯彻落实这一方针的精神，而"重铸中华医魂"，则是面向21世纪发展的中医药为"中西医结合"方针所注入的新的时代精神。这里的"中华医魂"，实际上已经包括中医和西医在内的在中国的整个医学，故而既需要看到其狭义的一面，更要看到其广义的一面。

那么，"中华医魂"，"魂"系何处？这是一个在重铸过程中必须首先面对和需要在理论上加以解决的基本问题。在性质上，这个问题既是医学的基本问题，又超出一般的医学范畴，成为一个哲学、文化、宗教甚至与经济和政治相关的普遍问题。皇甫谧指出："若不精通于医道，虽有忠孝之心，仁慈之性，君父危困，赤子涂地，无以济之，此固圣贤所以精思极论尽其理也。"他认为医道有益于儒家文化精神的落实，使之得济，而得济的前提则是"精思极论"以尽其理。同样，在党中央、国务院于2016年发布《"健康中国2030"规划纲要》中，提出健康中国建设的目标和任务之后，《国务院关于实施健康中国行动的意见》（国发〔2019〕13号）在"基本原则"里提出"倡导每个人是自己健康第一责任人的理念"：

自主自律、健康生活。倡导每个人是自己健康第一责任人的理念，激发居民热爱健康、追求健康的热情，养成符合自身和家庭特点的健康生活方式，合理膳食、科学运动、戒烟限酒、心理平衡，实现健康生活少生病。①

这里的理念是与指导思想中关于"加快推动卫生健康工作理念"转变是一致的：

> 贯彻新时代卫生与健康工作方针，强化政府、社会、个人责任，加快推动卫生健康工作理念、服务方式从以治病为中心转变为以人民健康为中心，建立健全健康教育体系，普及健康知识，引导群众建立正确健康观，加强早期干预，形成有利于健康的生活方式、生态环境和社会环境，延长健康寿命，为全方位全周期保障人民健康、建设健康中国奠定坚实基础。①

在《"健康中国2030"规划纲要》的"指导思想"中，强调要"牢固树立和贯彻落实新发展理念"，这是对党的十八届五中全会提出的"创新、协调、绿色、开放、共享"的新发展理念的具体落实。由此贯穿来看，"倡导每个人是自己健康第一责任人的理念"既与新发展理念息息相通，也是对新发展理念的承担。古今相通，在健康的问题上，第一责任人的理念既是对中医药自主传统的现代表达，也是对中医药文化精神的回归。我们看到，加快推动卫生健康工作理念的转变并不容易，在短期范围内，人们很难从以治病为中心的理念、体制、机制中超拔出来，只有逐渐让新发展理念处于主导地位，才能自动消除旧理念的影

---

① 国务院.国务院关于实施健康中国行动的意见（国发〔2019〕13号）［EB/OL］.（2019-07-15）［2024-09-10］. https://www.gov.cn/zhengce/zhengceku/2019-07/15/content_5409492.htm?ivk_Sa=1023197a.

响，从而通过第一责任人的理念的落实，实现中医药自主传统的创造性转化。在《"健康中国2030"规划纲要》中，"实现中医药健康养生文化创造性转化、创新性发展"是"充分发挥中医药独特优势""发展中医养生保健治未病服务"的最终目标：

> 实施中医治未病健康工程，将中医药优势与健康管理结合，探索融健康文化、健康管理、健康保险为一体的中医健康保障模式。鼓励社会力量举办规范的中医养生保健机构，加快养生保健服务发展。拓展中医医院服务领域，为群众提供中医健康咨询评估、干预调理、随访管理等治未病服务。鼓励中医医疗机构、中医医师为中医养生保健机构提供保健咨询和调理等技术支持。开展中医中药中国行活动，大力传播中医药知识和易于掌握的养生保健技术方法，加强中医药非物质文化遗产的保护和传承运用，实现中医药健康养生文化创造性转化、创新性发展。[①]

至今为止，学术界对第一责任人的理念与实现中医药健康养生文化创造性转化、创新性发展之间的关系尚未开展深入探讨，当然也就谈不上形成共识。在我们上述的梳理中可以看到，中医药的自主传统所强调的精神实质就是健康自主，当代的表述就是每个人是自己健康第一责任人，这一理念是从中医药的理论形成之始就已经确立，并成为传统，历代关于中医药典籍和理论的阐释也没有背离这一传统。如今在健康中国建设的行动方案中倡导这一理念，一旦明确了这一理念的传统基础和来源，自然可以促进实现中医药健康养生文化创造性转化、创新性发展。事实上，这种理论上的阐释效应远远不限于健康中国的建设，可以推

---

① 中共中央，国务院."健康中国2030"规划纲要［EB/OL］.（2016–10–25）［2024–09–10］. http://www.gov.cn/zhengce/2016–10/25/content_5124174.htm.

测，一旦健康中国建设的示范效应有目共睹，那么自当能够促进中华优秀传统文化的创造性转化和创新性发展。因此，从中医药的自主传统来看，第一责任人的理念包含至理，这既为新理念找到了传统基础，也为老传统找到了新的出路。问题在于，如果这一理念阐释不清，落实不力，那么所谓的创造性转化和创新性发展也就难以真正完成，这也是中医药的当代教化所必须突破的障碍。

从中医药发展的历史经验来看，回到经典，研究和领悟至理是宣扬至理的第一步。上述的皇甫谧整理《针灸甲乙经》是这样，唐代的王冰花费12年的时间"重广补注《黄帝内经·素问》"也是这样，"冀乎究尾明首，寻注会经，开发童蒙，宣扬至理而已"。在王冰看来，《黄帝内经·素问》文以载道，包含至理，苟能文本可靠，经义宣明，那么从中受益的不仅仅是华夏，即便与中华文化不同的少数民族也会看到希望，得到帮助：

> 庶厥昭彰圣旨，敷畅玄言，有如列宿高悬，奎张不乱，深泉净滢，鳞介成分。君臣无天枉之期，夷夏有延龄之望。俾工徒勿误，学者惟明，至道流行，徽音累属，千载之后，方知大圣之慈惠无穷。[①]

王冰在这里对他的努力充满信心，认为只要满足了"工徒勿误，学者惟明，至道流行，徽音累属"这四个条件，那么假以时日，千年之后，人们自当会明白和感受到创造中医药的"大圣"们的"慈惠"之心。这里"徽音"指德音、福音，用以喻指《素问》中完美之医理，"累属"是连续承接不绝的意思。我们看到，王冰带有前提条件的预测还是有先见之明，即《黄帝内经·素问》在经过他的定本之后，又辗转传承，至于今日，其间经过宋、元、明、清的传统中国社会，又经过了近百年的时代和社会转型，可以说"一梦醒来"就过去了一千多年。由于社会

---

① 王冰.重广补注黄帝内经素问·序［M］.北京：人民卫生出版社，1963：7.

历史发展的复杂性，王冰所期望的"慈惠无穷"仍然处于一种理论形态，至理也尚未宣明。只是从中国历史文化发展的过程来看，至道也好，至理也好，其流行和宣明都是一种表现状态，其势有大小强弱之别，其实则并没有本质上的变化。我们看到，明代的张介宾在对《黄帝内经》类编的过程中还是直接继承了王冰的精神，并在元代滑寿《读素问钞》的基础上，把"摄生"从排序在"藏象""经度""脉候""病能"之后的第五上升为第一①。其做法与王冰把"上古天真论"从全元起注本的第九卷"移冠篇首"异曲同工。我们看到，王冰和张介宾的这一行为皆是其对《黄帝内经》至理的一种宣明方式，或者说，他们共同看到了宣明至理的最佳方式是摄生、养生的实践，而实践的主体则是人本身，这也符合"苟非其人，道不虚行"的文明传统。

那么，在我国近现代思想家看来"无理可通"的中医药，其在中国文化历史上却被看成中有至理，其间的鸿沟看似不可跨越，其实也是回头是岸的相似情景，而让当代世界重新审视中医药至理是人类对健康的根本需求。在中医药看来，健康是至理的直接体现，人的健康水平与对至理的自主实践密切相关，而且在中医药的发展历史上，并不存在以治病为中心的理论和实践体系，中医治病看似复杂多变，其实也是以患者为本，以人的正气为中心，而把病情看作只是人体健康的征象。人们往往不仅从这个表象去看，而且是用西医治病的方式类比来看，因此造成当代世界对中医的普遍误解。在存在这种普遍误解的情况下，通过临床治病来宣明至理就自然显得道阻且长，而通过摄生、养生就显得直接快捷。进一步说，一般来说，在当今的医疗体系之中，治病的第一责任人当然是主管医生，只有进入养生的领域，倡导每个人是自己健康第一责任人的理念才有可能真正落实。况且从意义来看，第一责任人不是法律术语，而是政治、经济、文化和社会生态的通用表述，具有强制性

---

① 滑寿，编辑.汪机，续注.读素问钞[M].北京：人民卫生出版社，1998：99.

的内涵。而当"每个人是自己健康第一责任人"的时候，强制则变成自觉。因此，这一"理念"所代表的是自觉性的转变，而"至理"则代表对自己健康的最高觉悟境界，从而使得中医药文化显示出独有的特征和价值。

综合来看，中医药的"至理"就是其"自主传统"的最终理论形态，这一理论只有通过个体实践才能"宣明"，《黄帝内经·素问》开篇所论述的"真人""至人""圣人""贤人"皆是实践"至理"的典范。当代社会为建设健康中国而"倡导每个人是自己健康第一责任人"的理念，其在精神上不仅与《黄帝内经》相通，而且为中医药的现代发展及全球发展奠定了理念上的基础，使得"每个人的中医"成为可能。

二、健康与文明

从清末李鸿章感叹"千年未有之大变局"以来，中国文化经历了一个从沉沦、质疑、澄清到重建自信的认识周期，其间儒家、道家、佛家等中国文化的主体皆曾先后面对时代，适应时代，发展出与时代发展相适应的新面貌、新精神，从而为中国文化的创造性转化和创新性发展作出了各自的贡献。只是从整体来看，儒道释的贡献也是局部性的，属于"第三期"中国文化整体创新的阶段性成果，尚未最终实现与西方文化的融合创新。在探索融合道路与经验的历史过程中，中医药逐渐凸起，从全球健康发展的新角度显示出中国文化的新风新貌。特别是在面对"百年未有之大变局"的形势下，中医药从各个方面皆已显示出新的中国文化创新发展主体的迹象。可以说，中国文化的医学时代即将到来。

这是本文作者的一个判断，大约十年前就已经形成了。2013年，笔者在出版《〈黄帝内经〉的原创之思》时，中国医药科技出版社的出版策划人赵中月老师就已经把这个判断印在了书面上。当然，这个判断得到了中医药界的支持，这可从我几次在研讨会上以此为主题的发言所获得的肯定中得到印证。其实，这个判断从我于2006年参加制定《中医药国际科技合作规划纲要（2006—2020年）》的工作时就已经有了模型。当时我曾经提出了"建设全球健康高速公路"的设想，有关领导对此也非常感兴趣，但由于种种原因，这个想法还是在"中医药国际化"的"主流做法"下被忽视了。这也难怪，当时中医药的国际化存在"铺轨"还是"接轨"的战略路径选择，在已经对"接轨"存在路径依赖近百年的情况下，截然转向"铺轨"也确实感到难以接受和适应。从此之后的十七年来，中医药的发展环境已经大大改善，人们对中医药的看法也大为不同，这就使得原来的理论设想赶上了有可能付诸实践的历史机遇。这里也有一个如何看待这个历史机遇的问题，其间的思想、理论、路线、方针选择，将随着看法的不同而不同。实际上，中医药的现代和全球发展并不是一个简单的"接轨"或"铺轨"的选择问题，其在本质上是一个从旧的时代向新的时代的启蒙和转型问题。在中国接受了一百多年的现代启蒙的条件下，忽而要接受中医药的"再启蒙"，这就如同人们很难理解"瞻之在前，忽焉在后"的现象一样，确实一时间感到落差太大，不愿承认和接受。

这个问题的解决断然不是一个人努力的结果，而是一个时代选择的结果。更进一步说，这是一个时代对健康路径选择的结果。四时更替，天道使然。一个显而易见的趋势是，随着中医药帮助更多的人战胜疾病，恢复健康，这一古老的传统医学正在赢得越来越多的尊重。在现代医学（西医）占据主流地位的情势下，中医药并不是大多数人求医问药的首选，在其所赢得的尊重里，有许多是来自绝境重生后的真实感情。我们基本上都听说过或遇见过"奇迹"的例子，即在西医判定"死刑"的情况下，通过中医药的精心调治，中医药最终战胜了所谓的"绝症"。这些"绝症"包括癌症、红斑狼疮、艾滋病等，尽管西医对此效果存疑，但在患者看来，中医药确确实实创造了"奇迹"。与此相关，很多名老中医也都很认同"三水患者"的说法，这些患者首选西医，再选一般的中医，第三次才遇见能够最终解决问题的经验丰富的中医。一般来说，患者对名老中医的信赖反映了中医药经验性的一面，但在名老中医自己看来，这种经验恰恰来自对中医药理论的深切体会。事实上，一旦对理论融会贯通，年轻的中医同样也会得到患者的尊重。反之，即便是老中医，如果在临床上胶柱鼓瑟，也同样得不到患者和社会的认同。因此，我们能够理解，中医药之所以得到越来越多的尊重，不是因为其是古老的医学，而是源自至今仍然卓有成效的传统，这种传统所依赖的理论能够有效指导实践，故而才能令人信服和尊重。如果说中医药的传统依然鲜活生动，那么，支持这一传统的理论也应该具有同样的特征。按照上述关于中医药文化传统的研究，这种特征就是"至道流行""至理宣明"，超越时代而又永远与时代同行。

应当说，中医药是在不期然而然中登场的，也是在"百年未有之大变局"的时代环境中被选择的，这种选择是从其自主性的当代显现开始的，而这种显现又与当今的时代精神深度吻合，从而使得中医药的发展有一种不可阻挡的时代趋势。因此，在面对诸多现实存在的看似不可逾越的难题时，应当充满信心，静待花开。虽然待其再度花开之时，已是经过了沧桑巨变，其间几度存废，薪火相传，锲而不舍，才终于悟出了认知上的颠倒，回到历史的原点重新起航，而这种起航的意义已经超越了中医药本身，从中可以看见一个古老文明的复兴。一般来说，对自主性的考察是哲学研究的基本课题，对中医药则是对其之所以为中医药的系统性阐释。在中国传统社会中，与政治、经济、文化、军事、科学、宗教等显学相比，医学显得默默无闻。虽然医者出入庙堂，走街串巷，触及社会的每一个角落，发挥着疾病防治、救死扶伤、维护健康的作用，承担了保障中华民族繁衍生息的重任，但是医学在中华文明发展中的作用还是被远远低估了，其基本表现是人们往往强调易学、道学、儒学、佛学、天文学、农学等其他学科的发展对医学发展的影响，忽略了医学本身的独立和自主发展的事实，更忽略了医学对生命、疾病和健康的终极性认识对其他学科的决定性影响。事实上，因为直接关系着生死存亡，医学在应用的层面上成为当仁不让的百科之王，具有无比强大的包容性。只要有助于救亡续存，补益健康，一切知识和手段都可以具有医学上的意义和价值。也就是说，医学能够改变知识的原来属性，或者说，使原来的知识尽显其医学意蕴。不过这种变化和吸收是以生命的自主性为原则的，也正因为对这个原则的发现、认识、守护和发扬，中医药在遵循自主发展规律的同时，其在文化上的积累及其贡献自然成为文明的宝藏。

如今，这个宝藏即将被打开，而打开的"钥匙"就是中医药的自主传统。通过上述对这个自主传统的研究可以看出，这个"自主"是每个人与生俱来的，善于认识、发挥这个"自主"，那么就能够取得健康上的最高成就。实质上，这是通过健康而获得的对人之为人的终极性认识，这使得医学成为文明体系中不可替代的，同时也是新的价值标准。中医药成为文明的新标准是一个具有全球性意义的时代现象，这为中医药的全球发展战略研究奠定了坚实基础。我们看到，在西方科学与文明的映衬下，中医药成为中国科学与文明的集中体现，而对中医药自主传统的研究、理解、阐释、挖掘和发扬，将促进中华文明面向全球化的传承与创新发展，并通过其对健康社会建设的基础性和开创性贡献，促进自身价值的全球性认同。不得不说，一旦自主，一切皆变。

在健康已经成为社会发展核心议题的时代背景下，中医药的自主传统使健康的自主性获得了理论和文化传统的支持，从而使得健康中国建设和世界卫生组织关于从疾病向健康的"中心"转移超越了医学范畴和领域，成为一个时代性的每一个人皆必须参与和负起责任的文化启蒙运动。由中医药担负起新时代文化启蒙的责任，这既是中华文明和全球文明发展的重大历史事件，也是通过健康促进中华优秀传统文化创造性转化与创新性发展的历史契机。实际上，中医药能够成为"打开中华文明宝库的钥匙",这个命题本身就带有启蒙的意义,也就是说,中医药将通过对健康的贡献使中国和全球重新认识中华文明,从而为更好地传承文明,接续辉煌奠定坚实的基础。

从历史来看,医学一直是文明的有机组成部分,只是显得低调罢了。这种低调并不是医学故意为之,而是历史发展的主旋律尚未脱离传统的"经史子集",故而医学深藏其中,未能脱颖而出。事实上,医学之所以能够藏而不露,蓄机待发,这并不是因为中医药是中华文明的异类,恰恰是由于其忠于本职,涵泳优游,坚守自主传统而又集大成的结果。正因为中医药是中华文明的集大成者,故而其本身就是一个不可替代的"宝库",只要打开了这个"宝库","中华文明的宝库"就能够尽收眼底,一览无余。可惜的是,长期以来,在知识的层面上,中医药被近代历史深深地误解了,而一旦消除这种误解,并看到医学即将成为未来文明建设的基础,那么中医药博大精深的底蕴就会厚积薄发,呈现出源源不断的力量。这是从以往的经验中难以推论,也是难以想象的。这个问题只有从整体上把握住了中医药的学科特征,才有可能最大限度地释放其理论潜力,促使其在实践中达到心手相应的效果。令人遗憾的是,在构建中国现代学术体系的过程中,中医药学并没有自主性可言,不由分说就一直被当作自然科学的门类来对待,从而跳入了被动洗清自己不科学的漩涡。这种认识来源于与现代医学的类比思维,认为同为医学,中医药学也应该与现代医学一样,成为科学的医学。直到如今,绝大多数人仍然抱持同样的观点,以为无论是中医还是西医,医学的发展必须依赖科学的发展而后能。

受当时风气的影响,冯友兰在其所著的奠基性的《中国哲学史》中,并没有专门讨论中医药的哲学,只是在论及"阴阳家与科学"的关系时顺便提及,可见他也以为中医药具有自然科学的属性。其论如下:

阴阳家之学,虽有若斯流弊,而中国科学萌芽,则多在其中。

盖阴阳家之主要的动机，在于立一整个的系统，以包罗宇宙之万象而解释之。其方法虽误，其知识虽疏，然其欲将宇宙间诸事物系统化，欲知宇宙间诸事物之所以然，则固有科学之精神也。秦汉之政治，统一中国，秦汉之学术，亦欲统一宇宙。盖秦汉之统一，为中国以前未有之局。其时人觉此尚可能，他有何不可能者。其在各方面使事物整齐化、系统化之努力，可谓几于热狂。吾人必知汉人之环境，然后能明汉人之伟大。

试观以上所略述，可见中国之讲历法音乐者，大都皆用阴阳家言，此外如讲医学及算学者亦多用阴阳家言。试观《黄帝内经》及《周髀算经》等书，即可知之。阴阳家在此各方面之努力，直至最近，始渐消灭。①

研究中国哲学思想而不以中医药为然，这不是冯友兰故意为之，而是自古以来接续不断的传统。早在《庄子·天下》《荀子·解蔽》及司马谈《论六家要旨》等讨论评述各家学术思想特点的文献中，医家皆没有入选，班固在《汉书》中次叙百家学说之源流，其中也不包括医家。当时的医家与经方、神仙、房中一起被称为"方技"之学，以实用实效为主，哲学思想及其"内圣外王"之道并不在其深入讨论的议题之内。直到现代，中医药在构建自己学科的过程中，仍然没有意识到哲学研究的重要性。在最早出版的《中医学概论》中，阴阳五行理论只被作为说理工具使用，其在自身学科性质的论证方面，并没有超出冯友兰"固有科学之精神"而处于"中国科学萌芽"的论断。

作为哲学家，冯友兰曾于1921年用英文发表了《为什么中国没有科学——对中国哲学的历史及其后果的一种解释》（Why China Has No Science: An Interpretation of the History and Consequences of Chinese

---

① 冯友兰.中国哲学史（全二册）[M].北京：中华书局，1961：573.

Philosophy）一文，与对中国没有科学而表现出来的痛心疾首态度相比，他却发出了"科学的确实性和力量有什么用"的疑问[①]。与具有世界性影响的"李约瑟之问"相比，冯友兰的疑问还是没有引起足够的重视。如今，当我们立足于现实考察全球医学发展的现象时，就会发现现代医学并不能全然替代传统医学，而在世界卫生组织提倡疾病医学向健康医学转型之后，中医药学的智慧逐渐受到重视和研究。等我们再读冯友兰时，时光已经过去了一百多年：

> 用抽象的、一般的言语谈论事物，总是有危险的。但是在这里我不禁还是要说，西方是外向的，东方是内向的；西方强调我们有什么，东方强调我们是什么。如何调和这二者，使人类身心都能幸福，这个问题目前难以解答。无论如何，中国的人生观也许错了，但是中国的经验不会是一种失败。如果人类将来日益聪明，想到他们需要内心的和平和幸福，他们就会转过来注意中国的智慧，而且必有所得。如果他们将来并不这样想，中国人四千年的心力也不会白费。这种失败的本身会警告我们的子孙不要在人心的荒原上再寻求什么了。这也是中国对人类的贡献之一吧。[①]

鉴于历史发展的不充分性，在如何调和东方与西方这个问题上，冯友兰在当时是"难以解答"的，但他在放眼未来发展的可能性时还是对中华文明充满了信心，认为中国的智慧能够增进未来人类的幸福，"且必有所得"。在这里，冯友兰故意设置一个虚构情景，即除非人类每况愈下，不求进取，自我堕落，"人心"成为"荒原"，从而使得中国智慧无用武之力之外，但凡人类要向上走，"中国人四千年的心力"成果就一定能够作出新的贡献。

---

① 冯友兰.三松堂学术文集［M］.北京：北京大学出版社，1984：42.

从上可见，冯友兰对中医药是否科学并不是特别挂心，其最关心的还是中华文明的大用。在这方面，冯友兰显示出他作为一个中国哲学家的智慧之处，并没有纠缠于"科学不科学"的中间问题，直接以终极性的"用"跨越了容易乱人心智的争论，并最终把疑问指向科学本身。现在看来，对科学之用的追问显然能够破除对科学的崇拜，并且随着对科学与西方文明的逐步了解，其作为地方性知识的性质也逐渐成为共识。在这种理智探讨的氛围中，中医药的大用也就不再是一个禁忌性的话题，反而成为开启中华文明传承和创新发展新篇章的主流性的时代课题。因此，站在时代发展的高度来综合判断，中医药学将超越长期以来对其低估和错置的定位，成为引领未来新文明建设的高地。对我国中医药界来说，把中医药的传承和创新发展提升到新文明建设的高度，似乎情急之下又有受宠若惊的感觉。其实，从古今之变来看，这种低调也有未遇其时的无奈，说明古代社会和文明在评价标准上确有与今天不同的地方。当然，可以说，如果甲骨文的出土改变了20世纪中国文化的面貌，那么，对中医药学的重新认识将有可能改变21世纪的世界文明地图。

中医药学也好，现代医学也好，它们在漫长的历史发展和演化过程中早已成为各自母体文明的代表，通过彼此之间的力量对比和发展态势，已经能够看出文明的兴衰及其所呈现出的意义，故而在全球发展的层面给予重视和阐释，也当属历史发展的必然。其实，中医药的复兴发展具有全球性意义，能够透过一个现象而略有启示，这就是经过百年的存废之争，并在不断地改造、规范、融合和自弃等诸多因素的影响下，中医药依然显示出旺盛的生命力，不仅在与现代医学的近乎巷战的争夺中维护了自己的尊严，而且赢得了越来越多的尊敬。由中医药学而推及中国科学和中国文化，由现代医学而推及西方科学和西方文化，从中并不难看出其中的典范性价值的转换及其战略意义。

在关于范式转换的研究中，人们容易局限于科学范式的变化所给予的解释，其中又容易被物理学上的经典力学和量子力学的转换所束缚。其实，时移代异，这本身就是范式的转换，只是人们不以范式来看待和解释而已。这里有一副人们平时非常熟悉的对联：春云夏雨秋月夜，唐诗晋字汉文章。上联是描述一年四季中的典型物象，下联则是称赞历史上不同朝代的典型文化成就，上下呼应，让人们领略到范式的时代性。当然，回顾并总结历史中的时代变化比较容易，而在当下就能够洞察所解决问题的历史意义则相对困难，这也是文化传统的创造性转化所必须面对和克服的问题。具体来说，关于中国文化与西方文化的融合创新问题是一个典型的中国问题，又与当代世界的发展密不可分。同时，基于中国文化的政治传统而提出的"天下理论"则属于典型的全球政治问题，又与中华文明的传统一脉相承。从时间上来看，前者属于20世纪中国学人代代探求的核心问题，尽管尚没有最终解决，但已经把握住了这个问题的时代特征，即应当在放眼世界的基础上推进中国文化的现代转型和创新。后者属于人类跨入21世纪之后才凸显出的新问题，按照"新瓶旧酒"的思维方式，中国在历史上处理类似问题的政治和文化经验应当能够发挥新的时代价值。对前者来说，几乎整整一个世纪，中国学人对"转型"的理解基本上是以西学为参照的，就具体门类和学科来说，儒释道、文史哲、医农工等都存在"以西格中"的模式，尽管这是转型过程中难以避免的现象，但是时间久了，人们还是渴求着倦鸟归林，在真正的再转型中安顿精神。目前，中国学术与文化的再转型问题受到多方面的关注，与转型相比，再转型也要经历阵痛，在中国文化精神真正觉醒的过程中体会艰难，在新文明诞生的曙光中获得新生。转型初期，中西文化泾渭分明，择其善者而从之，或迎或随，或守或弃，无不性格分明，痛快淋漓。就在这再转型的紧要关头，中医药学的出场带给学人的启示是，中国文化的整体转型出现了意想不到的方式，作为实用之学的代表，中医药学如同一个真正的隐者，在其卓越的临床疗效背后竟然蕴含着叹为观止的精神世界。在以往的中医药学和中国文化研究中，人们尚未观察到这样一个精神世界，否则的话，赵汀阳也不会感叹"这个失去精神性的世界"。那么，一旦找回了这个原本属于中华民族而又足以容得下天下的精神世界，那么，中国文化的创造性转化和创新性发展就将进入新的历史时期。

可以明确地说，这个新的历史发展时期的基本特征和鲜明标志就是中医药学成为中国文化发展的新主体。在中国哲学与文化发展史上，礼乐文化、诸子百家、两汉经学、魏晋玄学、隋唐佛学、宋明理学、清代朴学等种种思想各领风骚而又峰回路转，在顺应历史和社会转变的基础上，分别成为不同时期中国文化的主体。现今作为医家的中医药学显得并不突出，仅仅厕列子学之一种，虽历代史家有载，并与各家交集不断，但其疗疾治病、保障健康的巨大社会功能还没有进入主流价值系统，或者说只能作为阐释主流思想文化价值的注脚。我们看到，儒家的仁爱孝悌、道家的长生无疾、佛家的慈悲救苦等社会价值的体现都需要医家专业知识的帮助，只是与这些主流文化相比，医家自身并没有展现出强大的摄人心魄的精神世界。如今的情势则完全不同，在西方文化的冲击之下，儒释道等中国文化的价值系统需要在全球的层面上给予新的阐释，以往的哲学、科学、宗教和文化阐释在整体上都难以突破"以不同释同"的屏障，而这种阐释的结果则是中国文化的真正价值仍然为西方所蔽，显示不出自身的独特价值。在这种情势下，中医药学应时而出，成为"解蔽"的最佳选择。

与单纯哲学意义上的解蔽不同，中医药学的解蔽功能是历史性的，也就是说，等到历史的天空即将云开雾散的时候，中医药学自动承担起其所应当发挥的历史使命。2007年1月，在中国哲学史学会中医哲学专业委员会成立大会上，时任会长方克立先生曾经提出"中医哲学研究的时代使命"的问题，认为这是在科学时代的背景下重现中国哲学价值的重大问题^①。当时社会上"取消中医"的事件已经闹得沸沸扬扬，在罗希文先生倡议建立中医哲学研究的专业组织之后，他大力支持并促进成立中医哲学专业委员会，既显示出他的远见卓识，也显示出他釜底抽薪的果敢。随后，时任中国社会科学院副院长的李慎明先生支持开展"中医药事业国情调研"重大项目，在接下来历时五年的调研过程中，中医哲学专业委员会发挥了基础性的作用，并于2009年正式提出了编纂《中华医藏》的重大建议^②。在时任国务院副总理刘延东的支持下，《中华医藏》得以在国家层面正式立项，如今已经编纂完成，进入了各篇提要的编写阶段。应当说，《中华医藏》的编辑出版具有标志性的历史意义，确立了中国传统文化发展的新格局，即中医药学成为与儒释道并立的主流文化。在2012年罗希文先生因病去世之后，上述意义也体现在为他拟定的挽联中："译本草，一夫独步，伤其逝也；阐中医，四藏俱扬，郁乎文哉！"作为中医哲学专业委员会的首任会长，罗希文先生并非哲学专业出身，而以把中医药学的基本典籍译成英文为志业。1985年，他翻译的《伤寒论》出版，著名中国科技史专家李约瑟为之作序。随后的20年，他为翻译《本草纲目》做了精心的准备，并以一人之力独自完成了该书的全文英译，功业卓绝，他也为此耗尽心血。他倡议研究中医哲学是出于中国与西方实际交流的需要，面对西方国家的专业人士对中医药概念的误解，他认为向世界传播中医哲学是一种不可推脱的责任^③，有助于准确理解中医药学的理论和文化内涵，或者说，是为了去蔽，即去掉以具体的物质形象来理解阐释中医药学的意象所造成的误解，进而使世界真正进入中医药的理论和文化境界。

---

① 方克立.中医哲学研究的时代使命［A］.张超中.中医哲学的时代使命［M］.北京：中国中医药出版社，2009：350.

② 陈其广，等.战略的中医药：国情分析和国策建议［M］.北京：社会科学文献出版社，2018：46.

③ 罗希文.向世界传播中医哲学是我们的责任［A］.张超中.中医哲学的时代使命［M］.北京：中国中医药出版社，2009：52.

对于中国哲学与中医药学之间的密切联系，学术界是心知肚明的，至于要建立什么样的中医哲学，专家、学者对此不仅有争论，也有隐忧。在中医哲学专业委员会成立前后，以2003年对中医药有效治疗"非典"经验的认识为切入点，我国战略与政策研究界强烈呼吁要重新确立中医药的重大战略地位①。在此之后，中医药在我国发展中的地位逐步上升，并以2016年国务院办公厅印发《中医药发展战略规划纲要（2016—2030）》为标志，中医药正式成为国家发展战略。同年12月25日，《中华人民共和国中医药法》由全国人民代表大会常务委员会发布，并自2017年7月1日起施行。我们看到，在各方面都加大了对中医药事业发展的支持之后，对中医药的认识问题越来越成为瓶颈性的制约因素，从而导致中医药难以遵循自身发展规律，做到真正的守正创新。这种现象的出现也印证了专家、学者们当初的担忧，即中医哲学也存在多种不同的发展方向，如果选择失当，除加深原来的偏见之外，其对中医药的发展带来的也许不是裨益，而是更大的伤害。对此现象，已故首届国医大师陆广莘以"研究中医"和"中医研究"的不同来区分，以彰显思维方法对中医药发展的重要性，只有合适的哲学指导才能促进中医药的主动发展，否则只能越来越成为发展的障碍②。不幸的是，在近年中医药发展过程中，学术界的研究精力主要用在了寻求合适的科学理论的支持上面，这些理论都具有新颖前沿的特征，而且基本上都是来源于科学和医学都很发达的西方国家。实践表明，除增加了对中医药的多样化理解之外，这些理论对中医药的解释只是局部性的，代替不了中医药自身的理论框架。在这种情势下，改变研究方式实属必然，对哲学的呼唤也显得尤为迫切，只是研究惯性很难骤然叫停，长期积累下来的模式及支撑其可持续发展的体制和机制仍然占据主流地位，使得"解蔽"不仅仅是一

---

① 贾谦，等.中医战略 [M].北京：中医古籍出版社，2007：69.

② 陆广莘.中医学之道：陆广莘论医集 [M].北京：人民卫生出版社，2001：77.

个行业性的需要，而且涉及众多领域、学科和方面的整体性的时代课题，所谓牵一发而动全身。因此，寻找最为恰当的突破点就成为解蔽的关键。

就在人们的潜意识里对中医哲学研究寄予厚望的时候，楼宇烈教授在温和中尽显睿智，道出了中国哲学的艰辛。作为对学术研究的历史和现状非常熟悉的我国老一辈中国哲学家，他认为中国哲学的研究也需要中医学的支持，由此显示出中医哲学研究所面临的复杂性。从所存在的问题来看，中国哲学百年来的发展也同样是以西方哲学为参照而取得的，有关哲学研究成果是否可以为中医药学的发展提供哲学支撑尚属疑问，或者说，也没有现成的中国哲学理论能够与中医药理论相吻合。为了形象地说明这个问题的现实性，他举了一个来中国学中医的留学生的例子，这个留学生在中医药院校里学不到他认为的纯正的中医，就计划到北京大学寻求中国哲学的支持。让他没有想到的是，阐释中国哲学经典的流行方式也基本上是"以西释中"，难中其意[1]。在这种情况下，中国哲学与中医药学已在近现代学术的发展过程中不期而然成为难兄难弟，甚至可以"相呴以湿，相濡以沫"来形容，难以相忘于江湖，享受自由发展的至乐。从历史来看，这是一个中国近现代学术和社会都被规范化的过程，杨念群教授称其为"再造病人"，即一个被西方学术和社会改造的从看似"不合理"到"合理"的历史过程[2]。对中医药来说，这是一个几经存废之争、极其痛苦而又难以屈服的历史过程，其中的核心问题集中体现在有理说不清的困境之中。现在来看，这种"有理说不清的困境"恰恰显示出说理方式的不当，即没有从根本上建立对自己理论的信心。可以说，这种受其困扰的感受是时代性的，当事人所感受到的压力也是空前的。但是，反者

---

[1] 楼宇烈.恢复"自然合理"的中国文化传统［A］.张超中.中医哲学的时代使命［M］.北京：中国中医药出版社，2009：45.

[2] 杨念群.再造"病人"——中西医冲突下的空间政治（1832—1985）［M］.北京：中国人民大学出版社，2006：66.

道之动，中国文化传统多次阐明这种现象，即"思之思之，又重思之，思之而不通，鬼神将通之"。正如上述所论述的自主传统一样，这里的"神明告之"所开启的正是"自己"与"自己"的终极对话。陆广莘关于中医药理论"生生之道"的阐释所开启的恰恰就是中医药与中国文化的对话，从中不仅逐渐显示出来自中国哲学的魅力，而且显示出与用科学和现代医学理论阐释和研究中医药的模式不同，使得纠缠多年的困惑有一扫而空之象。事实上，他用中国文化的理论和方法阐释中医药理论，为后来者开创了一个研究典范。陆广莘本人是医学理论家而不是哲学家，是我国首批国医大师，但是他的看法和做法讲究哲理，推进了对中医药的定性研究，厥功甚伟。

"生生之道"是陆广莘对中医药理论的基本认识和高度概括，这是基于《易传》和《汉书·艺文志》等中国文化的传统精神，技道合参所给出的定性，既代表着中医药的现代理论研究向传统"医道"的回归，也代表着传统"医道"在现代的"创造性转化"取得突破性进展。在以往的观念中，中医药理论的"突破性进展"是科学意义上的，也正因为在多年研究的基础上没有取得期望的"进展"，不仅研究方式多受诟病，中医药理论本身也受到牵连，仿佛难以在现代再取得"进展"。如今峰回路转，柳暗花明，中医药理论以"回归"的方式取得"突破性进展"，从而也使得中医药的战略研究进入了新的境界。

没有成熟的理论就难以制定成熟的战略。在中医药的定性问题得到解决之前，中医药的发展战略研究及其具体发展战略基本上属于阶段性的，更难以制定真正的全球发展战略。可以说，以往的中医药发展战略大多属于科学发展战略，虽然其中也提及中医药的文化属性，但在具体的执行层面，这种文化属性未得到重视，其结果也自然可想而知，中医药的全球发展并没有取得预想的效果。其实，正如人与人之间的交往一样，只有相互尊重才能产生"和而不同"的和谐效应。只有改变战略路径，才能实现战略目标，在更高的层面消弭冲突，解决久拖不决的问题。实际上，张立文教授在阐释"和合学"的时候，有"与天和，与人和，与己和"的精彩论述，其中的"与己和"初看平常，再看则有石破天惊之感。正如上述对中医药自主传统的研究一样，"与己和"是真正的和，离开了这个基础，"与人和""与天和"皆是假和，或者只是形式上的和，难以达到精神层面的交流。

与以往的战略研究不同，本文对中医药全球发展战略的研究首先坚持的原则就是"与己和"，即在中医药自主传统及其精神的基础上，经过不断研究、分析、比较，认为中医药的定性问题是其制定全球发展战略过程中所必须解决的首要问题。长期以来，我国制定的有关中医药发展的战略基本上是以促进其向现代化、标准化、国际化的方向发展为旨归，而其时代背景就是以科学为标准的对中医药的认识。这是一个非常复杂的也是基于时代背景的战略判断问题，如果看不到时代精神的转变，继续坚持以往的发展战略及其路径，也不是不可理解的行为。只是最近几年，遵循自身发展规律，"传承精华，守正创新"正逐渐成为新时代中医药发展的主旋律，在这种时代精神深刻转变的背景下，中医药的全球发展战略研究就需要通达中医药的自主传统，揭示中医药的自身发展规律。围绕这一问题开展研究，对中医药战略地位和现实功能的认识才能逐渐清晰，这也是在多年来的战略研究、国情调研、学科创新和传承发展的基础上得出的基本结论。随着对中医药认识的逐步深化，才能深深感受到时代和历史的力量，只有这种力量才能使中医药从中国文化的配角一变而为主角，并在新的全球化时代尽情展现中华文明的魅力。与此同时，从"通古今之变"的角度来看，中医药地位的惊人转变带来的是一场新的思想、文化和科技革命，尽管接受这场革命的社会基础已经慢慢成熟，但要实现社会的整体变革，仍然需要几代人甚至上百年的努力，其艰辛曲折也是可想而知的。

纵然未来中医药的全球发展道路曲折，只要遵循自主发展规律，这种曲折就只是形式上的，其在精神上反而是饱满的，将会呈现一种"正道直行"的气象。这种精神上的变化，在中医药的发展历史上所凸显的正是代代传承的中国文化的真精神，并展现出一种涅槃重生的现代气象。"西学东渐"以来，我国学术界一直用现代科技和医学的标准来规范改造中医药，致使中医药的自主意志受到极大压抑，其自主传统也暗自凋零。这样做的目的是非常明确的，就是要取得国际社会主流认知方式和价值标准的认同，这反映在中医药国际化的问题上就是为了接轨。轨是指发展道路，接轨是指按照现代医学的方式发展中医药。按照当时的认识，现代医学已经成为世界主流卫生健康体系，只有首先获得以主流医学为评价标准的认同，才能更好地促进中医药的广泛应用，这是中医药国际化的既定前提，而没有更进一步，中医药的国际化将为世界提供多样化的医疗资源。与之相反，铺轨就是遵循中医药的自身发展规律，创造条件，使之成为世界各国人民可选择的卫生健康服务和保障体系。为此，我国学术界和政策研究者发表过截然不同的看法，也曾经发生过非常激烈的争论，至今仍未在铺轨和接轨之间达成基本共识。从发展策略来看，接轨是求同，铺轨则是存异。按照我国长期奉行的外交工作方针，这两种策略是能够并行不悖的，这也是我国中医药全球发展的现状，即由于存在基础不同，目标各异的多样化发展主体，使得中医药的全球应用处在一种"八仙过海，各显神通"的局面。因此，按照上述"和合学"的看法，同样是和，接轨是"与人和"，铺轨则是"与己和"，归根结底，还是应该以"与己和"为最理想的状态。在这种状态下，即便是中医药的全球发展，也要遵循一定的文化和文明的发展规律，而这种规律是通过不同责任主体的联合而体现出来。

我们看到，在这些主体中，既有以世界卫生组织为代表的各种国际组织，也有与中国政府签订合作协议的一百八十多个国家和地区，更有无数个企业、医疗机构和个人。除此之外，我们也观察到，在从中医药的发展、应用和实践中获益后，越来越多的潜在主体也以各自的方式慢慢变成了责任主体，大家意识到中医药的未来发展将会深刻改变人们看待事物的方式，促进人类社会的健康发展。基于这样一种自觉，我们不应回避自己应当承担的责任，而这种责任的汇合在整体上将体现为一种历史责任。从责任主体出发去考察中医药的全球发展，特别是从每个人的健康意识、责任和需要出发去考察中医药的现实功能，就会发现这与上述关于第一责任人的理念是相通的，也就是说，一旦增进了对这一理念的认知，那么对责任主体的理解将超越以往，等于打开了一扇天窗，让人心里透亮。事实上，一旦把众多的责任主体分解成为一个个鲜活的第一责任人，那么，个体对健康的直接需求就有可能慢慢影响其所在团体、企业和组织的选择，从而促进在整体上对中医药认识的深化。实际上，这是一种更为现实有效的中医药国际发展的路径，这也是铺轨论者所坚持的文化、理论和理念先行的道路，这种道路不仅关系对健康与生命的终极思考，也与中国文化和全球文明的转型和创新发展密切相关。在全球文明未来发展的高度来思考中医药的全球发展，接轨和铺轨就可以统一，即在尊重不同的责任主体自觉选择的基础上，或接或铺，各得其所。

上述统一在理论上是成立的，反映出中国文化包容开放而又和而不同的精神气象，但在现实层面上，这种精神气象的整体呈现来之不易，需要明确的责任主体担当起促进这种精神气象生成的历史责任。在具体考察这个责任主体的生成机制时，应当看到，中国文化的时代性转型及其创造性转化也已经到了一个临界期，在古今先贤薪火相传的历史过程中，特别是在西方文明发展传播的背景之下，中医药促进中国文化整体创新的历史责任凸显出来。中医药成为中国文化的创新发展主体，这也是"千年未有之大变局"，为此很多人并不能马上适应这种大变局的到来。因此，只有首先在国内形成共识，一起努力促进中国文化医学时代的到来，使中医药作为人人期望的责任主体，才能够促进第一责任人理念的落实，使得每个人在实践中皆成为自己健康的主宰者。

当然，每个人皆有可能成为自己健康的主宰者，这在理论上是成立的，但关键还在于实践。这种实践关乎每一个人，也是每一个人的实践。可以说，这是一种基于中医药自主传统的"摄生"实践，其方式多种多样，其成就有大有小，这取决于每个人的认知及其实践的意愿。至于结果如何，又怎样解释，则关乎新标准的建立，而这个新标准一直隐于中国文化发展的历史传统之中，直至今日，其在与西方文化的标准相比较之时，才拨云见日，光芒普照。2006年12月，在参加"整体论对未来科技发展的影响"学术讨论会时，董光璧教授对中医药作为新标准的可能性进行了基于整体论的判断：在此之前，特别是20世纪，中国的传统基本上必须经受现代科技的评判，是者为是，非者则非。而在整体论的视野下，未来科技发展可能要进入一个需要中医药镜鉴的新时代，而其理论意义则是科技发展必须接受人文价值准则的引领，失去了这个原则，未来发展的不确定性则陡然增大。

从方法论的角度来看，现代科技体系属于还原论而非整体论。这里之所以强调科技发展必须接受人文价值准则的引领，是因为"人文价值准则"属于整体论内在的不可分割的意义，这是以往的科技形态所不具备的。在这里，整体论不仅仅是一种方法，更核心的是人成为这种方法的内核，这是整体论与还原论的根本区别。如果能够真正理解整体论的这层意义，那么上述所谓的"必须"就成为人的"自觉"行动。只是人们受到还原论熏陶的时间太长了，形成了思维定式，而改变这种定式也绝非一朝一夕之功，需要一个长期的历史发展转型过程。在这个转型的过程中，中医药可以建功立业，成为转型的新标准，亦即镜鉴。关于镜鉴的作用，唐太宗的话最为经典，他在魏徵去世时说："以铜为鉴，可正衣冠；以古为鉴，可知兴替；以人为鉴，可明得失。朕尝保此三鉴，内防己过。今魏徵逝，一鉴亡矣。"这里的"以人为鉴，可明得失"也可以用以形容中医药的价值，即中医药作为整体论的典型形态可以"照出"还原论的成就与缺陷。自从近代科学建立和发展以来，由于其作为自然科学的标准意义超越了自身范围，引起了人文和社会科学的一系列变革，导致社会和文明的价值观念也产生了基于自然科学标准的转变。这种转变反过来导致了原先预想不到的自然和人文的双重危机，现在，在人工智能社会已经到来之际，危机依然存在，且有进一步加深的趋势。这种趋势表现在，在科学技术越来越拟人化、人性化的同时，对人性的真正尊重程度却降低了。或者说，科学技术的发展离个性化越来越近，而真正的个性化精神却越来越黯淡。一般来说，这种背道而驰的现象很难被察觉，但在医疗健康领域，即在决定生与死的核心领域，存在一条基本原理，这就是人的健康和生死是自主决定的而不是被动决定的，只有遵循这个原理，才能真正实现从以治病为中心向以健康为中心的转型，这也是中医药的自主传统及其精神在当代社会的大用。因此，董光璧教授关于中医药的镜鉴比喻是非常恰当和准确的，而要理解其意义，需要对整体论方法真正觉悟，而促进这种觉悟也是中医药的当代价值和时代使命。

实际上，中医药不仅仅是医学，更是一种方法，这本身就是认识上的巨大转变。作为一种方法，而且是一种整体论的方法，与其说是一种科学方法，毋宁说是一种人文方法，即中医药淡化了科学与人文二分的界限，这对习惯于将科学与人文分而论之的人来说一时难以接受。也就是说，在科学技术发展的前沿领域，人们呼唤整体论的到来，并把整体论想象为一种能够促进科学技术产生质的飞跃的方法。这种想象说明，这是人们依然沿用还原论的思维方式想象整体论的结果。事实上，整体论不是想象的结果，而是实证体验的结果，即整体必须依赖人而存在，这是整体论作为一种方法、理论和思想主张的核心之所在。整体是人觉悟、体验和直接把握的对象，而不是通过一个中间物所控制的对象。我们看到，现有的主流科学技术体系及其产物，其功其用皆是因人而存在，无其人则无其用。表面来看，这里的人是无差别的，在已经实现科技便利化的时代，对科技产品的使用至为平常，以至于忽视了使用产品的人。实际上，这是一种错觉和不易察觉的欺骗，即由于人的不同，科技产品也要存在于一种与之相应的整体系统里面，进而显示出系统水平的高低。平时人们评价一个国家、地区、区域、组织、企业的科技水平的高低，实际上已经跨越了单项技术的概念，进入了一个综合比较的整体层面。因此，在科技竞争的背后是人才的竞争，这充分说明，即便是现代科技，也是有其人，则有其物、有其用，发明其物也好，操控其物也好，人尽其才，才能物尽其用。如果用这个道理去解释中医药，那么中医药的整体性就容易被理解，即不同水平的中医药从业者对其理论、技术、药物等的领悟和理解水平是不一样的，即便是高水平的中医药专家，也因为对具体理论的领悟重点不一样而产生学派间的争论，但这皆不能成为否定中医药的理由。历史发展的经验说明，对中医药的否定，其在表面上是由于"不科学"，其在本质上是由于"不理解"。因此，多方譬喻，增进对中医药的理解，消除大多数人的误解，这也是整体论理论使命的一个重要内容。

如果不以还原论的思维方式想象整体论，而是对整体论如实而论，遵而行之，那么将会发生怎样的变化？这并不是一个凭空想象出来的问题，而是下一步中医药的全球发展即将面临的战略问题。正如董光璧教授所指出的那样，人文价值必须居于主导地位，否则未来科技发展的不确定性将陡然增大。这种不确定性也可称为"科技风险"，具体可以从投入产出风险和最终应用风险两个方面去理解。前者可从全球新药研发的投资风险得到直观理解，后者可从核战争促进人类的最终毁灭去理解。这里对科技风险不做过多的描述，而把关注和讨论的重点放在人文价值上面，即在全球发展的层面上，中医药所体现和提供的人文价值对人类的未来发展能够作出什么样的贡献？

董光璧教授首先是从平衡的角度论述这个问题的，这是他对整体生成法作为新启蒙运动方法作用的分析：

像18世纪用分析重建法认识自然和社会类比，新启蒙运动以生成论和经验原则结合的方法论框架认识自然和社会，处理种种问题。我们也可以给这种方法论一个名称标志它的特征，不妨叫它"整体生成法"。用这种方法看问题，人与自然应该是和谐的整体，科学文化和人文文化要平衡，东方文化和西方文化要融合，整个宇宙都要处于动态平衡的循环运动网络之中。①

在这之后，董光璧教授又在《传统与后现代——科学与中国文化》中重申了这个观点，并进一步指出传统与现代的根本不同，同时认为易学也是促进向后现代转变的一种资源：

> 在中国传统学术中，不认为自然界和人类社会以及人的精神活动有根本不同的规律，因而也就不存在自然理论和社会理论对立和分裂的问题。这自然是与现代的科学与人文分裂的现代性是相背②的。但是，对于当代科学适应其赖以生存的社会支助条件的变化，克服其所面临的社会危机，易学的这种理一论，从现代性向后现代转变却是一种睿智。③

上述所说的"理一论"，是指易学所主张的天地人共同遵循的同一的阴阳变化法则，北宋程颐将其表述为"万物皆是一理"（《遗书》卷十五）的命题。按照这个命题，"穷极物理和究尽人性不可偏执，理性应与价值合一"③。当然，考虑传统与现代的不同语境，对"合一"路径的选择还是存在差异。在现代科学占主导地位的情况下，理性与理性的价值合一是天然的，但是理性与直觉的价值合一则基本上是不可能

---

① 董光璧.当代新道家［M］.北京：华夏出版社，1991：126-137.

② 背：应为"悖"。

③ 董光璧.传统与后现代——科学与中国文化［M］.济南：山东教育出版社，1996：187.

第二章　中医药：古学新命

209

的，因此就存在人文价值的引领问题。古今异轨，这个时候就应该深察古人合一的本义，否则，现代性向后现代的转变将是自发性的而不是引领性的。

引领需要一个明确的意义和价值目标，走出以往的迷茫。这本是一个时代性的大课题，董光璧教授从整体论的角度出发把这一时代任务交由中医药承担，其实他已经把中医药看作是"后现代性"的完成时，这种看法符合易学的"三易"精神，即变易、简易和不易"理"合一处，这也与中医药的自主传统得以建立的基础精神相通。其实，这里的引领不只在现代是这样，在古代也是这样，其引领作用一直存在，只是随着时代的变化，其作用能否发挥或者充分发挥而已。中医药之所以能够发挥其镜鉴的作用，不仅仅是因为能够通过它看到不足，更因为它能够提供变革的路径，促进改变的发生。也就是说，在健康的终极性意义上，中医药超越了还原论科学的局限，开辟了健康领域的新天地。

对于中国文化和中国科学来说，这种超越是时代性的，其地位的变化也是颠覆性的，这就是整体论的理论意义和价值。从理论上来看，整体论的原理在于整体的生成机制，而其生成的关键在于人及其特定的精神状态①。对人的特定精神状态的强调和肯定，既是对人的重新发现，也是对中国传统文化的重新发现。当然，"重新发现"的路径和领域多种多样，钱穆先生晚年对"天人合一"的彻悟及王树人对"象思维"的阐发皆是明例，皆增进了人们对中国传统文化的新理解。另外，费孝通先生通过"补课"提出"文化自觉"，进而提出"各美其美，美人之美，美美与共，天下大同"的当代世界文化交往互鉴的原则，其在理论的意义上也是整体论的一种表现形式。费孝通先生对整体有着非常深刻的领悟，其关于"构建每个人心中的世界图景"②的思想实际上是对社会学

---

① 金吾伦，张超中.科学的中国化与中国化的科学［M］.北京：科学出版社，2007：193-194.
② 费孝通.费孝通论文化与文化自觉［M］.北京：群言出版社，2005：504.

"个性化"时代的表述，也就是要在人文世界里发现人的意义的完整性。可以说，这种思想是文化和文明的共性，在中国表现为经史子集，在其他文明也由哲学、宗教、文学等典籍承载。在近几百年的科学发展历程中，各种文明的核心价值都遭到了不同程度的挑战和发展困境，人文学科的萎缩现象比比皆是。从这个角度和趋势来看，整体论对中医药重新发现的价值和意义是全球性的，具体来说，就是改变了以往"重构"破碎化的世界图景的路径，通过直接肯定的方式，使得中国和世界各国的文化和文明传统获得了基于健康的整体性价值。

这是一种通过中医药的特殊性来看待未来文化和文明发展的新视野，其中的学理基础就是中医药的自主传统及其当代作用。受近现代科学思维的影响，中医药的这种特殊性一直被一种称为"普遍性"的错觉所遮蔽，致使其精神状态难以达到原来的自主程度。如果不能在自主的层面上阐释中医药的合理性，中医药的发展就会处于一种被外力胁迫的状态，即理论解释将影响社会及个人对中医药的选择，使得个人的健康自主处于一种悬空的状态。如今我们看到，对中医药自主传统的研究和阐释使健康自主成为可能，而健康自主的进一步发展将会带动全社会对中医药及中国文化的重新认知，并将改变对中国科学与文明的既往认知，真正使中国的健康与文化事业站在一个继往开来的新高度、新起点。也就是说，健康自主就是每个人打开健康宝库的钥匙，宝库一旦被打开，必将造福整个人类社会。

通过健康自主，中医药的特殊性获得了一种普遍性的理解和意义，这种意义是人文性的，从而使其与以往的科学路径截然不同。很多人一开始很害怕"截然不同"，以为这样一种不同是"异端"，会对当代的健康支撑体系造成破坏性的影响。其实，这种担忧是由于不理解而带来的，一旦理解了中医药的特殊性，就会对现代医学体系的不足具有清醒的认识，并在看到差距之后，促进现代医学产生源源不断的创新。当然，这也是一种理论上的推测和可能，现实中的创新也可能超乎理论的范围，正如中医药超乎现代医学的理论想象一样。目前来看，现代医学的转型发展也具有不可阻挡的趋势，这种趋势的人文精神越来越受到关注。事实上，中医药的人文性及其人文精神之所以具有时代性的价值，就是因为只有精神上的深刻转变，才能引领科学技术体系和医学体系的革命性转变，精神上的深刻转变需要"新启蒙"才能完成。因此，在整体论的意义上，从人文性到中医药的自主传统，再到中国文化的医学时代，这是新启蒙运动从科学到人文、从现代到传统的回归，而这种回归将对全球文明的未来发展产生决定性的影响。

当然，在科学占据主导地位的时代提倡人文，回归人文实属不易，除非真有所见，否则流为空谈，劳而无功。因此，"宣明至理"，提倡人文，需要人文精神和人文思维的共同支持。这种支持在当今的中国文化体系内则表现为相互扶持，共同发展。2006年，中国哲学史学会中医哲学专业委员会批准成立，此事在中国哲学界、中医药界和科技界皆产生了良好的影响，政府、学者、社会也为之一振。2017年，在中国哲学史学会中医哲学专业委员会成立十周年的学术会议上，中国哲学与文化专家楼宇烈先生作专题报告，再次强调中医药的发展需要回归人文和人文精神，并在整体上"建立中医药的人文标准"①，其对"人文标准"的提倡，就是要"平衡"科学思维，这是人文精神的整体性不可回避且必须承担的历史使命。这篇一万三千多字的报告全文在《中国哲学史》杂志创刊100期上发表后也产生了良好影响，今将其主要思想和看法进行简要评述，从中可见问题之症结和未来发展之关键。

楼宇烈教授认为，中医药现代发展过程中所产生问题的总根源就是脱离了中国文化这个根本，这是用科学文化的理念、方式思考问题和解决问题，从而导致中医药精神"瓦解"的结果。探究中医哲学的目的，实际上就是重建中医药与中国文化的关系，并在这种关系中重新理解中

---

① 楼宇烈.应以直觉智慧建立中医的人文标准［J］.中国哲学史，2018，27（1）：45–51，79.

医药之"中"的本义：

探究中医哲学，或者说中医的哲学环境、背景、精神，是非常重要的一件事情。

中医是一种技艺，更是一种整体的文化。《汉书·艺文志·方技略》讲道："方技者，皆生生之具也。"其所收集的典籍和内容，都是关于医疗、养生方面的，包括医经、经方、神仙、房中这几个方面，都是关于如何来维持生命、保养生命、提升生命的著作，所以称其为"生生之具"。既有生生之具，就有生生之道，或者生生之理。"生生之具"同样也是源于王官之学，与中国文化是合为一体的。具体到中医，应是中国文化整个理念的一个具体的实践。中医走到今天这样一个状态，人们存在很多疑问，也看到很多弊病，最主要的原因就在于脱离了整个中国文化的根。

……

那么，中医究竟是建立在一种什么样的理论上面的医学？这个问题需要首先从中医这个"中"字说起。[①]

他认为，"中"就是"道"，"这个道不是道家的道，而是中国整个思想的灵魂核心，最高的形而上的那个道"[①]。这个道与儒道释的精神相通，但就其直观的认识和把握方式来看，与科学理性有着本质的不同。这种不同，不是对立，而把不同看成对立，这是对直观的误解，这种误解也殃及中医药，造成中医药整体的瓦解：

中国文化的主要方面是以直观为基础的。过去很少说这个问题，理性是一种智慧，直观是不是也是一种智慧？是不是也是认识世界

① 楼宇烈.应以直觉智慧建立中医的人文标准［J］.中国哲学史，2018，27（1）：45.

的一种方法和途径呢？过去都用理性来否定直观，否定直觉，总是认为用直觉所认识的世界是不清晰的，或者说没有所谓的理论根据，这是一种否定的态度。当下对中医的很多指责，比如缺乏量化的统计，缺乏清晰的定位，缺乏普遍的适用性，等等，也是缘于上述的否定。总希望理出一个条理，可以用理论去说明，用量化去证明，却不知道用这样的方法去讲中医，就把中医的根本精神瓦解掉了。中医不是建立在一种理性的基础之上，不用回避这个问题，在思维中总是把理性和直观对立起来，才会有这个问题。[①]

这种对立现象本身就说明了科学标准的主导性，而其主导的结果，就是人为地抹杀了"万物不齐"的自然标准，使对精确性的追求在实践中走向了初衷的反面，这种现象在医学中的表现最为明显，违背了直觉智慧的基本准则。F·卡普拉（Fritjof Copra）在《物理学之道》中分析了这种现象和趋势，并认为东方文化所强调和实践的直觉智慧具有基础性价值，并对未来的创新具有启示性意义：

> 他非常明确地讲，人类认识世界，有两条并行的道路，一条是理性的、逻辑的道路，一条是直觉、直观的道路。这两条道路并行不悖，同样有效，同样正确。现在需要改变这样一种认识，不要认为，只有理性的才是可靠的、科学的，直观的、直觉的就不科学。这样的话，就把中医彻底否定了，动摇了认识中医的思维基础。当用理性的这些成分分析中医的时候，就把中医解构了。中医不是在这样理性的基础上解读出来的，而是用一种直观、直觉的精神来解读出来的。[①]
> ....
> 有人说，中国缺乏理论创新，总是一个老调调。不要小看老调

---

① 楼宇烈.应以直觉智慧建立中医的人文标准［J］.中国哲学史，2018，27（1）：46.

调，它是万古不变，亘古常新。现在都说西药是短命药，中药是长命药，这说明看问题的方式不同，结果也不同。中国看问题是整体性的，要提高到道的层面，道的层面就是整体。中国文化不是没有创新，不是理论上的不断创新，而是在实践上创新，用一个道理，运用到不同的方面去创新。随着时代、环境、对象的不同，不断地去更新，而道理是同一个，道是万古不变的。不断的理论创新，恰恰说明理论上有缺陷，所以才有创新。如果理论是完整的，就在应用上面去创新，中国的文化就是这个策略。①

一旦改正了对中医药和中国文化的认知，那么就有可能开创一个中国文化创新发展的新局面，"创造出适合于今天社会环境的新医学"。因此，看准方向，找准重点，充分发挥中医药和中国文化的精神及其对健康的促进和主导作用，那么"中国的医学会有非常灿烂的未来"：

中医首先要给大家一个理念：病是自己生的，也是自己能治好的。中国文化的核心是向内"反求诸己"。"克己复礼为仁"，做人就要克己。中医是中国文化生命之学的一个基石，中医的医学理念就是在实践中国文化，实践中国哲学，实践中国的道，离开了这些内容，就不能叫作中国的医学，不能叫作国医。现在要有这个志气，要在中国这样一个"原典"文化的基础上，创造出适合于今天社会环境的新医学。中国确实有很多很精深的思想。是以中国为体，以传统为主体，吸取外来文化的精华，还是跟在别的文化走，找出中国文化中间的东西，这两个完全不同。我觉得中国完全有在自己的根基上面，吸收外来的文化，去发展出当代尖端医学理论的可能。中国如果要在文化上走在世界前面的话，我想中医是最有希望的。

---

① 楼宇烈.应以直觉智慧建立中医的人文标准［J］.中国哲学史，2018，27（1）：48-49.

因为我们已经有非常深厚的，跟我们的整体文化融为一体的，那样一种医学理论和实践的基础。

在这样的理论和实践的基础之上，能够解决当前所面临的许多现实的生命问题。现在有大量的抑郁症，抑郁症不是用肉体的东西能够解决的，是完全属于一个人的精神生命领域的问题。在中国传统文化中间，都把精神放在第一位。佛教称佛祖释迦牟尼为大医王，还有一个单独的药师佛。药师佛在全国很多地方，都在大力提倡。现在健康遇到了大量问题，怎么样用好传统文化的理念，来对治今天人群中间各种各样的心理问题？药师佛希望人人都能过上快乐的生活，快乐生活最重要的是心态。药师佛不是让你服草药，是让你服心药，心病还需心来医。所以我觉得中医哲学可以开展一些专门化的研究，而更重要的是从整体上面，怎么样跟中国的传统文化、传统的哲学理念能够结合在一起。这样的话，我想中国的医学会有非常灿烂的未来。[①]

楼宇烈教授的这篇文章风格平实，看似波澜不惊，实际上会心之处令人拍案叫绝。把标题中的人文标准与董光璧教授的"镜鉴说"结合起来，就会看到无论是在人文领域还是科学领域，中医药的整体论皆具有无限的应用前景。当然，名为标准，其实这是一种"齐万物"的标准，"不是通过部分的量化概括以后，就变成了一个全体适用的普遍性的东西，而是更注意到个性的差异"[①]的标准。那么，谁能够"注意到个性的差异"呢？又有谁能够在实践中尊重这种个性的差异，并使这种尊重成为一种时代精神的标志呢？

事实上，不仅中医药的自主传统自始至终一直尊重个性的差异，儒道释等中国传统文化也是这样，其关于每个人皆能"成圣""成仙""成

佛"的论述，其"能"其"成"的背后，皆具有尊重个性的差异的系统理论作为支撑。在我国数千年的发展历史上，儒道释的有关理论各呈异彩，极大地推进了对人类自身精神奥秘的探索，成为人类文明的宝库。与之相比，中医药文化的精神特质并不为人们所认识，甚至被人们所误解。如今的中医药因其对健康的贡献而成为中国文化创新发展的主体，这一主体的转移既是历史性的，也是革命性的，使得中国文化表现出新的时代精神和风貌。这种表现是通过认识、尊重、体会个性而逐渐实现的，与传统的路径相比，至理相通，时代主题则变为健康。综合来看，在中医药成为健康新标准的时代背景下，儒道释等中国传统文化的理论资源皆可创造性地转化为健康资源，从中既可见到健康奥秘的精神基础，又可通过中医药的镜鉴作用，见到儒道释进一步发展的可能性，从而促进中华优秀传统文化整体性的创造性转化和创新性发展。

我们看到，通过应用整体论的思想和方法，中医药在科学面前立定了脚跟，开启了一个新时代的综合发展进程。以满足全球的健康需求为目标，这个新的时代给予中医药一个极大的发挥和发展的空间，使得每个人都获得健康成为可能。在看到这种理论上可能性的同时，也应该看到现实的复杂性，做到乐观而不盲目，谨慎而不冒进，慎终如始，保持"原创性"的初心。这将是"为己之学"的现代复兴，通过健康的教化成就每一个人，即做到"学以成己"。《周易·贲卦》"象辞"曰："文明以止，人文也。观乎天文，以察时变；观乎人文，以化成天下。""贲"卦是由下离☲、上艮☶构成的，"离"代表火，所以是"明"，其在中医则称为神明；艮代表山，所以是"止"，止于神明则为"成己"。人文之"文"的要义就是明和止，通过中医药的健康文化教育，使得整个社会建立起包括制度和礼仪在内的健康文明，这将是新时代的"止于至善"。

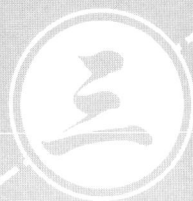

第三章

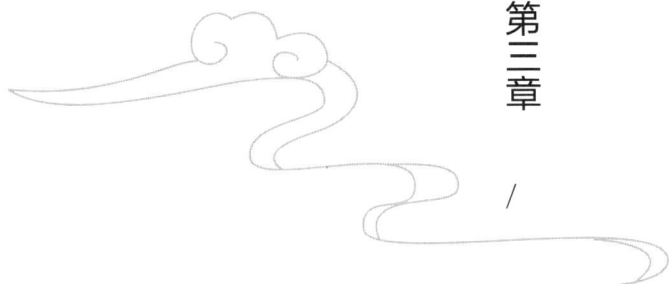

全球格局：
原创化与本土化

第一节　中医药的原创精神与时代气象

从全球来看，现代医学正在掌握全球卫生发展的话语权，用自己的标准来评价和规范传统医学。事实上，这种借助科学发展而形成的话语权已在一定程度上表现为霸权，其表现形式之一就是利用自己的行政权否定传统医学的合法性，这种否定似乎有科学证据的支撑。当然，随着科学的不断进步，证据也有失效的时候，但这并不妨碍新的证据的有效性，直至人们深刻反思这种做法的合理性。在中国传统文化的价值观中，"霸权"虽得实利，毕竟还要以"王道"为然。但是然与不然，都是自己实力和时代环境综合作用的结果，故而我们看到的历史是，"王道"在现实中步履维艰，但却在理想和精神的高度胜出，并表现为代代相传的文化及其相应方式，非常符合"反者道之动"的辩证法。"王道"的精神难以落实，说明理有偏至，不是至理。虽然中医药含有健康至理，但难以落实，确实也是历史事实。合理而不合法，这是以中医药为代表的传统医学在现代社会曾经的存在方式，如今的处境有所改善，但还需要努力"原道"，找回原创精神。

一、"原创悖论"的产生与消失

现有的医学史对传统医学原创时期的描述比较简略，大量的篇幅都是在叙述近现代以来现代医学的发展历史。受此观念的影响，对传统医学历史的叙述也以技术发展为主，忽视了人类早期的精神发展及其成熟对医学的影响。在本文的"引言"中曾经提到德国学者满晰博对中医药的评价，他认为中医药是一门成熟科学。在此之前，我国学者梁漱溟也曾经认为中国文化属于"早熟"文化，只是限于当时西强中弱的客观现实，他对中医的认知虽然超出时人，对中医之"高明"和"所立"也能论及肯綮，却未能有更进一步的阐释，反映出中国文化何以自立的话语困境与时代背景对学术发展的影响[①]。至今为止，这一困境仍然存在，而中国文化医学时代的到来则为走出困境提供了新的契机。与以往相比，这个新的契机的不同之处就在于中医药对健康理念的自我阐释获得了时

[①] 2018年5月22日上午，四川大学罗志田教授做客南京师范大学敬文讲坛，为在场师生作了题为《梁漱溟对中医的思考和中医对梁漱溟的意义》的学术讲座。罗志田教授从"中医"二字出发，就如何认识中医，引申到如何认识中国文化，中国文化如何表述自身等发人深思的问题。进而，罗教授以梁漱溟对中医的思考，指出其对中医、西医认识的发展过程。在《东西文化及其哲学》一书中，梁漱溟将中医认定为一个中国文化出了问题的象征符号，甚至代表了中国的"不学无术"。他将"西医"与"中医"的不同概括为"科学"与"玄学"的不同。西医走的是"科学"的路子，中医走的是"玄学"的路子，是一种异样的逻辑。而医学是否"正当"，关键不在于是否能治病，而在于是否拥有一套完整系统的"解释体系"。他又指出，经过从1922年起的全面反思，到北伐后梁漱溟对中医的认识发生了较大的变化。他认为从效用上而言，中医未必较西医有劣势，但从学问上而言，西医领先于中医，中医"有术无学"。与前几年对中医的基本否定相比，这是一个非常大的转折。在这一阶段，梁漱溟承认了中医在治病方面的巨大作用，正式将中医纳入与西医的对比之中。罗教授将此认为是一种文化主体性丧失的表现。结合梁漱溟对中医态度的改观，罗教授指出，梁漱溟认为中医其实是一门高明的学科。"根本观念"的不同，是中西医学的区别所在。西医按照症状来治病，而中医则是将人看作生命进行救治。西医是身体观，中医是生命观，由此导致了两者根本方法的不同。西医是静的、科学的、数学化的、可分的方法，中医是动的、玄学的、正在运行中不可分的方法。梁漱溟此前说中医"不学无术"，现在似乎认为中医其实也有"学"，但中医所存在的最大问题，就是不能自我表述，必须通过西医话语进行表述，从而得到解释认识。中医虽有学理上的根据，却无法自我表述，所以仍"不能算是学问"，既"打不倒"，也"立不起来"。因为有自己的方法与眼光，所以"打不倒"，但又无法自我表述，故也"立不起来"。罗教授认为这是一种东方文化的失语现象。罗教授指出，在梁漱溟关于中西医的这一整套论述中，中医不过是一个象征性例证，所有关于中医的说法，同样适用于中国学术与中国文化，这其实也是梁漱溟的文化认知取向。他那些反反复复、绕来绕去的论证，既体现了一贯的辩证思维特色，也揭示出一种文化不能自主又不甘心的心理挣扎。中国文化虽然高明，但无法自我表述，只有被西方和世界接受，主动进行自我解释，才能避免成为"文化的化石"。面对中国文化的失语，梁漱溟的目标是在融汇西方文化的基础上，让中国文化翻身，改变中国在世界上的地位。参见 http://news.njnu.edu.cn/info/1043/11457.htm.

代的支持，使得这种自我阐释也在原创性的高度上获得了全球传播的势能。因此，与对中医药的解构性阐释不同，这种自我阐释则是一种建构性的理论，使得中医药能够以自我发展为中心，建立起一种新型的与相关学术理论资源的良性互动关系。建立这种新型关系是一个标志，即中医药的自主传统进入了一个新的创造时期。

近十多年来，我国学术界对中医原创思维进行了多方面的研究，总的来看进展不大，其主要原因就在于原创悖论的存在，即研究原创思维的思维不是原创的①。这种现象的存在并不难理解，上述罗志田教授对梁漱溟的分析也能够促进理解，即"这是一种东方文化的失语现象"。因此，在没有话语权的时代，即便应用主流话语的方式解释自己，仍然不能从根本上增加自己的话语权。这从两个理论的应用效果可以看出。其一是托马斯·库恩（Thomas Kunn）的"范式理论"（paradigm theory），应用这一理论可以解释中医药与主流科学的不同，但却难以真正增强中医药的科学地位，即中医药可以进入科学史叙述范畴，但这种叙述与中医药的真精神难以相应。其二是克利福德·格尔茨（Clifford Geertz）的"地方性知识"（local knowledge）理论，这一理论也可增进对中医药理论体系意义的理解和肯定，并为中医药提供走出科学束缚的角度，但是其作为地方性的意象还是限制了对中医药全球发展的未来想象。可以说，上述阐释有效但不充分，可在一定程度上解构主流话语权，为传统知识的现代应用及其合理性提供深度的理论依据，但又难以替代传统医学关于自我的原创性阐释。这种阐释应当是自主性的和内通外应的，并不完全是一种仅限于自洽性的阐释，而这种精神在中国文化的传统思想中属于"内圣外王"的范畴。

那么，在存在原创悖论的情况下如何才能发展出与中医原创思维相

---

① 张超中.中医原创思维的定性问题［J］.南京中医药大学学报（社会科学版），2018，19（1）：16-20.

应的解释体系呢？从哲学上来看，悖论之所以产生，源于理论与现实的背离，那么消除悖论的直接方法就是改进理论以服务解释现实的需要。在这一方面，世界卫生组织关于传统医学发展战略的制定就是一个好的尝试，这标志着传统医学的现代发展已经重新得到了全球重视，其发展具有全球意义。对传统医学来说，其在当代社会的复兴发展与现代医学疗效的不尽如人意直接相关，在现代医学满足不了社会需求的情况下，传统医学作为补充与替代医学（complementary and alternative medicine），重新进入新的健康服务的选择范畴，使得医学的话语权也从一家独大逐渐演变成为开放多元。这种演变在各个国家和地区的表现形态不尽一致，在美国、欧洲等现代医学比较发达的地方，传统医学在规模上不如现代医学，直到1992年才把中医药等纳入替代医学的范畴，但经过二十多年的实践，中医药作为独立医学体系的地位最终还是得到了承认。这种承认并没有明显改变多元格局下的主次之分，现代医学的主导地位仍然坚如磐石。在中国、印度、日本、韩国等传统医学根基深厚的东方国家，传统医学则表现为明显的复兴态势，虽然情况各不相同，但对传统医学思想的逐渐认同是令人鼓舞的。总的来看，在全球范围内，包括中医药在内的传统医学得到越来越多的应用，越来越多的西医也认识到传统医学对提升整体医学水平的作用，但是传统医学一时难以成为主流医学，达到与现代医学并驾齐驱的发展程度。在这方面，世界卫生组织也没有表现出更多的设想，其关于敦促各国政府将传统医学纳入医疗体系的建议仍然是替代医学的思路，其对替代医学的评价方式仍然存在问题，表现出基于主流医学认知方式的疑虑和不信任[①]。这种疑虑和不信任也是原创悖论的一种表现方式，从中可见其在当代世界的普遍性存在。由此来看，我国实行的"中西医并重"方针具有全球性意义，虽然在落实上有待改进，但并重发展的精神为中医药的超前发展提供了现实的可能。可

---

① 张超中.对WHO的传统医学战略的反思和建议［J］.中国基础科学，2008（3）：29-31.

以想象，一旦中医药在中国的超前发展成为现实，不仅能够促进全球医学的转型发展，而且能够再造中国典范，促进全球文明的互鉴与融合。在这种情况下，原创悖论也将灰飞烟灭。

当然，中国文化的"早熟"也是一种"超前发展"，在这种原创性和原创时期的意义上，原创悖论也就没有产生的历史条件。事实上，但凡自主，即便是在当代社会环境下，也没有产生原创悖论的主观动机，这正是中医药的超前发展所给予的启示。反过来可以说，原创悖论是不能自主的自然结果。在中国发展历史上，面对不能自主的客观现实，有智慧的前贤发明了在很多极端情况下"事实自主"的典范，这种典范的经典表述就是"道失而求诸野"，即民间社会隐藏着极大的传承文明的创新潜力。可以说，当代中医原创思维研究领域中所存在的原创悖论现象，在民间并不是普遍现象，民间中医药的传承大多类似于非物质文化遗产的形态，能够直接使小范围内的左邻右舍受益，只是难以大规模推广，有时甚至处于非法生存的状态。近年来，为了解决民间中医的行医资格问题，我国出台了确有专长中医师的考试规定，这在一定程度上是个进步。

经过一个多世纪的发展演变，人们发现中医药也有很多西医不可比拟的优势，在疫情防控、慢病防治、治未病等方面显示出的效果超出了西医。在进一步的中西医原理比较之中，疗效只是认识的前提条件和基础，如何才能充分阐释中医药的理论，使其获得基于理性认知的尊重，这是研究中医药原创性的现实需求。现在来看，中医药的原创性是整体性的和综合性的，如果要从根本上理解中医药的原创性，必须对"和"的实相具有深切的体会才有可能。只有把握住了"和"的奥妙，才能手到病除，永葆健康。通过这样的表述方式，我们可以看到，中医药当是中国文化与文明的综合体现，也是其最高成就。在以往的针对中国文化与文明的评价中，中医药并不居于最重要的地位。如今从最高成就的地位来重新评价和看待中医药，那么其对健康的原创性贡献将使中国文化与文明的面貌焕然一新。从其初衷来讲，古之圣人创立中医药的目的就是要确保黎民百姓的健康，并通过自己的实践实现了这一目的。可以说，那些不能增进健康的思想、理论、学说和技术，其在文化与文明的创立和演进过程中被逐渐淘汰，保存下来的皆可与健康原理相得益彰，彼此兼容。以此视角来重新解读作为文明型国家的中国，并进一步观察和评价中国作为传统医学现代发展典范国家的基础性价值，将会增进对中医药发展的信心，促进文明互鉴和交流。

在阐释中国的国际形象时，张维为教授创造性地应用了"文明型国家"的概念，为阐释中国模式提供了一套完整的逻辑分析和理论支撑[①]。这个视域在解构西方话语关于中国的主流叙事的同时，也为讲好中医药故事提供了可以借鉴的概念。我们看到，如何讲述中医药故事也是一个存在原创悖论的领域，为了消除悖论，我曾经提出应当大力促进中医药的文化转型，并"用原创精神讲好中医药故事"[②]。从科学转型到文化转型，就意味着西方话语解释中医药的乏力，奇怪的是，业内人士自感"乏力"，仍不愿意放弃"既得利益"，说明以往的教育大多是知识教育，没有在做人处着力，致使中医药的创新发展失去了坚实的原创根基。"人能弘道，非道弘人"，一旦失去了人的文化与文明身份，那么，中医药的自主传统将无以显现和发挥作用，传承文明也将失去其可能性。这种现象与我国中医药创造和发展的文明历史极不相称，这也充分说明了目前中国文明特殊的内部差异性和复杂性。我曾经在讨论和评价民间中医问题时认为：

> 不知起自何时，民间中医成为一个"社会问题"。回过头想想，当人们自己鄙视自己传统的时候，这个社会就已经出了问题。如今

---

① 张维为.文明型国家［M］.上海：上海人民出版社，2017.

② 张超中.用原创精神讲好中医药故事［J］.医学与哲学.2013，34（7）：91-93.

社会本身就有问题，倘若继续把民间中医作为问题来看，看破了的话，所谓的"社会问题"其实是个假问题。贾谦老师应当是看穿了这个问题，因此才把民间中医看成中医的未来和希望。作为一个历史遗留下来的"社会问题"，自然不能假定它不存在，但也可以假定当历史进入新的一页的时候，先前的假定也就自然失效。也就是说，自然会有那么一天，当人们都能够敬畏传统的时候，民间中医就能够大放光彩。①

当然，"敬畏传统"是一个更大和更基本的文明问题。从逻辑上看，"敬畏传统"蕴含着对原创的尊重，此所谓知所从来而不忘本源。如果能够做到"敬畏传统"，那么有关对民间中医药的"执法"就会多一些文明，少一些野蛮。如今非物质文化遗产保护和弘扬活动开展得如火如荼，联合国教科文组织推动此项活动的宗旨也是在世界范围内继承传统，以便为传统的创造性转化奠定坚实基础，为未来的创新提供多样化的路径。实际上，原创是在无限丰富的多样性中涌现出来的，以此视域来理解传统，传统才能充分显现其活态的精神。中国文化历来注重传统，但是这种重视不在形式，而在精神。只有精神相通才能既有所守又有变通，体现出"简易、变易、不易"的辩证统一。因此，所谓原创悖论，本质上是一种精神障碍和认知障碍，使自己画地为牢。如要恢复精神健康，只有通达整体，进入其精神谱系才能实现。

二、新"群经之首"及其"精神"谱系

进入21世纪之后，中医药学的振兴发展使人感受到中华文明的复兴气象，中医药发展的战略地位也得到越来越多的关注和研究。近几年，

---

① 张超中.贾谦未竟的心愿［N］.中国中医药报，2013-04-12（8）.

张其成等国内学者陆续开展了中医药促进中华文明的复兴研究，其中就涉及对中医药战略地位的再定位问题[①]。在此之前，郑志国曾经专心著述，其在《医韬：中医药的发展与中华民族的复兴》中就已经看到中医药与中华文明之间的紧密联系[②]。综合上述的章节所论，笔者认为中医药的战略地位还能够进一步提升，从促进转换为引领。一旦中医药担负起引领中华文明创新发展的历史重任，那么，中医药的原创性就将表现为中华文明的原创性，使得中国的政治、经济、文化、社会和生态文明建设不仅表现出中华文明的本土气象，也将表现出新的不同于以往的现代气象。我们看到，中医药是拥有历史性和完整性、理论性和实践性相统一的传统医学，与现代医学相比则表现出中国文化的特色，其与中国文化的其他门类相比则表现为医学的独有特色。如果说精气神理论在中国文化中具有相通性，那么经络理论则为中医学所独有，即当代世界通过中医学才知道经络理论的存在，这也是中医学区别于其他传统医学的独特理论。在《黄帝内经》中，经络理论已经成熟，其经典描述出自《灵枢·经脉》"经脉者，所以能决生死，处百病，调虚实，不可不通"。出于对这一理论的信任，"通经活络"成为中医学和中国文化的共同实践。然而，经络理论与现代医学的神经血液理论是不兼容的，为了证明其存在和论证其科学性，使其得到作为主流医学的现代医学的承认，现代科学界和医学界为此做了许多努力，但是迄今为止，仍然未能在原创性的层面上对经络理论给予合理的解释，特别是由于无法在经络的解剖形态上达成共识，经络理论未能成为指导现代临床的科学理论。在相当长的一段时期内，经络理论的科学性甚至成为备受争议的国际性焦点问题，科技界、中医药界和国际传统医学界至今也没有放弃对针灸经络理论科

---

① 2016年，张其成教授以全国政协委员的身份提出提案，建议开展"中医药促进中华文明的复兴研究"。同年，国家社科基金规划办公室把此题目列入重大招标项目，张其成教授牵头的团队中标。

② 郑志国.医韬：中医药的发展与中华民族的复兴 [M].北京：中国社会出版社，2007：47.

学机制的研究，只是时代已经变了，评估经络理论的价值标准应随之发生变化。现在看来，在现代科学和医学对其无法否定但也难以全面接纳的情况下，对经络理论的实质性理解和阐释还是需要回到中华文明的自身体系才有可能，这也是借助于解释学以回归中医原创思维的初衷[①]。同样是借助，那么借助现代科学与医学，与借助解释学有什么不同？大体看来，解释学得以建立的基础是精神传统，而现代科学与医学却是基于物质传统。从其自主传统来看，中医药主要表现为一种精神传统，故而通过阐释学的启示，有助于中医药重新回归自己的精神传统，从而促使其真正发挥精神性的引领作用。因此，回归中医药的精神传统是其促进中华文明复兴的关键一步，而两相比较之下，基于物质性的科学与医学能够推动人类文明的进步，但是毕竟无法取代人文精神的引领地位。更进一步说，对原创性的真正理解只有在精神的层面上才有可能，这既是多年来研究原创性而难以触及其精神实质的原因，也是中医原创思维研究的原创悖论所得以产生的时代原因。回归原创，不是要回到物质匮乏的原始社会，而是要回归精神富足的文明社会。《黄帝内经》是中医药的标志性原典，也是中国文化精神性的代表，其对精神富足（神全）与匮乏（神去）对健康与疾病的决定性影响至今仍然具有启示性的价值，而这也是中医药原创性的永恒价值。对于不熟悉中医药这一特质的人们看来，如果用精神灯塔来比喻，可能会促进他们的理解，改变他们把有关表述仅仅停留在观点上面而不能深入其中的习惯性思维。

　　灯塔本是指位于海岸、港口或河道，用以指引船只方向的建筑物。精神灯塔则是指引精神发展的经典、人物及其谱系。非常可惜的是，当代世界对中医药作为精神灯塔的作用研究甚少，所知甚少，其根本原因就在于对其自主传统的精神意义没有基本的意识。缺乏对精神灯塔的研

① 张超中.借鉴解释学，回归原创思维［N］.中国中医药报，2012-12-04（3）.

究，中医药作为"健康灯塔"的形象就难以建立，这也随之影响到其作为新的文明灯塔建设的引领作用的发挥。我们看到，一方面，中医药在探索现代转型发展的过程中曾经走过许多弯路，并在寻求中医原创思维的时候陷入原创悖论，在学术上一直依傍他人，不能自立，难以找到真正的自身蕴藏的巨大价值，其关键就在于"心灯"不明。因此，相比于儒道释等中国传统文化和全球其他被归入精神谱系的哲学、宗教和文化体系，中医药在转型过程中明显的科学化现象确实与对其自身的精神谱系缺乏认知密切相关。当然，在中国传统社会中，中医药主要发挥治病的作用与功能，其作为预防和治未病的实际功能基本上被道教和佛教所代替，儒学也在宋代之后极大地推动了医学的自我转型，这样一来，中医药是否成为精神灯塔并不是急迫性的时代性问题。进入现代以来，中国传统的精神谱系在西方文明的巨大冲击之下纷纷转型，并各自发展出适应现代社会的新形态，由于意识到自己作为精神谱系的性质，儒道释等中国传统文化虽然备受冲击，但是仍然坚守了其精神价值的底线，并继续为现代社会提供精神消费的诸多内容。另一方面，在科学技术发展的推动之下，西方社会的精神谱系在经受巨大的冲击之后，基本上都做到了其人文精神的现代转型，并从人文精神价值的角度提出了系统性的平衡社会发展的重大主题，故而创造出许多典型的转型经验。实际上，上述国内国际的转型经验皆可为中医药提供十分有价值的借鉴，从而促进其转型发展和精神谱系的重新建构。只是绝大多数人没有意识到中医药的"精神灯塔"性质，致使中医药的创新难以"迷途知返"。实际上，当代全球面临的生命和健康问题已经不是形而下的问题，而是形而上的问题，需要从文明的层面给予阐释。对中医药的精神谱系的研究只是这种阐释的起点，而这种阐释将深刻改变当代社会对中华文明的再认知，并将深刻改变全球健康与文明的创新发展路径。

在一定意义上，灯塔就是典范，只是在现代科学体系的语境中，典范并不具有精神的特殊价值。要彻底理解和把握中医药的健康灯塔价值，就需要对中医药关于精神的普遍性和特殊性关系的贡献给予系统的研究，这既涉及对中医药原创性的研究，也进一步涉及中医药全球发展战略的权衡。可以说，中医药对原创性的认识和把握具有普遍性的意义，放之四海而皆准。从具体内容来说，中医药的原创性包括三个层面，即自然、理论和实践。具体到这三个层面，又以自然的原创性为基础，通过理论来表达，并在实践中重现自然的原创性。简要来说，自然的原创性表现为生生不息，永不停歇，滔滔不绝。对于这种生生不息的原创性，历代赞美也不绝如缕，赞其伟大，赞其平凡，赞其中庸，赞其恬淡。现代科学试图从物质基础及其结构方面全面了解自然的原创性，但其发现的皆是阶段性的成果，无法还原自然的创生真相。而中医药对自然的原创性的把握是整体论的，极尽变化之能事，所谓"物生谓之化，物极谓之变，阴阳不测谓之神"，一言道尽。从原理上讲，自然的创生无丝毫之间断，因此，凡是间断性的和重构性的，皆属于非自然性质的人为创造。为了不失去自然的原创性，中医学提倡在天人相应基础上的天人合一，并在其理论中通过对自然原创性的模拟，保持其理论的原创性。这种原创性的本质不但是以文字，而且是以中国文化的方式表达关于健康与生命的整体性规律。我们看到，中医药学的一些最核心的概念如精气神、阴阳、脏腑、经络、药性等，其之所以令现代人迷惑不解，根本原因就在于对一般人来说，很难看见和领会自然那只看不见的手，而中医对此则了然于胸，能够娴熟运用这些概念体系，在实践中再现自然和理论的原创性。

中医药实践对自然和理论的原创性的再现，在性质上不是机械性的重复性再现，而是独一无二的创造性的再现。能否再现的关键取决于中医药实践者的素养，这也是中医药传承发展和全球发展的关键。一般来说，科学意义上的重复是技术性的，是对发明创造者的科学技术成果的重复和再现，并以最大限度地去除人为因素的干扰为目的。而对中医药来说，这种重复或者再现是实践者对原创者之道的重复和再现，在道术合一、天人合一的中国文化传统中，此即是对发明创造者的再现。中国文化强调传道、传心、传灯、传习、传承等，并一再强调"非其人勿传，非其人勿授"等，就在于早已充分认识到人在其中的核心作用和地位，一方面是非其人则技术难以完美再现；另一方面则是非其人则难以保证技术的正当利用。如今世界所担心的也是科学技术所带来的对地球的毁灭性影响，这也要求全球建立对科学技术的正当利用机制，其中的关键已经超越狭隘的能否重复再现技术的问题，必须进一步考虑科学技术发展的路径选择问题。未来学家阿尔文·托夫勒（Alvin Toffler）曾经谈到这一点，他认为未来的科学技术和社会经济制度发展应当是价值选择的，而不是不受任何约束的自由发展。这一观点与董光璧关于价值引领的看法是一致的，其在思想上也与中医药相通。为此深入研究中医药的原创性，就必须追溯中医药原创者的初心，这是了解中医药的更为基础性的内核。不懂中医药创立者的初心，就难以对其做到真正的理解。实际上，中医药的创立者是以深入体察天地生物之心为基础，通过对天道的掌握和运用，使之形成中医药理论体系，代代相传，造福社会。《汉书·艺文志》称之为"皆生生之技"，可谓传神。也就是说，中医药的创立就是为了使生命更美好，别无其他目的。国医大师陆广莘先生以"生生之道"概括中医药，其在精神上也是直追《黄帝内经》，以使当代社会重新重视中医药的初心和使命。事实上，《黄帝内经·素问·四气调神大论》对中医药原创性的三个层面皆有精辟的论述，这里没有"上古天真论"对上古高度发达的健康文明的回忆，而是贯通古今的人人皆可实践的健康之道：

> 春三月，此谓发陈。天地俱生，万物以荣，夜卧早起，广步于庭，被发缓形，以使志生，生而勿杀，予而勿夺，赏而勿罚，此春气之应，养生之道也。逆之则伤肝，夏为寒变，奉长者少。夏三月，此谓蕃秀。天地气交，万物华实，夜卧早起，无厌于日，使志无怒，使华英成秀，使气得泄，若所爱在外，此夏气之应，养长之

道也。逆之则伤心，秋为痎疟，奉收者少，冬至重病。秋三月，此谓容平，天气以急，地气以明，早卧早起，与鸡俱兴，使志安宁，以缓秋刑，收敛神气，使秋气平，无外其志，使肺气清，此秋气之应，养收之道也。逆之则伤肺，冬为飧泄，奉藏者少。冬三月，此谓闭藏，水冰地坼，无扰乎阳，早卧晚起，必待日光，使志若伏若匿，若有私意，若已有得，去寒就温，无泄皮肤，使气亟夺，此冬气之应，养藏之道也。逆之则伤肾，春为痿厥，奉生者少。

天气，清净光明者也，藏德不止，故不下也。天明则日月不明，邪害空窍，阳气者闭塞，地气者冒明，云雾不精，则上应白露不下。交通不表，万物命故不施，不施则名木多死。恶气不发，风雨不节，白露不下，则菀槁不荣。贼风数至，暴雨数起，天地四时不相保，与道相失，则未央绝灭。唯圣人从之，故身无奇病，万物不失，生气不竭。逆春气，则少阳不生，肝气内变。逆夏气，则太阳不长，心气内洞。逆秋气，则太阴不收，肺气焦满。逆冬气，则少阴不藏，肾气独沉。

夫四时阴阳者，万物之根本也，所以圣人春夏养阳，秋冬养阴，以从其根，故与万物沉浮于生长之门。逆其根，则伐其本，坏其真矣。故阴阳四时者，万物之终始也，死生之本也，逆之则灾害生，从之则苛疾不起，是谓得道。道者，圣人行之，愚者佩之。从阴阳则生，逆之则死，从之则治，逆之则乱。反顺为逆，是谓内格。是故圣人不治已病治未病，不治已乱治未乱，此之谓也。夫病已成而后药之，乱已成而后治之，譬犹渴而穿井，斗而铸锥，不亦晚乎！[1]

今人注重养生，而对养生之道大多没有给予深究。从上文可见，养生只是《黄帝内经》"四气调神"关于春天的健康主导活动，其他还有

① 黄帝内经·素问［M］.北京：人民卫生出版社，1963：8-14.

"养长""养收""养藏"，以对应夏天、秋天和冬天之气，四气的性质不同，则需要有相应的精神状态以顺应之。精神状态不对，则为"逆"，即是与天作对，一旦"天地四时不相保，与道相失"，那么自然出现"未央绝灭"的结果。具体来说，违背"天气"生生之道，结果就是直接损害五脏经络之气，不能很好地服务于下一个时节的健康活动，此即"奉"命不利。这是没有养生知识和教养的代价，圣人"唯道是从"，故而能够成为健康的典范，"唯圣人从之，故身无奇病，万物不失，生气不竭"。

从更全面的角度来看，养必能化，正如教而能化，才有实际的教益。四时之中，无时不养，也随时而化。中医学理论把化与"长夏"相配，其实化是常道，藏于四气之变，"反常则灾害至矣"：

> 出入废则神机化灭，升降息则气立孤危。故非出入，则无以生长壮老已；非升降，则无以生长化收藏。是以升降出入，无器不有。故器者生化之宇，器散则分之，生化息矣。故无不出入，无不升降，化有小大，期有近远，四者之有而贵常守，反常则灾害至矣。故曰：无形无患。此之谓也。①

"出入"和"升降"，皆是阴阳，"无器不有"，圣人亦然。一般来说，圣人的形象被儒家固定化了，成为一种道德的典范和楷模，甚至成为正义的化身。这种理解并没有错，只是有些形式主义，被各式各样的概念所支配。如果把这些形式配之以"气"，那么这些形式将会"生气不竭"，整个理论也将精神焕发。孟子作为"亚圣"，就是看到了问题的真相，强调"先立其大者"，以此作为"善养吾浩然之气"的基础。何以能称为"善养"？孟子的解释自有意味，直接以"直养"答之：

---

① 黄帝内经·素问［M］.北京：人民卫生出版社，1963：399–401.

难言也。其为气也，至大至刚，以直养而无害，则塞于天地之间。其为气也，配义与道；无是，馁也。是集义所生者，非义袭而取之也。行有不慊于心，则馁矣。我故曰，告子未尝知义，以其外之也。必有事焉，而勿正；心勿忘，勿助长也。无若宋人然：宋人有悯其苗之不长而揠之者，芒芒然归，谓其人曰："今日病矣！予助苗长矣！"其子趋而往视之，苗则槁矣。天下之不助苗长者寡矣。以为无益而舍之者，不耘苗者也；助之长者，揠苗者也，非徒无益，而又害之。(《孟子·公孙丑上》)①

把《孟子》与《黄帝内经》相参，真有相得益彰之趣。所谓"直养而无害"，就是顺从阴阳四时之道，如此"则苛疾不起，是谓得道"，逆之则灾害生，去圣甚远。那么，为什么要直养？因为这是接收四气的"生生之道"。直养不易，要做到"勿忘勿助"才能实现。冯友兰对浩然之气有专门的解释，认为这超越了一般的社会意义，关系到人与宇宙的关系，但他对"怎么养"的理解，似乎有离气而重理的倾向，因而对阴阳大道之说予以否认：

孟施舍等的气，尚须养以得之，其养勇即养气也。浩然之气，更须养以得之。怎么养法呢？孟子曰："其为气也，配义与道，无是，馁也。"道者，赵岐注说是"阴阳大道"。朱子《集注》说是"天理之自然"。赵注固不对，朱注亦似未得其解。这个道即是"朝闻道夕死可矣"之道，亦即是义理。养浩然之气的方法，有两方面：一方面是对于宇宙，有正确的了解，此了解即是道；一方面是力行人在宇宙间应有的义务，此义务即是道德的义务，亦即是义。合此两方面，即是"配义与道"。常行义即是集义。集义既久，则浩然

① 朱熹.四书集注 [M].长沙：岳麓书社，1985：284–285.

之气自然而然生出，一点勉强不得。此所谓"是集义所生者，非义袭而取之也"。①

　　冯友兰认为"赵注固不对"，但是他的解释很明显是现代哲学式的，有些迂回曲折。实际上，这里涉及对中国文化意义的原创性解释问题。韩愈在《原道》中认为："夫所谓先王之教者，何也？博爱之谓仁，行而宜之之谓义。由是而之焉之谓道。足乎己无待于外之谓德。"并认为"轲之死不得其传焉"。此所谓"不得其传"，是指儒家在与道家和佛教的竞争中逐渐处于守势，正如在西方的思维方式进入中国以后，中国传统文化处于守势，意义逐渐不明一样。要打破这种格局，就需要追溯儒家的原创性和独立性，这是韩愈"原道"的初衷。在《原道》中，他首先对"仁""义""道""德"等关键性的范畴进行定义，实际上是返回到其本来的训诂意义上给予解释，并指出这就是"先王之教"的根据。孟子之后，道统不传，意义不明，这也直接影响到对"浩然之气"的理解。就义来讲，《原道》认为"行而宜之之谓义"。按照韩愈"何也"的思维方式，应当对"行而宜之"进行更进一步的追问。那么，"宜之"为义，"不宜"即为不义，此义可以齐家治国平天下，当然也可以修身。修身而得健康，此为"宜之"，否则为"不宜"。那么，由此再看"四气调神大论"的论述，所谓"道者，圣人行之，愚者佩之"，所谓"从阴阳则生，逆之则死，从之则治，逆之则乱"，所谓"反顺为逆，是谓内格"，所谓"是故圣人不治已病治未病，不治已乱治未乱，此之谓也"，皆可证明赵岐之注的正确性。赵注自有出处，只是冯友兰未予深究，所以才认为"赵注固不对"。赵岐对"其为气也，配义与道，无是，馁也"的原注如下：

　　　　重说是气。言此气与道义相配偶俱行。义谓仁义，可以立德之

---

① 冯友兰.中国哲学史［M］.北京：中华书局，1961：附录145–146.

本也。道谓阴阳，大道无形而生有形，舒之弥六合，卷之不盈握，包络天地，禀授群生者也。言能养此道气而行义理，常以充满五脏。若其无此，则腹肠饥虚，若人之馁饿也。[①]

赵岐的意思很明白，只有"养道气"，使之"充满五脏"，才有"行义理"之基础，否则的话，就如"人之馁饿"，虽有"义理"，无以行之。孙奭进一步指出"浩然大气之意""是其刚足以配义，大足以配道"：

"其为气也，配义与道，无是，馁也"者，孟子又重言为气也与道义相配偶，常以充满于人之五脏，若无此气与道义配偶，则馁矣，若人之饥饿也。能合道义以养其气，即至大至刚之气也。盖裁制度宜之谓义，故义之用则刚；万物莫不由之谓道，故道之用则大。气至充塞盈满乎天地之间，是其刚足以配义，大足以配道矣。此浩然大气之意也。[②]

此"足"耐人寻味。只有气充足了，才能做出功来。对比之下，我们看到，当代我国思想界一直把阴阳五行看作"迷信"，陷入了纯粹理论的迷雾之中，理气乖殊，自然难以养出浩然之气。没有浩然之气，自然理屈词穷，导致中医药的原创性难以发挥历史的功用。因此，应当回到阴阳的原创性，细细体察阴阳作为"说理工具"之说的失当之处。按照《黄帝内经·素问·四气调神大论》的说法，"从阴阳则生，逆之则死，从之则治，逆之则乱"，阴阳就是关于生死和健康的大道。如果说易家、道家、儒家、法家和阴阳家等是以阴阳作为说理工具，那么，在中医学的理论体系中，阴阳则具有实实在在的原创性，并成为"八纲辨

---

① 阮元.十三经注疏（全二册）[M].北京：中华书局，1980：2685.
② 阮元.十三经注疏（全二册）[M].北京：中华书局，1980：2687.

证"（阴阳、寒热、虚实、表里）之总纲，至今活力不衰。实际上，阴阳是一种定性理论，正如男女一样，一旦性别错乱，由此引起的后果则是灾难性的。因此，《黄帝内经·素问·阴阳应象大论》首先指出其作为大道总纲的地位：

> 黄帝曰：阴阳者，天地之道也，万物之纲纪，变化之父母，生杀之本始，神明之府也，治病必求于本。[①]

在实践中也是"先别阴阳"：

> 善诊者，察色按脉，先别阴阳；审清浊，而知部分；视喘息，听声音，而知所苦；观权衡规矩，而知病所主。按尺寸，观浮沉滑涩，而知病所生以治；无过以诊，则不失矣。[②]

与对其作为说理工具的普遍性理论的理解不同，阴阳理论实质上表达的恰恰是特殊性。只有从特殊性去理解，才能获得对中医药原创性的通解，达到自然、理论和实践三者的统一。在性质上，阴阳的特殊性取决于神明的主体性和自主性，"观权衡规矩，而知病所主"，病非无缘无故，而是神明失去自主性的表现，从而不能按照应有的权衡规矩去表现，按照孟子的说法就是不能"配义与道"。因此，进一步分析浩然之气，其生发壮大机制必与人之五脏相关，赵岐在注疏中所表达的应该就是这个意思。其实，这种意思在中国文化数千年的发展历史上一直存在，这就是医学在"有意无意间"成为中国文化说理的标准。马一浮曾经指出，早期的中国文化存在不同的取象传统，各有道理，但是五行与五脏

---

① 黄帝内经［M］.北京：人民卫生出版社，1963：31.

② 黄帝内经［M］.北京：人民卫生出版社，1963：46-47.

之间的配比关系应以今文学家为准，以此看病则有效，反此会加重病情甚至死亡①。这种配比关系就是木火土金水与肝心脾肺肾分别相对应。但是，仅仅停留在这种关系上并不足以深入理解中医药与中国文化的相通性，难以推进从说理工具向说理标准的转变。这种转变的关键是五脏和五志关系的确定，即心藏神、肺藏魄、肝藏魂、脾藏意、肾藏志，所以称五脏为"五神脏"。脏各有神，神各有所主，这是对中医药自主传统的细分。以这种细分为基础，再重新研究和分析中医药与诸子百家的关系，则可发现中国文化本有的说理标准，即如果其立说与中医药的理论精神不符合，那么这种学说就是可疑的；如果得到了中医药的支持，那么其学说就是可信的。所谓空说无凭，医学是证。医学无凭，身心是证。身心无凭，健康是证。中医药学是中国文化健康学说之总汇，质诸健康而不疑，才能慎终如始，大道直行。

在中医学理论中，人的意识思维由心所主宰，并与五脏的调节功能密切相关。情志泛指人的情感、情绪，也是人的心理活动，亦属于神的范畴。《黄帝内经·素问·灵兰秘典论》认为"心为君主之官，神明出焉"。张介宾在《类经·藏象类》指出："分言之，则阳神曰魂，阴神曰魄，以及意志思虑之类皆神也。合言之，则神藏于心，而凡情志之属，唯心所统，是为吾身之全神也。"《黄帝内经·素问·阴阳应象大论》认为，肝"在志为怒"，心"在志为喜"，脾"在志为思"，肺"在志为忧"，肾"在志为恐"，是为"五志"。情志则有七，即喜、怒、忧、思、悲、恐、惊，亦称"七情"。七情之中，悲与忧情感相似，可以相合；惊亦有恐惧之意，故惊可归于恐。因此，七情与五志是统一的。人的情志变化是整个精神活动的重要组成部分，而情志活动要通过五脏的生理功能表现出来，故而五脏的功能状态与人的精神活动之间实质上是等同的关系。因此，中医治病，实则是治神。《灵枢·本神》强调"先必本

---

① 马一浮.马一浮全集：第一册（上）[M].杭州：浙江古籍出版社，2013：283.

于神"，观其大旨，其对精神的来源、表现、调理、使用等基本原理和原则的论述，堪称中国文化的集中体现：

黄帝问于岐伯曰：凡刺之法，先必本于神。血、脉、营、气、精神，此五脏之所藏也。至其淫泆离藏则精失、魂魄飞扬、志意恍乱、智虑去身者，何因而然乎？天之罪与？人之过乎？何谓德、气、生、精、神、魂、魄、心、意、志、思、智、虑？请问其故。

岐伯答曰：天之在我者德也，地之在我者气也。德流气薄而生者也。故生之来谓之精，两精相搏谓之神，随神往来者谓之魂，并精而出入者谓之魄，所以任物者谓之心，心有所忆谓之意，意之所存谓之志，因志而存变谓之思，因思而远慕谓之虑，因虑而处物谓之智。故智者之养生也，必顺四时而适寒暑，和喜怒而安居处，节阴阳而调刚柔。如是则僻邪不至，长生久视。

是故怵惕思虑者则伤神，神伤则恐惧流淫而不止。因悲哀动中者，竭绝而失生。喜乐者，神惮散而不藏。愁忧者，气闭塞而不行。盛怒者，迷惑而不治。恐惧者，神荡惮而不收。

心怵惕思虑则伤神，神伤则恐惧自失。破䐃脱肉，毛悴色夭，死于冬。脾愁忧而不解则伤意，意伤则悗乱，四肢不举，毛悴色夭，死于春。肝悲哀动中则伤魂，魂伤则狂忘不精，不精则不正，当人阴缩而挛筋，两胁骨不举，毛悴色夭，死于秋。肺喜乐无极则伤魄，魄伤则狂，狂者意不存人，皮革焦，毛悴色夭，死于夏。肾盛怒而不止则伤志，志伤则喜忘其前言，腰脊不可以俯仰屈伸，毛悴色夭，死于季夏。

恐惧而不解则伤精，精伤则骨酸痿厥，精时自下。是故五脏主藏精者也，不可伤，伤则失守而阴虚，阴虚则无气，无气则死矣。是故用针者，察观病人之态，以知精神魂魄之存亡，得失之意，五者以伤，针不可以治之也。

　　肝藏血，血舍魂，肝气虚则恐，实则怒。脾藏营，营舍意，脾气虚则四肢不用，五脏不安，实则腹胀，经溲不利。心藏脉，脉舍神，心气虚则悲，实则笑不休。肺藏气，气舍魄，肺气虚则鼻塞不利少气，实则喘喝胸盈仰息。肾藏精，精舍志，肾气虚则厥，实则胀，五脏不安。必审五脏之病形，以知其气之虚实，谨而调之也。[①]

　　"必先本于神"既是所有针刺方法的根据，也是中医药养生治病的总原则。此之所谓"神"，是指人的精神状态。如果状态很好，能够充分发挥其自主性，按照智者如是的原则养生，完全可以做到"僻邪不至，长生久视"。问题就在于要使人的精神一直处于健康的状态并不容易，大多数情况下人的精神处于或多或少的病态，那么产生精神病态的原因到底是什么呢？"天之罪与？人之过乎？""天地之大德曰生"，我之有德，来自于天，人之有过，自负其责。那么，在如何负责的方式方法上，中医的做法就显示出与单纯的道德修养和完善的不同，或者说使道德修养和完善的基础更加稳固扎实，不仅由此开辟了促进健康的精神路径，也促进了对中国文化精神的深入认识。

　　对于中国文化及其精神的认识，时代不同，感受也不一样。如今中医药已经成为事实上的中国文化发展的主体，对其核心价值的探讨就不应该仅仅限于学术界，街头巷尾所谈论话题的价值导向也应该纳入考察的范围。就目前来看，学术界对中医药文化核心价值的概括多倾向于仁和精诚，对此张其成解释说：

　　　　"仁、和、精、诚"四个字，每一个字都代表一个层面，每一个层面都是难以被替代的。具体说就是：医心仁，医道和，医术精，

　　① 河北医学院校释.灵枢经校释（上册）[M].北京：人民卫生出版社，1982：173-183.

医德诚。"仁"是中医学与中医人的出发点，是内心的信仰；"和"是中医药核心价值和思维方式的集中体现，是中医药学的灵魂所在；"精"是掌握中医药技术的根本要求；"诚"是对中医药从业者伦理道德和行为规范的总体要求。其中"仁"和"诚"往往容易混淆，其实结合孙思邈"大医精诚"的论述，不难看出"仁"偏重于内在的"大慈恻隐之心"，"诚"偏重于外在的真诚救人的行为规范。①

可以看出，这种精神内涵带有明显的儒家文化特色。若要追其本源，那么《灵枢·本神》所强调的"天德"倒是很值得玩味。韩愈在《原道》中强调"博爱之谓仁，行而宜之之谓义，由是而之焉之谓道，足乎己无待于外之谓德"，认为"先王之教"，必有所本。前述有此本为"本于阴阳"之谓，今按"本神"之意，其与"神明之府"正相呼应。这个神，正是自己内在主宰者，与"足乎己无待于外"亦相呼应。此时点出"己"，也正是把"先王之教"的主体点出，亦即让人从自己出发又回归自己。因此，道德之道之德，皆是能够从自己出发、本于自己，并发现自己本有潜力的范畴。这个理解也与《道德经》关于"道法自然"的阐述相一致，即这个自然不是现代意义上的自然界，而是从整体出发所表现出来的物之自己的本性。保持自己的本性，不让那些假仁假义危害其作用的发挥，这是儒道两家宗慕道德的共同特点，亦即所谓的"为己之学"。在以往的研究中，中医药对"为己之学"的贡献基本上被忽视了，其实，中医药学对"己"的研究和贡献为"为己之学"奠定了坚实的基础，或者说，中医药是其集大成者。可以说，通过中医药对"己"之认识的体系化和细分化，使"己"之潜力能够得到更为合理的发挥。

神和灵本是属于原始宗教崇拜和信仰的范畴，今从中医药原典中所看到的却是其在"为己之学"上的意义，这种转变具有化石般的标志

① 张其成.中医药文化核心价值"仁和精诚"的内涵［N］.中国中医药报，2019-01-21（8）.

性质，说明中医药学已经脱离巫的原始性，进入成熟的人学范畴，这与《史记·扁鹊仓公列传》中关于"信巫不信医者不治"的记载互为参证。"信巫"意味着健康取决于巫，神自外来，主宰在他。信医则意味着健康取决于自己，"神"由己出，主宰在我。所谓的"为己之学"，其核心要旨就在于时时刻刻把握自己，主宰自己。由此来看，《中庸》之"道也者，不可须臾离也；可离，非道也"固然属于"为己之学"，葛洪《抱朴子》之"我命在我不在天"也表达出了这种精神。《抱朴子》对此进一步说："道家之所至秘而重者，莫过于长生之方也。长生之道，道之至也，故古人重之也。"这也可与《灵枢·本神》"如是则僻邪不至，长生久视"的论述相参证。后来唐代的孙思邈把这个传统总结提炼为"人命至重，贵于千金"，并亲身实践"为己之学"，得享高寿。因此，从理论到实践，中医药学皆表现出"为己之学"的成熟性，这种成熟的标志就是认识和确立了"得神者昌，失神者亡"的根本原则，完成了从神到人的决定性和历史性阐释。这种阐释也在中国文化的治国传统中得以体现，由此可见中医药的文化精神与社会时代精神的一致性，并借以观察到"为己之学"精神的另一面。《春秋左传·庄公三十二年》记载：

> 秋七月，有神降于莘。惠王问诸内史过曰："是何故也？"对曰："国之将兴，明神降之，监其德也。将亡，神又降之，观其恶也。故有得神以兴，亦有以亡。虞、夏、商、周皆有之。"王曰："若之何？"对曰："以其物享焉。其至之日，亦其物也。"王从之。内史过往，闻虢请命，反曰："虢必亡矣，虐而听于神。"神居莘六月。虢公使祝应、宗区、史嚚享焉。神赐之土田。史嚚曰："虢其亡乎。吾闻之：国将兴，听于民；将亡，听于神。神，聪明正直而壹者也，依人而行。虢多凉德，其何土之能得？"[1]

① 阮元.十三经注疏（全二册）[M].北京：中华书局，1980：1783.

按照一般的常理来理解，神之赐物，应为吉兆，但是非其德而得之，恰为失神，即内与外不相应，《黄帝内经·素问·汤液醪醴论》所谓的"神不使"。从历史上看，"有得神以兴，亦有以亡。虞、夏、商、周皆有之"。这里似乎还有一定的不确定性，只有综合分析才能判断出是好是坏，但是在《黄帝内经》中，"得神者昌，失神者亡"已是贯穿全文的定则，成为"为己之学"的根基。因此，《灵枢·本神》所体现的就是本于自己的精神及其原则，并且在德的修养层面之外，还有具体的调护原理和方法，"五脏不安。必审五脏之病形，以知其气之虚实，谨而调之也"。也就是说，精神能否表现出道德（天德）的完整性，在一定程度上取决于五脏之气的状态是否健康。成为"智者"，谨而调之，"为己之学"必将大显于天下。

由上可见，人的精神道德不仅仅是一个文化、文明、宗教、社会范畴，同时也是一个医学范畴。作为纯粹的医学范畴，精神的健康对人的健康起着决定性的作用，这是从中医学的原理和理论核心出发所显示的健康规律。因此，如何恢复和保持精神的健康状态，使其充分发挥对健康状态的主宰性作用，这是中医学作为医学的原始目标，并由此形成了中医学的自主传统。中医学的这一传统体现在中医药学发展的始终，不仅形成了独特的医学传统，并建立了与相关文化、文明、宗教和科学的历史联系，从更宽泛的意义来看，中医学的自主传统成为中国文化精神传统的独特体现，为分析、研究和认识中华文明提供了切实的入口。从恢复和保持健康特别是精神健康的专业性来看，中医学成为相关精神文化体系的基础性学科，这同其与道家道教的历史关系清晰可见。道教被称为研究长生的宗教，也被认为是唯一一种不反对科学的宗教，这与其与中医药学的关系密切相关，也可从《灵枢·本神》的"长生久视"略窥一斑。从另外一方面来看，由于人的精神是道德的主体，其他精神文化形成的关于社会伦理道德和价值规范的传统又为中医药学的发展提供了精神养料，并从中可见精神世界的多与一的关系。因此，从中医药学关于精神健康的专业性出发，具体分析其在文化史的原创性，并以此为基础，进一步分析其在全球发展过程中的本土化现象及其规律，中医药全球发展的格局和路径将会自然显现。

与上述分析和发展思路相对应，我们可以从中看到中医药的文化与文明地位已经发生了颠覆性的变化，其显著标志就是《黄帝内经》成为新时代的"群经之首"。也许可以这样说，从"为己之学"和"学以成己"的成熟性来看，《黄帝内经》本来就具有"群经之首"的潜质，只是在中国文化自身的谱系之内，《易经》早已牢牢占据了这个位置。其实，中国学术界自古以来并不讳言医易相通，此义至明代张介宾著《类经图翼》与《类经附翼》而大显。但是，《易传》解易，《周易·系辞上》谓"神无方而易无体"，其在逻辑上已经标明先后，即易之无体是对神之无方的模拟和推演。《黄帝内经》的理论核心即在于神，因此，从精神谱系来看，其与《易经》并不分轩轾。及至把这种关系置于当代全球发展的格局之内，中医药地位的上升及其引领作用使得《黄帝内经》的本来性质凸显，成为"新群经之首"也就水到渠成。此义尚待进一步申述，只是这种改变使得立足中医药来分析评判全球文明成为可能。医家本来就是从无病的标准和理想状态出发的，但从现实的文明谱系来看，注重"神迹"而难免"疾病"成为常态，因此仍然存在继续改进和完善的空间。中医药能够治疗文明病，促进各个文明的自我发展，其作为"新群经之首"的价值也会在未来的历史发展中慢慢显现。由此可以期待，中医药的全球发展将促进各个文明精神谱系的创造性转化和创新性发展，这意味着中医药将会开拓人类未来的精神发展方向，在促进健康的过程中具有重新塑造全球心灵的作用。因此，中医药的主体自觉将成为全球文明自觉的标杆，发挥新的引领功能。

第二节　中医药的新概念与文明自觉

一、基于创造主体自觉的新概念

2016年12月25日,《中医药法》由中华人民共和国第十二届全国人民代表大会常务委员会第二十五次会议通过,国家主席习近平于当日签署了第五十九号主席令,予以公布,该法自2017年7月1日起施行。该法的第二条专门就中医药的名称作出规定:

> 本法所称中医药,是包括汉族和少数民族医药在内的我国各民族医药的统称,是反映中华民族对生命、健康和疾病的认识,具有悠久历史传统和独特理论及技术方法的医药学体系。

从上述条文不难看出,中医药是中华民族的医药学,要理解其"独特理论及技术方法",需要回到其对"生命、健康和疾病的认识"的"悠久历史传统"中,这样一来,此处"中医药"所指的就是《中华人民共和国宪法》第二十一条条文中与"现代医药"并列的"我国传统医药"。

据了解,在《中医药法》拟定的过程中,国家中医药主管部门和民族宗教主管部门之间就名称问题曾经过多次协商,而后者比较偏向于使用"传统医药法"这个名称。从中医药的通用英文名称(Traditional Chinese Medicine,简称TCM)来看,中医药也确实属于传统医药的范畴,而且世界卫生组织在其《世界传统医学发展战略(2002)》里也把中医药作为全球传统医学的主要代表,认为其就是来自中国的传统医药。因此，把《中医药法》称为《中华人民共和国传统医药法》确实有一定的根据，其中也反映了我国少数民族对其本民族传统医药获得平等对待和尊重的权利诉求。

另外，也不断有学者主张把中医药学的英文名直接译为"Chinese Medicine"（TM），即中国医学，这是因为"traditional"即"传统"，有落后的含义，而与现代医学相比，中医药则是另外一种类型的医学，不能用"先进"或"落后"对其进行定性，因此主张直接称其为来自中国的医学。但是，此处中国医学具体所指的一般是处于"主流传统医学"地位的中医药学，即以《黄帝内经》《伤寒论》《难经》《神农本草经》等为其基本典籍的传统医学，如有涉及民族医药的地方，则一般给予特别指出。我们看到，《中医药法》"附则"第六十一条载："民族自治地方可以根据《中华人民共和国民族区域自治法》和本法的有关规定，结合实际，制定促进和规范本地方少数民族医药事业发展的办法。"同样，作为由国家中医药管理局与文化和旅游部会同编纂的大型医药学专科丛书，《中华医藏》的编辑体例也是将中医药与民族医药并列。据介绍，这套丛书将重点收录2300种中医药古籍，包括经典著作及其注释研究，涵盖伤寒金匮、本草、养生、医史、基础理论、诊法、针灸按摩、方书、临证各科、医案医话医论和少数民族医药等类目。因此，结合《中医药法》的定义，我们就可推论出，中医药在一般意义上是指汉民族医药，而用之指称中华民族的医药学，实际上是这一概念的新用法。对比2003年10月1日起施行的《中华人民共和国中医药条例》，其在"附则"第三十八条中也有"民族医药的管理参照本条例执行"的表述，但是整个条例并没有关于中医药的定义。在1992年出版的《中国大百科全书·中国传统医学》中，其关于"中国传统医学"条目的解释，则指出"汉族医学又有'中医'之称"。为一窥全豹，今将由施奠邦和孟庆云撰写的该条目的总论部分摘录于下：

中国传统医学是中华民族在长期的医疗、生活实践中，不断积累、反复总结而逐渐形成的具有独特理论风格的医学体系。今天，它不仅在中国现代医疗保健事业中占有重要地位，而且在世界许多国家中，也越来越受到重视。

中国是多民族国家，中华民族是五十多个民族的总称。每个民族在其历史发展过程中，受不同地域、文化等因素的影响，产生了各具特色的民族医学。中国传统医学就是中国各民族医学的统称，主要包括汉族医学、藏族医学、蒙古族医学、维吾尔族医学、朝鲜族医学、壮族医学、傣族医学、彝族医学，以及苗族、拉祜族、畲族、鄂伦春族等民族医药。各个民族医药的发展和现状，因历史和文化的不同，文字产生的早晚等原因，有的民族医药，不仅有丰富多彩的诊疗方法，而且较早形成了独特的医药理论体系；有的则以民族文字保留少量的医药书籍，辗转抄录，散在民间，目前尚在进行系统整理；有的则没有文字记载，而只是民间采用的一些单方验方或简易的医疗方法，有待进一步发掘和整理。

在中国传统医学中，由于汉族人口较多，聚居地域最广，文字产生较早，历史文化较长，因此，汉族医学（简称汉医）在中国以致在世界上的影响最大。在西方医学传入中国以前，我们不在医学前冠以"汉"字。在19世纪西方医学传入中国并普及之后，汉族医学又有"中医"之称，以此有别于西方医学（西医）。[①]

在《中医药法》正式实施之前，全国人大常委会法工委组织编写了中医药法释义，对法律条文进行了全面详细的解释。其对《中医药法》第二条条文的释义如下：

---

① 中国大百科全书总编辑委员会《中国传统医学》编辑委员会.中国传统医学［M］.北京：中国大百科全书出版社，1992：1（专文）.

【释义】本条是关于中医药定义的规定。

一是中医药是包括汉族和少数民族医药在内的我国各民族医药的统称。中医药发源于我国，是中国各族人民几千年来在同疾病作斗争中形成和发展起来的，是人民群众集体智慧的结晶。在西医传入我国之前，我国只有一种医药学，当然没有必要将其称为"中医药"，所以我国古代并没有一部冠以"中医药"的医学文献。在古代，中医药有各种代称，如岐黄、青囊、杏林、悬壶等。"中医药"的称谓是在近代以后，随着西学、西医传入我国，为了便于区分，我国本土原有的学术体系、医学体系就被称为"中学""中医药"，从此"中医药"就成了与"西医药"相对应的概念。

从国际上来说，"中医药"作为包括汉族和少数民族医药在内的我国各民族医药的统称，已得到国际上的普遍认同。许多国家的立法多以"中医药"称呼中国的传统医药，如泰国颁布了《中医合法化条例》，澳大利亚维多利亚州颁布了《中医注册条例》等。此外，有七十多个国家与中国签订了包含中医药内容的政府协议或者专门的中医药合作协议。这些均表明"中医药"的称谓在世界范围内取得了共识。

少数民族医药是我国中医药的重要组成部分，包括藏医药、蒙医药、维吾尔医药、傣医药等少数民族的医药。藏医药有自己的系统理论，几千年来为我国藏区人民的健康和繁衍昌盛作出了重要贡献。早在公元前3世纪，高原人就有了"有毒必有药"的医理。公元7世纪，松赞干布统一青藏高原，建立起强盛的吐蕃王朝。大唐文成公主入藏带去了大量的医学著作和医生。同时，藏王还请了印度、尼泊尔医生入藏，结合高原古老的医学，编辑整理了大量的医学经典著作，其中最负盛名的是云丹贡布所著的《四部医典》。蒙医药是蒙古族人民在长期的医疗实践中逐渐形成与发展起来的，它吸收藏医、汉医及印度医学理论的精华，逐步形成具有鲜明的民族特色、地域特点和独特理论体系、临床特点的民族传统医学。维吾尔医药、傣医药等也有着较系统的医学理论和丰富的临床经验，具有鲜明的民族特色和地方特点，是中医药宝库中的重要组成部分。此外，少数民族医药还包括壮医药、苗医药、朝医药、瑶医药等，目前全国已有十多个少数民族设有本民族的医疗机构。

二是中医药是反映中华民族对生命、健康和疾病的认识，具有悠久历史传统和独特理论及技术方法的医药学体系。中医药是我国各族人民在长期生产生活和同疾病做斗争中逐步形成并不断丰富发展的医学科学，具有独特有效的系统思维模式及其知识体系，其所注重的整体观念、辨证论治、因人而异、复方用药等认识论和方法论特色，反映了中华民族认识自然、人体、生命、疾病现象及其相互关系的规律。例如，天人合一的整体观念就是中医药一个非常独特的理论。中医认为，人本身是一个有机整体，由脏腑经络组成，脏腑经络互相联系、沟通，调节人体的气血，维持人体的正常生理功能。同时，人与自然也是一个有机的整体，即天人合一，人是大自然的产物。人要适应自然，顺应气候变化，针对自然界的各种变化，如气候的变化，作出相应的调节，否则就容易产生疾病。中医的独特理论，深刻地阐明了中华民族对生命、健康和疾病的认识，并用于指导临床实践。

在中医基本理论的指导下，经过长期实践总结出来的，用以防治疾病、健康养生的中医药技术方法也具有不同于其他医学技术的独特性，主要包括针灸疗法、灸法类、手法类、外治疗法、内服法、中药炮制技术。中药材多来自自然界的植物、动物、矿物，药用部位含有一定的药物成分，但也常因带有一些非药用部分而影响疗效，并且不同药用部位药效有异。因此，原药材在发挥治疗作用的同时，也可能出现一些不良反应，这就需要通过炮制，调整药性，增利除弊，以满足临床治疗要求。经过炮制的中药降低或消除了中药的毒副作用，保证用药安全，提高了中药的效果。

需要说明的是，关于本法的名称为"中医药法"，绝大多数意见是赞同的，但也有的意见建议修改为"传统医药法"或者"中医药法与民族医药法"，但这一意见最终没有被采纳，主要是考虑到：一是本条已经明确规定了"中医药"的概念，是包括汉族和少数民族医药在内的我国各民族医药的统称，是广义的概念，所以法律名称上不宜再把中医药与民族医药并列。二是中医药既是传统的，也是现代的。中医药既是历史上形成的传统医学，同时也是不断发展的医学科学。中医药法明确规定了发展中医药的方针，那就是应当坚持继承和创新相结合，保持和发挥中医药特色和优势，运用现代科学技术，促进中医药理论和实践的发展。根据这一规定，中医药既是传统的，也是现代的，如果法律名称叫"传统医药法"，则难以体现中医药运用现代科学技术不断进行发展创新的要求。[①]

对"中医药"的上述释义，比较集中地体现了现阶段对中医药事业发展的认识，也比较清晰地界定了《中医药法》所要保护的主体。从性质上说，《中医药法》是一部国内法律，其适用范围只包括行使中华人民共和国主权的地方，而对中国之外的国家和地区，该法只具有参考、比较和借鉴的价值。那么，为了更好地体现在全球文明互鉴过程中所应当遵循和体现的基本价值，或者说，相对于"西医药"所体现的西方现代文明的模式，"中医药"能否提供一种具有中国特色的文明模式？无论是自觉意识到还是时代意识的背景支持，《中医药法》的命名尚需进一步深入探讨，而其中最为关键的是对作为文明主体的"中华民族"意义的揭示，而这也是中医药法释义虽然涉及但尚没有系统表述的一面。

① 中华人民共和国中医药法释义（2）［EB/OL］.（2018-03-24）［2024-08-31］www.natcm. gov.cn/fajiansi/zhengcewenjian/2018-03-24/2412.html.

如果只有中医药的理论和技术方法体系，而缺失对文明主体的表述，那么中医药的发展将处于一种什么样的状态呢？在这种状态下，"中医药"的含义将会发生何种改变？考察中医药发展的过去、现在和未来，隐然有一种《金刚经》"是那么，非那么，又是那么"的感受，说明在不同的历史阶段，中医药不仅会与不同历史时期的文明发展状态相适应，其地位也会随之而有所不同。正如"中医药"名称的出现一样，它是源于"西医药"的传入而对中国本土医学体系的概括和称谓，在此之前，不需要特别强调其为"中医药"的身份意识，中华民族"有病吃药、无病健身"的自然状态就是其医学的真实表现，其间虽然也有外来文明医学知识的传入，但这些知识只是对本土医学体系的丰富，而不是对其生存和发展的威胁甚至否定。因此在这一历史阶段，医脉和畅，佳话不断，各民族之间的政治矛盾对医学来说并无阻碍，其间医学的文化地位尽管不高，因医功而封侯者寥寥，但这并不妨碍医学的自主发展，其典籍之浩繁甚至有超越儒释道之势。据统计，中医药典籍数量占据中华文化典籍总数的三分之一，真可谓汗牛充栋，家室珍藏。

及至西医药传入，中国也进入"千年未有之大变局"，其在中国发展到现在，百年之间，作为现代医学的西医药早已经代替中医药，成为中国医疗体系的主体，其基本表现是保障医和药合法性的《中华人民共和国执业医师法》和《中华人民共和国药品管理法》皆是基于现代医学的观念和标准制定的。这种局面也被称为与"世界接轨"，即现代医学在中国的发展成为其作为全球主流医学体系的有机组成部分，与此局面相适应，这也是中国从传统中国向现代文明国家转型，从而成功融入世界体系的一个典型现象。当然，从历史上看，西方文明的现代转型和发展建立在近现代科学的崛起之上，之前则属于传统，故而传统医学在西方属于落后的象征。虽然传统在中国文化的语境中是指世代相传的精神、制度、风俗等具有历史意义的诸多范畴和领域，而对传统的继承是其创新发展的基本前提，但在以科学作为标准的时代语境中，作为传统医学的"中医药"基本上失去了自主发展的话语权。在这个大约百年之久的历史时期内,"中华民族"的概念则是从无到有,几经变迁,直至成为一个与中国主权相适应的表述文明主体的文化和政治概念。在这个时期内,与发展现代科学一样,发展现代医学也是中华民族自主性的历史选择。尽管需要兼顾,但在那个不可追溯的时代中,传统与现代之间的张力还是成为引起中华民族心理创伤的主要因素。这是一段相当屈辱的历史,表现为国家的独立意志、民族的觉醒意识与传统文化的自主发展之间不能达成诉求上的一致。对中医药来说,其所直接面对的是来自现代科学尤现代医学的压力和规制;而对中华民族来说,其所直接面对的则是"西方帝国主义列强"基于西方文明的压力。从实践来看,单纯用现代科学的标准促进中医药的现代化,规制中医药的现代发展,其中所暴露出的问题越来越多,短板也越来越大,需要建立新的研究和发展范式才能包容和消解这些矛盾。在这个关键的历史节点,我们在中医药的定义中既要看到其理论和技术方法体系,更要看到这些体系的创造者——作为定义主语的中华民族。从中华民族所代表的文明范式出发再去考察中医药的今生来世,确实柳暗花明、涅槃重生,中医药也需要担当起历史赋予的时代使命。

考察"中华民族"概念的提出和演变,史学界公认梁启超的贡献最大。"民族"一词在中国的早期使用可见于《南齐书》列传之三十五《高逸传·顾欢传》中,有"今诸华士女,民族弗革,而露首偏踞,滥用夷礼,云于翦落之徒,全是胡人,国有旧风,法不可变"。其意是指"国"之百姓及其家族。"民族"(nation)一词的现代意义是在19世纪末叶从日本传入中国的,是指经长期历史发展而形成的稳定共同体,一群基于历史、文化、语言与其他人群有所区别的群体。《布莱克法律词典》对nation的定义:拥有相同的起源、语言、传统等的一大群人,并组成一个政治单位,当这个政治单位等于国家的时候,通常就称为民族国家。在"民族"一词的现代意义传入中国后,逐渐产生了"中华民族"这个民族学词汇。

1899年，梁启超在《东籍月旦》一文中，通过对欧洲世界史著作的评介，创造性地使用了具有现代意义的"民族"一词。1901年，梁启超发表《中国史叙论》一文，首次提出了"中国民族"的概念，并将中国民族的演变历史划分为三个时代：

第一上世史。自黄帝以迄秦之一统，是为中国之中国，即中国民族自发达、自竞争、自团结之时代也。

第二中世史。自秦统一后至清代乾隆之末年，是为亚洲之中国，即中国民族与亚洲各民族交涉繁赜、竞争最烈之时代也。

第三近世史。自乾隆末年以至于今日，是为世界之中国，即中国民族合同全亚洲民族与西人交涉竞争之时代也。①

梁启超在这里用"中国民族"指称中国历史文化的主体，并从宏观上勾勒出三个时代的不同特点。其关于历史分期的看法影响也很大，柳诒徵在《中国文化史》中以"上古""中古"和"近世"代之。顾欢的"民族"一词产生于"中古"时期，属于"亚洲之中国"的"夷夏"之辩。

在"中国民族"的基础上，1902年梁启超正式提出了"中华民族"。他在《论中国学术思想变迁之大势》一文中，先对"中华"一词的内涵作了说明。接着，梁启超在论述战国时期齐国的学术思想地位时，正式使用了"中华民族"一词。其云："齐，海国也。上古时代，我中华民族之有海权思想者厥唯齐。故于其间产出两种观念焉，一曰国家观，二曰世界观。"②事实上，"中华民族"属于"世界之中国"时期所产生的文化和政治概念，梁启超最早使用"中华民族"词汇，其间经历了由"千年未有之大变局"所带来的种种危机，从"保种""民族"到"中国民

① 梁启超.饮冰室合集·文集（典藏版）：第三册［M］.北京：中华书局，2015：471–472.
② 梁启超.论中国学术思想变迁之大势［M］.上海：上海古籍出版社，2019：31.

族"，再到"中华"和"中华民族"的创造和演变过程，其在实质上反映了一种对自己"身份意识"的"觉醒"，兼有政治和文化的双重内涵。在政治上，"中华民族"体现了中国近现代争取民族独立和解放的历史过程，并具体以"中华民国"到"中华人民共和国"政权的建立为标志。在文化上，费孝通则称之为"民族自觉"，并以"中华民族的多元一体格局"概括其发展演变的历史过程：

> 中华民族作为一个自觉的民族实体，是近百年来中国和西方列强对抗中出现的，但作为一个自在的民族实体则是几千年的历史过程所形成的。我这篇论文将回溯中华民族多元一体格局的形成过程。它的主流是由许许多多分散孤立存在的民族单位，经过接触、混杂、联结和融合，同时也有分裂和消亡，形成一个你来我去、我来你去，我中有你、你中有我，而又各具个性的多元统一体。这也许是世界各地民族形成的共同过程。中华民族这个多元一体格局的形成还有它的特色：在相当早的时期，距今三千年前，在黄河中游出现了一个由若干民族集团汇集和逐步融合的核心，被称为华夏，像滚雪球一般地越滚越大，把周围的异族吸收进入了这个核心。它在拥有黄河和长江中下游的东亚平原之后，被其他民族称为汉族。汉族继续不断吸收其他民族的成分而日益壮大，而且渗入了其他民族的聚居区，构成起着凝聚和联系作用的网络，奠定了以这个疆域内许多民族联合成的不可分割的统一体的基础，成为一个自在的民族实体，经过民族自觉而称为中华民族。①

从"自在"到"自觉"，其中包含了"中华民族"的历史和现实。在现实层面，"中华民族"遭受了外来的冲击而愈加坚强；而在历史层

---

① 费孝通.费孝通文集：第十一卷［M］.北京：群言出版社，1999：381–382.

面，这个"多元一体的格局"还要继续演化发展。"放眼未来，中华民族的格局会不会变？它的内涵会不会变？"①对此问题，费孝通主要从两个方面来思考，认为首先要坚持"民族平等和共同繁荣"原则：

> 如果我们放任各民族在不同的起点上自由竞争，结果是可以预见到的，那就是水平较低的民族走上淘汰、灭亡的道路，也就是说多元一体中的多元一方面会逐步萎缩。我们是反对走这条路的，所以正在依"先进帮后进"的原则办事，先进的民族从经济、文化各方面支持后进的民族的发展。国家对少数民族地区不仅给优惠政策，而且要给切实的帮助，现在我们正在这样做。②

另外，费孝通认为现代化的经济发展将会带来更多的个性发展的机会，"多元"的活力仍然能够继续发挥：

> 我是这样想的：一个社会越是富裕，这个社会里的成员发展其个性的机会也越多；相反，一个社会越是贫困，其成员可以选择的生存方式也越有限。如果这个规律同样可以用到民族领域里的话，经济越发展，亦即越是现代化，各民族间凭各自的优势去发展民族特点的机会也越大……在现代化的过程中，通过发挥各民族团结互助的精神达到共同繁荣的目的，继续在多元一体的格局中发展到更高的层次。③

对中华民族多元一体格局的研究及其未来演变的思考，特别是对如

---

① 费孝通.费孝通文集：第十一卷［M］.北京：群言出版社，1999：416.
② 费孝通.费孝通文集：第十一卷［M］.北京：群言出版社，1999：417.
③ 费孝通.费孝通文集：第十一卷［M］.北京：群言出版社，1999：418.

何促进各民族之间共同繁荣发展与和睦共处的期望，促进了费孝通对经济全球化时代下文化发展规律的思考。可以说，他在世纪之交的时候明确提出的"文化自觉"这个概念，是他对"中华民族"之"民族自觉"思考的延续，也是他毕生从事人类学和社会学研究对中国历史文化精神的回归。如今，他提出的"各美其美，美人之美，美美与共，天下大同"被称为"十六字箴言"，既是文化多样性发展条件下各个文化主体的相处之道，也是"世界之中国"面向全球化时代所要依循的文化发展准则。

费孝通曾经学过医学，后来弃医去学人类学，是因为他自觉地认识到"为万民造福"比"为个人治病"更有意义。通过学习人类学掌握一些认识中国社会的观点和方法，进而推动中国社会的进步，这成为他一生的"志业"。据丁光宏回忆，费孝通曾经促成召开关于中医经络研究的第65次香山科学会议，大力支持对中医药的现代研究，反映出他的"医学观点"的通达性：

> 费老很感慨地说，研究科学不科学，不是看研究的对象，而是看研究的方法是不是科学的。他用社会学的研究历史来作对比，社会比单个人体可能更复杂更难研究，但随着我们采用了科学的方法，社会学就脱离了经验，真正成为一门科学。他进一步说："中医是中国特有的，其中包含了我们几千年的文化和智慧，如何用现代科学的方法去阐述传统的理论和技术，是我们这个时代面对的历史使命，更是你们年轻人应该选择的正确学术道路。你们要开经络研究的香山科学会议，我非常赞同，我不仅赞同还要亲自参加。我虽然对中医是外行，但我可以从文化、从人类社会发展规律的角度来阐述中医现代科学研究的重要性，给你们鼓劲儿！"一席话让我们茅塞顿开，感觉以前做的研究都是跟在西方后面，中国人研究针灸经络，那才是真正的原始创新，才对得起列祖列宗，一种自豪感油然而生。费老不仅鼓励我们，还答应帮我们牵线几位他熟悉的院

士，请他们一起为中医研究助力。^①

费孝通虽然自言对中医是外行，但是他的"文化自觉"还是启示了中医药精神上的觉醒。如今中医药真正到了"从文化、从人类社会发展规律的角度"来研究的时候了，相比于对中医药的自然科学研究，开展中医药的人文社会科学研究既是顺应时代的"大彻大悟"，也是开创中华文明新发展历史的关键。

二、从时代失语到文明自觉

中华民族是创造中医药的主体，从中华民族的形成发展来看待中医药的概念及其内涵，对其中蕴含的"世界之中国"和"多元一体格局"之意义当有进一步理解。就其概念本身来讲，"中医"是与"西医"相对应的，也是"中医自觉"的结果。而从近现代的发展历程来看，这种自觉实际上是中医药自主传统的一种新表现形式。可以说，创立、维护、传承和发扬这个自主传统，这是中医药数千年文化史和文明史的主线，虽然时代变动不居，但是这条主线非常清晰，且时代变动越是剧烈，其表现形式就越是鲜明。20世纪初期维护中医药的抗争运动是这样，今天中医药的全球发展也是这样，从中可见"百年未有之大变局"的真实性，其中亦见中华民族的真精神。

如今每年的3月17日被称为"国医节"，亦即"中医药界大团结纪念日"，缘由来自1929年3月17日中医药界的抗争。这次抗争影响深远，而其起因则是余云岫等人提出的《废止旧医以扫除医事卫生之障碍案》，这份提案在1929年2月召开的国民政府第一届中央卫生委员会议上得以通过。提案规定了六条消灭中医的具体办法：

---

① 丁光宏.费孝通先生与我的针灸经络研究生涯 [J].群言，2022（1）：37–38.

1.处置现有旧医。由卫生部施行登记,给予执照,许其营业。旧医登记限至民国十九年(1930)底为止。

2.政府设立医事卫生训练处。凡登记之旧医,必须受训练处之补充教育,训练终结后,给予证书,享受营业之权利。至训练证书发给终了三年(1933),无此项证书者即令停业。

3.旧医研究会等纯属学术研究性质,其会员不得借此营业。

4.旧医(1929)满50岁以上,且在国内营业20年以上者,得免受补充教育,给特种营业执照,有效期以15年为限。

5.禁止登报介绍旧医。禁止非科学医学之宣传。

6.禁止成立旧医学校。[①]

1929年2月26日,上海《新闻报》首先披露此事。消息传出,全国中医界为之震动,人们热血沸腾,在全国掀起了一场声势浩大的反废止风潮,显示了空前的大团结、大觉醒。上海名中医张赞臣主办的《医界春秋》,出版号外"中医药界奋斗号",揭露废止中医的做法。经过充分酝酿后,中医药界议决筹备召开全国医药团体代表大会,会期定为3月17日。当日,全国医药团体代表大会假上海总商会会所举行开幕式。会场上悬挂着巨幅对联"提倡中医以防文化侵略,提倡中药以防经济侵略",表明人们对中医药概念的含义甚为清晰。出席大会的有江苏、浙江、安徽、江西、福建、广东、广西、湖南、湖北、四川、河南、河北、山东、山西等15个省132个团体的代表共262人。经大会议决的重要提案包括:

1.请愿问题,议决由执委会负责办理。推选谢利恒、随翰英、蒋文芳、陈存仁、张梅庵组成晋京请愿团……分别向国民党第三次

---

① 邓铁涛.中医近代史[M].广州:广东高等教育出版社,1999:282-283.

全国代表大会、国民政府、行政院、立法院、卫生部、教育部等单位请愿，要求撤销废止中医提案。

　　2.建设问题，请求中医药学校加入学校系统，准予立案，并设立各省中医药学校。

　　3.确定3月17日为中医药界大团结纪念日——国医节。①

　　当时正值召开国民党第三次代表大会，叶楚伧、李石曾、薛笃弼等要人亲自接见了请愿代表并表示慰问，迫使当时的卫生部不得不公开表示对中医并无歧视，并面允代表：该提案虽获通过，但暂不执行；改称中医为国医；同意成立"中医学社"。

　　此后为了真正增强中医药的自主权，中医药界人士决定具文呈请国民政府仿国术馆设国医馆。蒋文芳后来忆及此事，认为："所谓仿照国术馆者……实为仿照国术馆组织大纲第二条第四款，规定国医馆有管理全国中医中药事宜之权，而便另辟途径，摆脱桎梏也。"②经过多方努力，中央国医馆于1931年3月17日宣告成立，但是成立之后并未实现原来设想的管理全国中医药事宜的目的。因此，仿照国民政府制订并于1930年5月颁布的《西医条例》，制订《国医条例》被提上议事日程。实际上，《国医条例（草案）》于1933年12月25日召开的国民政府立法院第三届法制委员会第43次会议上终获通过，但被易名为《中医条例》。由于对中医的存废斗争激烈，直到1936年1月22日国民政府才正式公布《中医条例》。该条例颁布后，"中医"成为正式的法定名词。

　　据研究，1857年，英国传教士医生合信出版了《西医略论》一书，首次将来自西方的医学称为"西医"。相对应地，书中将中国的医学和医生称为"中土医学"与"中国医士"，后来简称为"中医"。由此，

---

①　邓铁涛.中医近代史［M］.广州：广东高等教育出版社，1999：285-286.

②　国医馆问题：《全国医药团体总联合会会务汇编》，铅印本1931年版，第86页。

"西医"和"中医"在晚清开始成为习用语，很多中国的文人和报刊也都采用了这种叫法。其实，"中医""西医"的称谓在清末民初的约定俗成，纯属社会出于区分的需要，大致上是对等的，并无特别的内涵①。及至民国前期以"新医""旧医"来称呼，并通过政府权力取消中医，有关论争就从学理、科学、文化、民生等问题一直上溯到历史问题，由此凸显出"中华民族"的"自觉"，这在谭延闿、陈立夫、焦易堂等于1930年5月7日提交的"设立国医馆提案"中得到证明：

> 我国医术由轩岐至今，具有四千年的历史，迭代先哲苦心研究，兼各有其特别经验，笔之于书，以传后世，故我大中华民族代以繁衍，各遂其生，得免夭札之患。现在我国提倡西医，各省分设医科专门学校，又或派遣留学（生）分赴各国，所以希望西医精粹输入我国者至殷。第以我国地广民众，而西医人才骤难培养足用，又中西医互有长短，亦有中医治愈之病而西医束手者，故中医在今仍须并行提倡，以期收普遍疗救之功。唯历代著作颇繁，综计不下五千卷，其间学有心得堪为世资者固多，而附会穿凿无裨世用者亦复不少。兹援照国术馆之例，提议设立国医馆，以科学的方法，整理中医学术及学术研究……务祈统系秩然，便于实施以昌明绝学，惠济民生。②

中华人民共和国的成立标志着中华民族的真正独立和解放。作为保障中华民族繁衍生息的中医药，也随着时代的变化逐步得到传承发展上的法律保障。如今已经颁布实施的《中医药法》对"中医药"的定义超越了狭隘的"科学"范畴，从作为其创造主体的"中华民族"来规定

---

① 郑洪.名分攸关：近代政制中的中西医称谓之争 [J].中国社会历史评论（集刊），2012，13：338–352.

② 设立国医馆原提案 [J].国医公报，1933，2（10）：9–10.

"中医药"的内涵和外延，这实际上是一种"文明的自觉"。当然，对中医药的文明自觉也经历了一个相对漫长的历史过程，这可从中华人民共和国成立之后的医政和立法情况得到反映。下面是一个粗线条的时间表，大略可见这个认识过程：

1949年11月，中央人民政府卫生部在医政处设中医科。

1953年5月，中医科改为中医处。

1954年，原卫生部正式设立中医司，管理全国中医工作。

1982年12月4日，《中华人民共和国宪法》经第五届全国人民代表大会第五次会议通过并公布施行。宪法中明确规定"国家发展医药卫生事业，发展现代医药和我国传统医药"，首次确定了中医药的宪法地位，为中医药事业的发展和中医药法制建设提供了最高的法律依据。

1985年，原卫生部党组为了从根本上解决中医药问题，向国务院提出了改革中医药管理体制的建议。

1986年1月4日，国务院第九十四次常务会议决定成立国家中医管理局。

1986年7月20日，国务院印发成立国家中医管理局的通知。

1986年12月20日，国家中医管理局正式对外办公。

1988年5月3日，国务院决定成立国家中医药管理局。

2003年4月7日，《中华人民共和国中医药条例》（国务院令第三百七十四号）公布，自2003年10月1日起施行。

2016年12月25日，《中华人民共和国中医药法》经由中华人民共和国第十二届全国人民代表大会常务委员会第二十五次会议审议通过并公布，自2017年7月1日起施行。

从整个时代来看，我国中医药事业的发展历程是与对其认知紧密相关的，其中有科学与文化的对立，也有基于史实的统一。按照形式上的理解，从1936年国民政府颁布的《中医条例》到1982年我国颁布的《中华人民共和国宪法》，中医药的发展皆从国家法律的层面得到实质性的保障。但是由于认识上存在偏差，中医药并未能够遵循其自身发展规律发展。也就是说，法律精神得不到文化精神的有力支撑。1983年，全国人大代表董建华就曾经基于宪法精神，提交了为中医药专门立法的议案，原卫生部和国家相关部门也把中医药的法制建设提上议事日程，成立中医立法的领导小组，促进中医药法制建设步入正轨。从1983年到2016年，其间经历了国内的改革开放和国际的经济全球化热潮，人们的精神和认识皆在不断发生深刻的改变，中医药也在这一历史过程中越来越显示出独特的精神价值。立法过程虽然漫长，但毕竟取得了"里程碑式"的结果。从更为宽广的视域来看，从民国元年（1912）北洋政府教育部在颁布的《医学专门学校规程》中"漏列中医"开始，到2017年《中医药法》正式实施，中医药百年来的近现代发展可以说是经受住了"炼狱般的煎熬"，其涉及面之广，影响面之大，也皆可以用认识上的"颠覆性革命"来概括。当然，从"否定"到"肯定"的过程并不平坦，而其中起到决定性作用的还是"中华民族"的"自信"和"自觉"。也就是说，中医药的自主传统在新的时期得到了中华民族精神深度觉醒的支撑。

从历史上看，"中医"一词最早出现于《汉书·艺文志》，其在"方技略"中有"有病不治，常得中医"的说法。按照"上中下"的意思去理解，这个"中医"即指水平中等的医生。在本文中，对这样的解释固然能够理解，但认识尚需要更进一步，指出为什么会"常得中医"。在《〈黄帝内经〉的原创之思》中，我对这种现象进行了学理上的分析，认为"中"即人的内在"精神"，以"四气调神"为基础，可以做到"不治"而"自治"。如果说"有病不治"是由于贫困或者地区不发达的不得已的行为，那么基于"自觉"的"中医"行为，则完全可以做到"治未病"，并进一步体现出更高水平的"自主传统"。因此，从历史文化传统上讲，中华民族精神的深度觉醒必将促进每个人的精神自觉，找回并光大一度丢失的"为己之学"。

　　通过中医药重新开启"为己之学"，这是一种"将从上古合同于道"的文明溯源行为，也是中华文明全球发展的基础工程。中华文明孕育了中医药，中医药则在全球化的时代成为中华文明的独特标识和典型代表。《庄子·天下》曾经感叹"道术将为天下裂"，即"天下"本合，只是文化和文明出了问题，致使"内圣外王之道，暗而不明，郁而不发"，同时也含蓄地给出了解决的办法，即只要"百家""往而"能"反"，做到"称神明之容"，"悲夫"则将转变为"乐处"。在此我们看到了"心为君主之官，神明出焉"论述的意义和价值，此即转"暗"为"明"之道术，所谓"心术"。扩而论之，中医药则是数千年来中国文化发展的"暗线"，其虽在"天下"，但"为而不争"，即便处于全球化的时代，依然"故我"。只是这个"为己之学"，尽管为"上帝所秘，先师传之"，随着时代的变化发展，却也在普传广宣的契机下成为每个人健康的"钥匙"。"不争"而"莫能与之争"，其在当代，中医药足以当之！

第三节　中医药的原创化与本土化

一、"原创化"以"返本"

原创不易，原创化亦然。2013年，在《中医原创学术文丛》总序中，我对为什么要从原创出发进行了系统的解释，在此录下以见思想之过程：

　　随着"自主创新"精神的深入人心，"原创"一词逐渐在我国流行开来。与输入性的和标签性的"原创"不同，中医药的源远流长及其理论、方法、实践和知识的独特性从根本上更新人们对"原创"的理解，并在开辟科技发展多样化路径的意义上，改变了以往原始性创新的"稀缺"和"薄弱"格局。因此，中医药被认为是我国最具原创潜力的理论和知识体系。更进一步说，充分发挥其原创潜力，将根本改变当今世界对中国文化的理解，并在"原创"层面上为人类的可持续发展注入新的动力。

　　当然，上述看法具有展望性质，而其实现尚待时日，至于具体需要多长时间将取决于对发展战略的顶层设计。一般来说，顶层设计是指国家层面的决策者的设计，理论上具有权威性，对全局性发展的过去、现在和未来应当拨云见日，并力求做到"万举万全"。历史的经验和教训证明，即便是顶层设计，也不可避免地存在诸多不足，带来诸多反思，故有史家"历记成败存亡祸福古今之道"（《汉书·艺文志》），从而抉发出思想文化意义上的顶层设计。就范畴来说，前者属于政治，而后者属于文化，二者相辅相成。对中医药发展来说，目前国家层面的"拨乱反正"措施已经付诸实施，扶持和促进中医药事业发展成为政府的例行职责，形势正在向好演进。但不可否认的是，如何才能更好地释放中医药的原始创新潜力仍然没有破题，此虽关乎政治范畴上的顶层设计，而更深层的原因当在于思想文化上的成果阙如。

在其他解释皆稍显苍白的情况下，我们把上述阙如的原因归结于历史发展之使然。在我国的传统文化分类中，医学属于经史子集中的子学，《黄帝内经》既被录入《道藏》，也被收录在《二十二子》中，其文化地位偏低且不在主流。及至西学体系传入，医学又被列入科学范畴，中医学的完整性几乎不复存在，其基本表现就是该门学术的原典不再享有尊崇的地位。披阅近现代诸多思想家、史学家、哲学家及文化学家的学术著作，其中少有提及中医者，即便提及，也基本上以"方技"视之，且大多抱有"废医存药"之论，其文化价值遂淹没不显。虽有廖平欲以医学接济经学，但新儒学的发展以会通西学为己任，诸家毕竟尚没有理会其用意。在有关世界科学史和医学史的著作中，中医学的分量让人同情。即便是中国医学史，技术性的框架非但限定了思想文化的进入，而且进一步使人误以为中医学的价值也只剩有技术性。因此，无论是传统还是现代，中医学的独立价值皆付诸阙如，留下了鲜明的历史印痕。

当然，大量中医"遗民"的存在也是事实，他们在内外交迫的情势下转而成为"铁杆中医"，坚信中医药具有自己独特的价值。所以然者，疗效凿凿也；其理之所以不被理解者，在于思维和认知方式不及也。至于如何才能明其理，则必曰待文化复兴而后可喻。如今，西方世界之政治、经济、军事等方面的压力已基本舒缓，但长期以来形成的心理认知习性尚赫赫俱在，如不尽快恢复并建立起自己的认知体系，使之教化如常，那么释放中医药的原创潜力仍然缺乏根基。基于上述认识，在中国医药科技出版社田原、赵中月二位中医文化学者的倡议下，我们希望能够以《中医原创学术文丛》的出版为契机，通过学术的方式向当代世界阐释中医药的自身价值。

我们观察到，尽管长期受到知识精英的误解和不公正的对待，中医药的时尚化趋势正在急剧兴起，当代社会对中医药的需求也越来越不可遏制。与社会意识相适应，学术界也认为如今已经到了凸显中医药学术价值的时期，通过从相关角度揭示中医药的原创性，中国文化即将再现其完整的精神世界。虽然此论尚待昌明，我们通过总结正反两方面的学术经验和教训，看到在与西方学术的反复辩难和融通过程中，中医药的"卓然自立"使关键性的理论难题豁然而解，也就是说，由于中西医结合带来的难题通过"自主发展"的方式而自动消解。由此我们推断，在西方文化、西方科学、西方医学、中国医学、中国科学与中国文化的序列中，中西医学成为各自文化与科学的典范，对比双方的消长趋势，中医学正是转折点，成为开启未来学术发展新视域的生力军，而开启的方式也必依赖其人文世界的原创发展。

"原创"本来是个中性词，各国文化皆然。但在目前的发展形势下，其对以自信从容的方式彰显中医药的固有价值至关重要。因为在"原创"的意义上，人们不用再耗力费神被动证明自己的合理性和合法性，所要考虑的只是如何发挥"传统"的潜能，引领"东学西渐"的风尚，开创中国文化的医学时代。因此，"原创"本是"传统"的代名词，而在这里却有解放传统的价值。如果本文丛能够促进传统的解放进程，我们自己也就被解放了。①

从上可见，中医药的原创化实质上就是回归中医药的自主传统，让人获得健康的主动权和自主权，实现对健康的自由。从自由的高度来看，

① 张超中.《黄帝内经》的原创之思 [M].北京：中国医药科技出版社，2013：总序1-2.

中医药的原创化进程就是自己的解放进程，使人在这个过程中增强自己能动利用健康资源的能力，而不是被各式各样的健康理念所迷惑。这样一来，中医药的原创化就具有两层意蕴：一是通过再现中医药的原创过程寻求其自身发展规律；二是要去除那些妨碍其按照自身规律发展的一切因素。《老子》说"为学日益，为道日损"，掌握了"损益"的辩证法，中医药原创化进程就会大大加快，建立"以中医为主，中西医并重的中国特色卫生健康模式"的目标将会为期不远，中华民族将会率先实现全民健康，享有健康自由，再创中国典范，进而真正开启中医药的全球化进程，在全球范围内推进中医药的"本土化"发展。

作为本土的原创医学，中医药是中华民族创造的中华文明的集中体现。随着中华民族复兴进程的深入拓展，对中医药的再认识提上了新的议程。其实，在当今的社会里，中医药正在被越来越多的人重新认识，并得到越来越多的社会认同和尊重。这种认同和尊重来之不易，是在经过近百年的思想、文化、理论、方法和实践的综合"现代化"之后，面向社会的健康需求表现卓越，才能因效果显著而获得这种发自内心和时代的尊重。作为一种社会现象，这种认同和尊重反映出这样一种典型的心理认知过程：从相信西医到不得已选择中医，从初识中医到为中医的疗效所折服。其实这样一个过程恰似中国社会接受西医的反过程：自从19世纪的洋务运动以来，上至达官贵人，下到黎民百姓，基本上都经历了一个从不接受西医到为西医的疗效所折服，再到信服西医科学之理的过程。《老子》认为"反者道之动"，上述这个百年之变自然有其原因，即从对西医和科学的实证信仰回到了健康和生命的自主理性。这个自主理性与科学理性并不矛盾，只是由于历史的原因，人们对二者之间的关系认识不充分，就在这个认识过程中，其在中国社会表现为传统与科学之间的不兼容，并在特定的历史条件下造成传统的衰落。我们看到，由于"不科学"，中医药的传统几乎断绝，其从业者在近百年的时间里受尽磨难，甚至痛不欲生。只是天道循环，时来运转，如今中医药的传统又被重新认识，获得新生，而这种变化背后则是深刻的时代转型和社会转型。

与这种转型相适应，无论是国内还是国外，皆出现了对于中医药原创传统的尊重现象，只是各自的表现不尽相同。对国内来说，由于中医药的传统并未真正断绝，在国家、行业和社会各层级的共同努力下，中医药正在发挥越来越多的作用，特别是在2003年的"非典"疫情和这次全球性的新型冠状病毒感染疫情中，中医药传统的强大生命力足以引起全社会的尊重，并从原创的高度深入研究中医药疗效的合理性，推进对其原创传统的认知。在这个过程中出现的"铁杆中医"现象就从心态和境界两个层面显示出中医药界维持道统并使之发扬光大的决心和信心。作为"铁杆中医"的典型代表，邓铁涛首发其端，在他的影响和带动下，全国中医药界迅速接受了这个概念，催生了各式各样的学中医，做"铁杆中医"的热潮。比如湖南长沙的中医彭坚教授总结自己的理论研究和临床经验成果，出版《我是铁杆中医》，让人一望便知其坚守中医思维的态度。最能够形象说明这一概念之初心的是邓铁涛追思会上的景象："慈祥的遗像两旁，是按照邓老遗愿写的挽联'生是中医人，死是中医魂'。邓老还嘱咐，如有横批，写'铁杆中医'。"[①]作为一位百岁医者，邓铁涛（1916年10月—2019年1月）的一生经历可谓丰富，他德高望重，不仅是因为年龄，也是因为见识和勇气。这里不过多具体介绍他的功业，而是通过他联络中医药同仁，倡议开展中医药师承教育一事稍作引申。在看到我国现代中医药高等教育体系的不足之时，他和朱良春等著名中医药学家号召于2005年在江苏南通举办首届中医药师承教育高层论坛，次年论坛移师广州，连续举办论坛，直至使这个倡议进入国家中医药高等教育体系，成为新的普遍实施的教育制度。2011年2月26

---

① 肖建喜.铁杆中医，涛声不绝——深切缅怀国医大师邓铁涛［N］.中国中医药报，2019-01-16（8）.

日，在第六届著名中医药学家学术传承高层论坛上，时任原卫生部副部长、国家中医药管理局局长王国强在讲话中指出，名老中医药专家在中医药事业的发展中发挥着不可替代的重要作用。"目前他们大多年事已高，将他们的学术思想、临床经验、医德医风传承下来并不断地加以发展创新是我们继承中医药事业、培养创新人才的重要途径。"他建议从以下四个方面努力，切实做好中医药的"师承"工作：①加强名老中医工作室建设工作，支持名老中医经验整理，学习与交流传承工作，构建老中医经验的传承平台；②探索开展中医流派的传承工作，建立一批学术中医流派工作室，全面梳理各流派的学术思想，培训中医学术流派的新一代传人；③开展老中医专家的学术经验基础工作，做好专家行医资格的认定与规范，特别是积极稳妥地开展基层老中医专家的工作，提高基层中医药人员的素质；④抓住国家教育改革的良好契机，加快探索院校教育和师承教育相结合的人才培养模式，开展院校中医药师承教育的试点工作，形成适合培养中医药人才的高等教育模式①。如今各地对中医药师承教育的创新层出不穷，极大地促进了中医药的传承发展。

中医药师承教育的目的重在传承传统理论和临床经验，这与以往的教育注重科研能力的培养是两个方向。邓铁涛曾经谈到，他的研究生在完成国家规定的教育内容毕业之后，需要再拜师和跟师学习，才能真正增强看病能力，提升临床水平。研究生教育是这样，本科教育的问题也不少，其中反映最多的是西医和英语的内容偏多，中医药经典和医古文的内容偏少，致使达不到真正培养中医药人才的教育目的。湖北的国医大师李今庸曾经作诗形容这种不堪局面："吾人生性太鲁钝，发展中医愧无能。卅年教学工作苦，培养自己掘墓人。"湖北中医药大学创建于1958年，诗中所说的三十年的教学工作，所回忆的就是国家中医药

---

① 参见http://cm.39.net/zt/2011227/1621532.html。

管理局成立前后中医药的教育现状。"培养自己掘墓人"的说法非常形象，在中医药界引起了强烈的共鸣，表达了对当今中医药教育现状感到不满又无能为力的无限伤感。事实上，中医药大学生毕业后，只有一部分从事中医药工作，另一部分改行从事西医工作，还有一些人成了中医学的否定者和反对者，这是最让这些教育工作者痛心的结果。与此相关，中医药院校、中医医院姓"中"还是姓"西"的问题也曾引起广泛讨论。就中医医院来说，其生存和发展的根本在于中医药的特色和疗效，但有些中医院依靠西医药才能保障基本收入，从而使得姓"中"还是姓"西"的问题浮现出来。

可以说，每一个中医药领域存在的问题都是历史遗留问题，近则十年、几十年、上百年，远则几百年、上千年甚至可追溯到几千年前的原创时期。在《中医药战略地位研究总报告——重新确立中医药重大战略地位》中，贾谦等人对中医药问题产生的根源进行了高度概括：

> 1840年之后，不少同胞产生了弱国心态，对西方科学顶礼膜拜，误以为中医药不科学，是旧传统；百十年来，或力图消灭中医药，或力图改造中医药，要将之"提高"到西医药的"科学"之"水平"，致使为中华民族繁衍昌盛作出五千年贡献的中医药今天处于从属地位、辅助地位。中医药面临灭顶之灾。

> 然而，西方人依据大量事实，对建立在机械唯物论基础上的西医药学提出了诸多质疑，更为迅猛增长的医疗重负而大伤脑筋，遂转向包括中医药在内的传统医学以寻求解决办法。事实上，西方科学仅是认识世界的一种方法，而非唯一方法。包括中医药在内的东方科学则是认识世界的另一种方法。

> 本报告将论述中医药今天岌岌可危的地位，以及中医药应有的重要战略地位——我国应建立以中医为主、中西医并重的医疗保健体系，方可惠及13亿国人，尤其是9亿农民，并因此将为世界树立

一个健康医疗之崭新模式，从而也就回答了"仅依靠西医药能否解决我国13亿人健康"的问题。①

这份报告所产生的影响也是历史性的，只是其中所提出的战略目标甚为高远，需要一个相当长的历史时期才能实现。"建立以中医为主、中西医并重的医疗保健体系"，其在理论上是可能的，但在现实层面则会遇到系统性的阻力。这份报告的绝大部分内容，已于2003年9月作为科技部办公厅调研室《2003年科技发展重大问题研究报告之十三》印刷上报，在上报的前言中直接点明了这份报告受到欢迎的原因，并希望科技界能够更上一层楼：

> 国家软科学研究计划支持中国科学技术信息所联合有关单位研究中医药战略地位问题，得到了中医药学界的广泛关注。区区软科学课题引起中医学界的热烈响应，究其原因有二：一、课题研究的出发点是研究中医药如何惠及13亿人民的健康，而非服务于GDP和出口创汇增长指标；二、课题的支持单位首先来自科技部，中医药学百年来渴望被"科学"承认和接纳，却一直被科学大墙所阻挡。中医学界对中医日趋式微的深深忧虑，以及科技界的偏见对中医所造成的痛苦，中医界为此进行的艰难抗争和坚韧不拔的奋斗精神，均深深地感动了课题组。邓铁涛先生等众多中医药泰斗在耄耋之年冒着生命危险救助SARS患者，并为中医药学发展亲自赴京到处呼吁，请求支持。扪心自问，科技界能否为振兴祖国传统医学作出更大努力？科技工作出发点能否以服务于13亿人民的福祉为中心？我们能否破除迷信，解放思想，树立强烈的民族自信心，力争

---

① 贾谦，等.中医战略［M］.北京：中医古籍出版社，2007：110.

在中医药学等众多领域做出开创性、革命性工作？ ①

曾经一度中医药由于"不科学"而遭受的歧视已经深深影响了一个国家和民族的潜意识，故而在历史时机成熟的条件下，"中国中医研究院"更名为"中国中医科学院"就成为一项顺理成章的国家行为，以肯定中医药的"科学性"。2005年11月19日，在中国中医研究院成立50周年之际，更名庆典大会在北京人民大会堂隆重举行。时任中国中医科学院院长曹洪欣发表致辞，道出了各方面的心声：

> 曹洪欣在致辞中说，中国中医研究院更名为中国中医科学院，是几代中国中医研究院人乃至中医药人的夙愿，也是提高中医科学地位的重大举措，充分体现了党和政府对中医药发展的高度重视，体现了各级领导对中医研究院发展的期望和新的更高要求。展望未来，他表示，虽然担子更重，责任更大，但我们有决心，有信心，在新的起跑线上，励精图治，锐意创新，认真实践"三个代表"重要思想，全面落实科学发展观，进一步加强中医药创新体系建设，充分发挥中医药的特色优势，利用现代科学技术，推进中医药现代化，为促进中医药事业的发展和全面建成小康社会作出新的贡献。②

更名之后，气象更新，但是问题仍在，这就是中医药到底是一门什么样的科学？或者医学？对此问题，贾谦等人在报告中这样界定：

> 中医药学是一门科学，是具有原创性和独创性的科学，它作为一种关于人体生命科学的知识体系，存在于西医乃至现代科学的视

① 贾谦，等.中医战略［M］.北京：中医古籍出版社，2007：109.

② 参见http://www.satcm.gov.cn/bangongshi/gongzuodongtai/2018-03-25/6529.html。

野之外……中医药学研究的对象是人而非疾病，其理论形成的基础并非物质性质的人体，而是作为生命整体的人以及人与自然的协调关系……钱学森先生于1988年在《中医通讯》上发表文章指出："中医的理论和实践，我们真正理解了、总结了以后，要影响整个现代科学技术，要引起科学革命。"①

时代改变了，认识也需要改变。同样是中医药，百年之前以引进"科学"为"革命"，百年之后则要"引起""科学"本身的"革命"，这种戏剧性的、颠覆性的、革命性的变化，正是"百年未有之大变局"在医学健康领域的真实写照。就全球范围来看，现在的医疗健康格局是以西医或者说现代医学为主，传统医学和其他方法为辅，按照贾谦等人的说法，在战略上，"我国应建立以中医为主、中西医并重的医疗保健体系"，一旦向这个战略目标稳步推进，那么根据中国稳步上升的世界影响力，全球的医疗和健康格局也将会朝着这个"中国式的格局"逐步演变。那么可以想见，中医药未来全球发展的战略空间就会急速增大。为了满足未来的全球性需求，深入研究中医药的自身发展规律及其国际传播发展规律，势必成为一项必不可少的基础性工作。

根据不同的研究角度和高度，对中医药发展和传播规律的认识自然也有差异。从大的方面来看，中医药属于中华优秀传统文化，是堪与儒道释并列而立的中国文化的"四大金刚"，因此应当基于人文学科的性质去研究和把握其自身发展规律。我们看到，伴随着近现代科学的发展和社会传播，文史哲及宗教等人文学科和体系皆发生和完成了自身的"创造性转化"，并以新的精神和姿态继续服务社会，甚至已经实现了其全球发展体系的构建，其中以基督教和佛教最为典型。与医学乃至现代科学的全球发展相比，宗教和人文的全球发展是直接以满足人的精神世

---

① 贾谦，等.中医战略[M].北京：中医古籍出版社，2007：111–112.

界的需求为目的的，这是其最突出的特征，也是其自身发展规律之最根本的规定性。通过前面章节的论述，我们看到中医药最根本的特征就在于其"精神性"，而与宗教等不同的是，中医药是"为己之学"，从其与巫术分离而独立成为医学的那一刻起，其对"精神性"的理解就不再依赖任何外在的对象，亦即"本自具足"。可以说，这是认识中医药的起点，也是研究其自身发展规律的基点。正如"治身"精神的衰变一样，人和社会都有从"具足"到"不足"的精神衰变过程，中医药的发展规律就是在认识"具足"和重返"具足"的过程中表现出来的。总的来说，中医药的自身发展规律符合人文社会科学的发展规律，单纯按照自然科学的发展规律则不足以认识中医药。

百年以来，国内也好，国外也好，人们未经深究就把中医药看作自然科学，这是至今为止未被纠正的根本性的认识误区，这也是中医药研究出现"原创悖论"的直接原因。在当代社会环境及其条件下，遽然改变这种认识势必会引起社会性的不适应，故而需要一个改变这种认识的"原创化"过程。我们看到，在相当长的一段时期内，经典学习在中医药院校内竟然不受重视，科研和教学成果的评价也是完全按照自然科学的标准执行。对任何一种具有精神传统及其谱系的文化类型来说，这是"公然"违背自身发展规律的行为。如果这种行为得不到彻底纠正，即便有一些暂时的"利益"，受到损害的也将是整个中医药行业和全球的健康事业。从另一方面来看，读经有不同的方式。目前中医药界经典教育的目的在于促进临床水平的提高，故有所谓"读经典，促临床"的提法，这是"成人""成物"而非"成己"之道，不能"成己"，则需要继续读经，直至领悟和实践"成己"之道。从理论上讲，只有"成己"，才足以"成人""成物"，才能服务到家到位，否则看似有功，也只是小功，而非大功。因此，中医药的"大功告成"，在于其跳出一般的医学范畴，进入"至人无功"的境界，让"每个人成为自己健康的第一责任人"。在中医药看来，每个人本就应该担负起自己的健康责任，做自己健康的主宰者，这是人之所以为人的最本质规定。人只有首先自律、自强、成为自己，才是为构建更美好和谐的社会贡献自己最大的力量，尽到自己最大的责任。因此，"学以成己"，这是构建健康社会最基础的教育，也是中医药经典的核心精神及其要义。近现代以来，人们多在"成物"上做文章，以至于忘记了"成己"的基础作用。当代社会对健康的普遍追求使中医药的"成己"本义得以尽显无遗，这也就是中医药"原创化"的最终目的。在这里，人文与科学合而为一，"原创悖论"自然消失，人人皆"称神明之容""尽终其天年"，中国文化"显微无间，体用一源"之"微言大义"大明于天下。如此"读经"，才可谓"返本"，读懂古人。孙思邈《备急千金要方·大医精诚第二》曾告诫"唯用心精微者，始可与言于兹矣"，又谓"学者必须博极医源，精勤不倦"，较之当下，仍如惊雷。

二、"本土化"以"开新"

2019年10月25日，全国中医药大会召开，习近平总书记作出重要指示，提出"要遵循中医药发展规律，传承精华，守正创新"。10月26日，《中共中央 国务院关于促进中医药传承创新发展的意见》（以下简称《意见》）发布，遵循中医药发展规律的精神更是贯穿始终。《意见》提出了诸多措施，如"发挥中医药在维护和促进人民健康中的独特作用""遵循中医药发展规律，规范中医医院科室设置""建立健全体现中医药特点的现代医院管理制度""建立健全符合中医药特点的中药安全、疗效评价方法和技术标准""优化基于古代经典名方、名老中医方、医疗机构制剂等具有人用经验的中药新药审评技术要求""强化中医思维培养""提高中医类专业经典课程比重""制定中医师承教育管理办法""健全符合中医药特点的医保支付方式"等，皆体现了在总结历史发展经验的基础上对中医药自身发展规律的尊重。同时，"加快构建中医药理论、人用经验和临床试验相结合的中药注册审评证据体系""围绕国家战略需求及中医药重大科学问题，建立多学科融合的科研平台"等，也体现了遵循自身规律与开放包容的一致性，特别是《意见》提出的"坚持中西医并重，打造中医药与西医药相互补充、协调发展的中国特色卫生健康发展模式"，更是我国一贯强调的"中国特色"在医疗健康领域的具体体现。

当然，在目前的发展阶段还要注意，这个"中国特色卫生健康发展模式"是以西医药为主的，如果按照贾谦等人的研究，这个模式还可以"以中医为主"。二者相比较，"以西医药为主"的"中国特色"稍弱，"以中医为主"则明显更具有"中国特色"。这样一来，"遵循中医药发展规律"就超出了现阶段的特殊意义和价值，并超出了中国的范围，具有促进未来全球性"卫生健康模式"革命的意义。事实上，国家中医药管理局政策法规司的时任司长桑滨生在2005年12月就曾经找到贾谦，希望他能够主持"遵循自身发展规律，保持中医优势特色的政策研究"课题。2008年2月11日，贾谦写下该课题研究报告的前言，其中提到他从事这项研究的"立脚点"：

> 我们课题组成立于1992年，老组长徐绍颖教授领导我们做了许多工作，把我也领入了中医战略研究领域，教给我如何进行软科学研究，他是我终生难忘的恩师。我还有另一位老师：某权威课题组。他们研究"中医在国际上的定位"，结论是：中医永远是辅助医学，永远进不了主流医学。从某种意义上说，这对我的教育更大。这使我想起列宁的一句话：忘记过去就意味着背叛。从此以后，我始终不敢忘记我们5000年辉煌的文化历史，这也成为我从事研究的立脚点。[①]

出发点一样，立脚点不一样，结论却大相径庭，事出有因，可以理

---

① 贾谦，等.中医战略：自主发展之路［M］.北京：中医古籍出版社，2022：348.

解。只是不同的结论所引导的政策，其实施效果和发展前景也是根本不同的。现在看起来，"权威"已经随着时代的改变变得不再权威，其研究结论对当前决策的参考价值也需要慎思。实际上，近百年的中医药发展历史已经提供了不遵循中医药自身发展规律的案例，而一旦与中华文化5000年的历史发展经验相比较，遵循自身发展规律，做到"守正创新"就顺理成章：

> 中医源于中华文化，我们的教育却不让学生学习中华文化，一味强调英语和西方科学知识的学习！中医是临床医学，不是实验室产物，却非要学现代医学方法做实验，让耗子点头，就是不准中医进行临床研究！中医属意会知识范畴，更适合于师徒传承和自学，却非要斥为"落后的""不可取的"人才培养方法，非要有大学文凭才能行医！中医是全科医生，讲究望闻问切四诊合参，讲究个性化治疗，却非要学现代医学划分无数科室，而且规定中医院必须要有这种设备、那种仪器（否则不能算是某级某等医院！），那些设备与中医何干？！中医中药历来不分家，硬是分成两大块管理；合格的中医必须会把自己开的汤药制成丸散膏丹，今天却"视同"（药监局法规用语）假药，中药审批全按西药标准，还知道不知道中药不等于西药？！这些违反中医自身发展规律的做法，制约了中医的发展，起到了为现代医药利益集团张目的作用。①

文化是制度之母。要遵循中医药发展规律，首先要遵循中华文化发展的规律，离开了这样一条发展的总规律，中医药的"传承精华，守正创新"就难免偏离发展正道，"中国特色"也将大大减弱。目前来看，与中医药发展规律相抵触的法律法规体系已经制度化，建立与发展规律相适

---

① 贾谦，等.中医战略：自主发展之路［M］.北京：中医古籍出版社，2022：383–384.

应的中医药管理体制和机制，其价值和意义关乎"中国特色"的强和弱，已经超出中医药行业本身。因此，以中华文化的价值理念和行为准则为指导，开启中医药发展的"原创化"进程，将会成为新发展战略的立足点。

从国内国际发展的基本趋势来看，坚定不移地推进中医药的原创化进程是一项关系全局和未来的战略决断，对此需要达成基本共识。从整体上分析，"原创化"不是对中医药的"现代化"和"科学化"的否定，而是在新的形势下对二者的超越。如今中医药的发展现状几乎全面实现了"现代化"和"科学化"，由于思维方式和认知模式的不同，中医药自身的思维方式被"遮蔽"，难以发挥其独特的时代作用。实际上，推进中医药的原创化进程，既是要凸显中医药自身的独特价值，也是要以此为契机，对中医药与各个学科之间的关系进行全面性的梳理，从而为中医药和中华文明的未来发展奠定坚实基础。在中国文化发展史上，《庄子·天下》《荀子·解蔽》《史记·论六家要旨》等都是学术意义上的著名"判教"案例，影响深远。随着佛教的传入，中国文化为之一变，经过冲突融合，佛教最后成为中国文化的有机组成部分。近世以来，西方文化与科学的传入使得中国文化受到根本性的冲击，这种冲击的效应直到现在依然非常强烈，以至于让人们忘记了这种冲击所产生的"反作用"。阿诺德·汤因比对不同文明的相遇及其相互作用，并进行了深入观察和研究，指出了"精神的反作用"所带来的"崛起"：

> 一种非暴力的反作用，一种精神的反作用，它进攻和征服的不是要塞和行省，而是心灵与头脑。这种攻击由一些新宗教的传教士来进行，这些新宗教在希腊－罗马文明用武力攻击和淹没的那些世界中崛起。①

---

① 阿诺德·汤因比.文明经受考验［M］.王毅，译.上海：上海人民出版社，2016：181.

　　对汤因比来说，精神的反作用来自新宗教的崛起，但是在中国和其他东方国家，这种情况或许不同。20世纪以来，日本的禅宗和印度的瑜伽皆曾经对西方世界产生很大的精神影响，风靡一时。目前来看，中国的太极拳和传统医学后来居上，产生的影响将会更大，且以中医药更为典型。汤因比预测到了东方的影响，认为"长期而言，印度和中国很可能会对我们西方生活产生深远得多的影响"①。正如西方对中国和全球的影响深远一样，中国对西方和全球的深远影响正是由于和西方的不同，因此影响的途径或有创新。汤因比对宗教比较重视，对医学似乎着墨不多，但是就中医药泯灭了科学与宗教的界限来看，其在未来所占有的位置远比人们的既往认知要重要得多。在本书的引言中，我们看到了汤因比和斯宾格勒对文明研究的关键结论，认为中医药的全球发展能够与之相对应，这与以往的研究相比，对中医药的自主传统的认识和研究起到了基础性的支撑作用。因此，中医药的原创化途径和方式可以多种多样，但是归根结底，坚持原创原则的宗旨还在于最终对自己的解放。只有首先解放了自己，才能让中医药的精神世界得到充分成长，使其真正成为中华文明的卓越代表，并由此获得充分的势能，开启反向的本土化进程。这种进程以全球文明的整体发展为背景，通过汤因比所说的"精神的反作用"，促进"本土"国家文明的提升和多样化发展。

　　全球化和本土化是伴生现象。在以往的学术研究和现实生活中，由于总体上受"西学东渐"的影响，本土化的意义与中国化相近，大多是指对来自西方的理论、制度、文化、产品的引进、吸收、再创新，即通过本土化的过程，使其更好地适应中国国情，为中国所用。对中医药的全球发展来说，问题、过程和目标正好反了过来，本土化是指其他国家、地区和民族对中医药的引进、吸收和再创造的过程。在以往的中医药发展战略研究特别是国际化发展战略研究中，限于时代的心态和目标的设定，基本上没

① 阿诺德·汤因比.文明经受考验［M］.王毅，译.上海：上海人民出版社，2016：183.

有触及中医药的本土化发展问题，从而在国家层面没有制定出真正指导中医药全球发展的战略和策略。因此，全面总结中医药全球发展的经验和教训，在遵循中医药自身发展规律的基础上，以文化和文明的融合和互鉴发展规律为参照，在中医药原创化的过程中，调整心态，增强自信，改变认知，才能在顶层设计的意义上开启中医药的本土化进程。

　　首先应该对我国的中医药基础及其实力抱有充分信心。在研究战略的过程中，经常会看到和听到未来国际的中医药发展会反哺国内的观点和声音。这种情况与其说是对国外中医药发展成果的肯定，毋宁说是对国内中医药的传承发展面临危机问题的反映。事实上，虽然我国中医药的发展曾数次面临生存危机，或者说是满目疮痍，但是我国中医药的整体实力还是世界上最强的，而且其创新发展活力也因为屡遭挫折而被激发出来。我国政府每年皆对中医药的发展进行统计，这里不去列举一个个详细的数据，而是从其自身发展规律来看，中医药与中华文化的密切联系决定了中国是全球的中医药"发源地"，各个国家关于中医药发展的典型案例事出有因，至今为止不存在对我国的中医药发展构成严重挑战。例如，曾经流行一种说法，即我国中药产品在国际植物药市场中所占份额仅为3%~5%，日本的中药（汉方制剂）出口占据了世界中药市场的30%甚至70%，但经过贾谦的详细调查研究，认为这是"断章取义，偷换概念"，把草药、植物药等都看作是中药的结果[①]。他确认"我国仍是中药研发、生产、应用、出口大国"，并进一步认为"要紧的是宣传中医药文化，让西方国家认识中医药，与我们的系列标准规范接轨，让中医药与西医药成为国际上平起平坐、相互补充而又不能相互取代的人类两大医疗保健体系"[②]。

　　实际上，我们从现代医学全球发展的历史经验来看，医学只是西方

①　贾谦，等.中医战略［M］.北京：中医古籍出版社，2007：49.

②　贾谦，等.中医战略［M］.北京：中医古籍出版社，2007：55.

文明全球传播发展的一个典型缩影，或者说是西方文明"溢出效应"的直接表现，其中以医疗科技创新为基础，传教士的福音传播为手段，政治、经济、文化、军事、外交为综合支撑，最后形成制度化的主流医疗体系，成为本土化的医疗健康服务的基本标准。这里的"本土化"，最重要的是与医疗健康服务相关人员的本地化，人力资源虽然是本地的，但是其所接受的观念和价值标准则是现代医学的，因而产生了全球范围内对传统医学的"废除"运动。从更基础的层面来分析，产生"废除"运动的原因是"见物不见人"，即以科学技术文明取代了以人本身为基础的传统文明。随着现代医学的深入发展，其所表现的文明形态的"溢出效应"越来越"负面"，甚至成为既得利益集团的工具。在这种趋势下，中国作为世界传统医学的大国，本应担负起更新全球健康观念、促进全球医疗改革和文明转型的历史责任。因此，应当首先建立起最充分的自信，认真了解和摸清自己的家底，才能推己及人，为未来的中医药人才的本土化教育正本清源，促进文明互鉴和共同发展。

其次，应当端正心态，正确认识和评价中医药全球发展过程中的本土化现象。这是一个非常复杂、现实却又必须面对的发展难题，即中医药一旦走出国门，其作为系统性的存在，就会有两种可能的发展方向，其一是仍然按照中医药的原创体系继续发展，其二则是与输入国自身文化相结合的本土化发展。从历史发展的规律来看，近期则以原创存在为主，远期则以本土化的存在为主。我们看到，日本的汉方医学和韩国的韩医学已经是典型的中医药本土化存在，在世界非物质文化遗产的申请和国际中医药标准的制定过程中，日本和韩国虽然经常与我国产生竞争，争夺知识产权，但从整体上分析，这是由于我国中医药全球发展的基本态势和优势尚未形成，对方利用对规则的熟悉所产生的结果。另外，近年来西方"干针"的出现也对我国中医针灸在海外的发展造成严重干扰，事实上这也可看作针灸西方化的现象，其与原创形态的中医针灸不仅原理不同，实践形态也有根本差异。因此，认清形势，正视异同，丢掉患得患失的心理，才能真正做好中医药的全球发展这篇大文章。

从文化发展与传播的规律来看，外来文化的本土化既是难以避免的现象，也是不可抗拒的趋势。佛教、基督教、伊斯兰教等宗教的全球传播是这样，中华文明的全球发展也必然发生同样的改变。从现代医学的发展来看，其在我国居于事实上的主流和统治地位，这已经是我国医疗卫生事业发展的既成格局，但是这种格局并没有改变现代医学仍然是由西方发达国家掌控"原创"话语权的基本格局。佛教的发展与之相反，其在中国和亚洲其他国家的发展反而超越其原创国家印度，并且实现了真正的本土化的创新。从性质上看，中医药在全球各国的本土化发展将类似于佛教的全球发展，其观念是中国的中医药，但是已经转化成为各具特色的本土文化表达方式。在美国、西班牙等国家，中医药的发展早已不是"中医药移民"所能控制的，其本土的中医药组织已经掌控话语权，而且中医药的本土化发展受到所在国家和地区的法律保护。这样就使得中医药的全球发展处于一种非常尴尬的局面，其在原创国不能掌控医疗健康的最高话语权，其在各国的本土化发展也与其发源地关系不大，致使中医药国际发展的战略目标失去了正当性，与此同时，和中医药相关的国际争端也不断发生。因此，能否及时调整战略目标，培养大国心态事实上成为决定中医药全球发展的首要事项。综合来看，只有坚定不移地促进中医药的原创化发展，真正呈现出中华文明的精神气象，其在全球发展过程中的本土化也是中华文明的本土化，从而避免了茫茫自失的看不清来处的本土化局面。

最后，应当以构建全球发展的大格局为目标，通过原创化与本土化相结合的长期发展，真正实现中医药造福人类社会的最终目的。从以往设定的中医药现代化和国际化战略发展的目标来看，大多是低估了中医药的原创潜力及其国际发展的复杂性，仅把中医药看作一种传统医学，而对其可能产生的对全球观念变革的影响基本上没有深究。因此，这些战略难免带有技术倾向，并使得中医药的国际发展陷入了发达国家设定的标准壁垒、法律壁垒、资格壁垒和知识产权壁垒之中。总结这些历史发展经验和教训，可以肯定的是，中医药单兵突破的路线存在很大的局限性，应当改变原有的思路，使中医药首先获得国内国际的全面理解，看到其对全球文明的转型发展可能作出的积极贡献，只有这样，才能最大限度地减少其全球发展的阻力，奠定支撑其全球发展的综合性基础。这将是一个长期的历史过程，也是中医药从远古走向未来，从中国走向世界的文明之旅。这个文明之旅的开端则是教化，通过对中医药自主传统的学习和实践，使人人皆可获得自主健康的能力，实现健康自由。

综合来看，目前中医药的国际发展与传播时有亮色，但尚未形成中医药全球发展战略的国家自觉。从历史上看，中医药在亚洲文明圈的传播和落地生根属于"文明溢出"效应，日本、朝鲜、韩国、越南、泰国等周边国家能够至诚以待，以提升本国的卫生健康水平为宗旨，迎之以归，视如珍宝。及至现代医学兴起，人心思变，包括中医药在内的传统医学在世界范围内迎来生存和发展危机，这也是西方文明溢出效应的直接体现。如今中国还是世界上最大的发展中国家，中华文明的复兴发展尚在过程之中，中医药的全球发展一方面可以看作对现代医学的有益补充，另一方面可视为对全球卫生健康秩序的重大挑战。事实上，西方发达国家并不是不欢迎中医药，从第一个将《黄帝内经》介绍到西方的波兰人卜弥格（Michel Boym，1612—1659），到认为中医药是"精确科学"的德国人满晰博（Manfred Porkert），皆能够看到中医药的价值。近些年来，旅居法国的贺霆教授研究"西学中医"现象多年，认为法国中医对《黄帝内经》等中医经典的"顶礼膜拜"，其反映的恰恰是对中国文明的敬仰和对中医药原创的理解，并且"在对中医的解读、重塑过程中，原来被本民族文化禁锢的想象力、创造力得到解放"[①]。由此可

---

① 陈林兴，吴凯，贺霆.人类学视野下的中医西传——兼谈国内中医药走向世界战略研究[J].云南中医学院学报，2014，37（1）：86-90.

见，无论在中国国内还是在西方发达国家，中医药蕴藏着巨大的潜力，一旦形成对其意义和价值的全球共识，将会受到"箪食壶浆"的隆重欢迎。从此着眼制定中医药的全球发展战略，则中华文明可兴，"天下"可定。

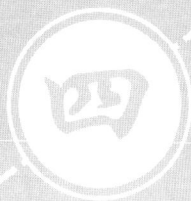

第四章

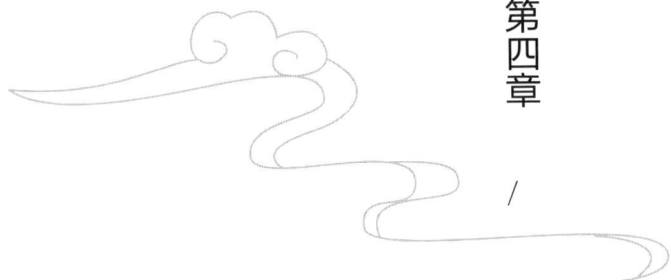

构建中医药全球教化体系

第一节 "健康自由"及其未来展望

一、改弦易辙，确立战略新基点

随着我国实行更大力度、更深层次的改革开放，中医药正在通过政府和民间渠道，并以卫生、经济、文化、科技、外交等方式不断地走向世界，这在客观上确实增进了他人对中医药的了解，或是增进了我们自身对中医药的认识。与既往相比，目前对中医药的性质及其重要性的认识越来越深入和全面，有关政策措施的制定和实施也越来越符合其自身发展规律。这里之所以用"越来越符合"的表述，是要说明有关战略和政策的制定尚有很大的发展空间，需要从中医药立身的终极性意义上来审视中医药的全球发展，找准战略基点，并且从其全球发展的整体一盘棋出发，制定切实可行的发展战略。

确定战略基点颇为不易，时代不同，基点也会有漂移。大体上看，从20世纪的改革开放初期到21世纪初期，中医药的现代化和国际化发展战略基本上是以接轨为基点，以符合西方标准和被西方发达国家所接受为依归。这个目标和导向与当时中国融入世界市场经济体系和科技创新体系的战略是一致的。从我国政策实施的历史过程及其发展现状来看，接轨战略及其相应的体制机制建设主导了中医药发展，这将从以下三个方面表现出来：

其一，西医领导中医的格局基本未变。我国的现代卫生行政体制是以促进和发展现代医学为目标建立起来的，并由此确立了西医管理中医的格局。虽然1986年在原卫生部中医司的基础上成立了国家中医药管理局，并制定了"中西医并重"的卫生工作方针，明确指出现代医学和传统医学同为主流医学，但是在行政管理方面中医药处于从属地位的格局基本未变。在这期间，也曾经有过成立"中医部"的动议，并附带有部长的推荐提名人选，但最后还是不了了之。对于这种格局，人们视之为"牧师管和尚"，看似不妥却是实情。

其二，对中医药学科的分类方式基本未变。按我国目前的学科分类，中医药学属于传统文化，但被看作自然科学，而不是同类可参的人文哲学与社会科学。与此相应，对中医药的认知路径仍然建立在现代科学与医学体系的基础上，并表现在临床、科研、教育、产业等方方面面的标准体系和评价体系中。从实行效果来看，这种认知方式看似增强了有章可循、有法可依的实证基础，却难以达到对中医药的终极性认识，认识欠缺，自然难以充分发挥其原创潜力。究其原因，其中有对科学盲目信仰的成分，也有因时代的局限对中医药的境界认识不充分的成分。从终极性的角度来看，中医药更接近于人文学科，驱使人文与科学接轨以达到对中医药的认知和转型，也许这是20世纪最为典型的人文景观。

其三，中医和西医观念上的冲突及其社会化的方式基本未变。中西医之间的"存废之争"来自观念和方法上的不同，如果去名求实，二者应当能够相辅相成。国家采取"中西医并重"的制度性安排，其本意也是为了开创"和而不同"的发展大局，但作者担心若缺乏真正的思想革命和认知上的共识，两者发展上会不会产生冲突，这种冲突在经过不同的传播方式之后，会不会演变为一般老百姓寻医问药选择上的纠结。西医主要是依靠系统性的科普教育，中医则是依靠世代相传的"非遗"文化，因此看中医还是看西医成为一道考验基本信仰的难题。信仰科学则选择西医，信仰中国传统文化则选择中医，使得本可以化解的"文明之间的冲突"在中国社会内部依然暗流涌动，成为阻碍"中国气象""中国特色"迅速生成的时代性难题。

进一步来看，在中国化解中医和西医之间的冲突既是现实问题，也是理论问题，更是全球文明的发展问题。实践说明，化解中西医之间的冲突，这在原有的格局之下难有答案，只有跳出既定的思维，构建新的发展格局，才能各得其所，共同提高，协同发展。因此，重新分析国内中西医之间的关系，则可发现从全球一盘棋的视域来看，中国医生在促进健康的自主转型、获得健康自由方面具有得天独厚的条件。应当说，在救死扶伤的基础之上，医学发展的终极目的是让人人皆可以获得健康自由，这是一个超越分歧和冲突、消解个人偏见、化解历史积怨、创建未来健康社会和健康世界的切实理想。在中国文化的宝藏中，本来就蕴含关于健康自由的丰富资源，其中又以中医药为代表。在接轨战略未取得预定目标的情况下，改弦易辙，及时调整，确定新的战略目标和战略路径，这是中医药的全球发展战略研究需要完成的基础性任务。

从我国中医药发展的现状来看，深深陷入接轨战略而不可自拔，致使人力、物力、财力空耗的现象仍然非常突出。除了发展惯性使然，认识上的茫然无定也是关键因素。佛教有"苦海无边，回头是岸"的劝诫，西汉刘向编订的《战国策》里记载的"南辕北辙"的寓言故事，虽近笑谈，其所讲述的道理则是即便称"霸"，也必有其"道"：

> 魏王欲攻邯郸。季梁闻之，中道而反，衣焦不申，头尘不去，往见王曰："今者臣来，见人于大行，方北面而持其驾，告臣曰：'我欲之楚。'臣曰：'君之楚，将奚为北面？'曰：'吾马良。'臣曰：'马虽良，此非楚之路也。'曰：'吾用多。'臣曰：'用虽多，此非楚之路也。'曰：'吾御者善。'此数者愈善，而离楚愈远耳。今王动欲成霸王，举欲信于天下，恃王国之大，兵之精锐，而攻邯郸，以广地尊名。王之动愈数，而离王愈远耳。犹至楚而北行也。"

此所谓南其辕而北其辙也。①

当前，包括中医药在内的中国文化需要获得全球认同，制定中医药的全球发展战略的目的在于促进这种认同。不可否认的是，接轨也是为了这个目的。但是，这种"舍己从人"的认同方式，其最终的结果则是失去自己，使得认同也失去意义。因此，在时代已经发生深刻变革，中医药的全球发展道路问题也需要重新抉择的关键时刻，重建中医药的意义和价值体系成为先决条件。在前面的讨论中，我们看到中医药不仅具有"为己之学"的特性，而且具有使人获得健康自由的潜力。按照前者，遵循古人"只闻来学，不闻往教"的老理，只有自己首先做到了"深根固蒂"，实现了中医药的原创化，才能在国际上传播真正的中医药文明。此势不改，中医药将难以获得发自内心的全球认同，自然也实现不了"走出去"的目标。当然，"为己之学"在当代和未来社会的意义则在于促进和获得健康自由，这是中国文化的"古今之变"，而中医药的全球发展使得这种创造性转化成为可能。

二、文明互鉴，人人享有健康自由

作为现代科技和现代医学的原创者，以欧美为主的西方国家是当代科技和医学体系的主流代表，在全球健康领域具有绝对的话语权。按照国际通用的科技和医学标准开展系统性研究，从而增强国际主流社会的认同，并以此为基础制定开拓中医药国际发展空间的战略及其政策，这是接轨论者遵循"舍己从人"的原则，促进认同的道路和方法选择。追溯当时制定接轨战略的历史条件，可以确定的是，有关认识基本上还是圈定在医学和科学的固有范围之内，以专业思维来看待中医药的国际化

---

① 左丘明，刘向.国语·战国策［M］.李维琦，标点.长沙：岳麓书社，1988：243.

发展战略。与接轨不同,铺轨论者认为中医药属于我国独有而他国所无的医学体系,是我国最具原创优势和自主知识产权的理论体系和知识体系。中医药自古即与中国文化成为一体,紧密相关,中医药的国际化应当遵循"我主人从"的原则,以增强国际社会对中医药独特性的认同为主线,制定中医药国际化的战略及其目标。与接轨相比,关于铺轨的战略在认识上有所突破,但对中医药独特性的表述尚待深入,需要进一步找到能够为其他文化理解的基本概念。

寻求这样的基本概念是可能的,这既是中国文化全球发展过程中的必要一步,也是中医药的全球发展需要解决的理论问题。在以往的战略研究中,特别是关于中医药文化的核心价值的研究中,也曾经注意到中医药与政治、经济、文化和社会等方方面面的联系,但对与其赖以存在的健康领域却深耕不够,或者说没有真正触及其中的核心问题,也就是中医药关于健康的看法对当代文化和文明的创新发展能否作出基础性贡献的问题。这是一个一体两面的核心问题,即在全球化的时代,中医药的创新发展将会对全球性的文化和文明的转型发展作出贡献,也就在这持续不断、生生不息的贡献中,中医药也终将实现自身的转型发展,并进而促进完成第三期中国文化的创新发展。把对中医药全球发展战略的研究置于文化和文明的演化之中,不仅可以开拓研究的新境界,提升研究者自身的格局,使其获得一种历史性的责任意识,自信一定会有春暖花开的时候,届时中医药的春风将带来新的精神世界与生活世界,使人乐于与之朝夕相处,彼此互融,相互创造通天彻地的健康文明,而且也将以人的自觉为基础,以对健康文明的教化为中心,逐步形成中医药的全球发展格局,即一个立足于自身文化传统、开放包容、原创化与本土化相得益彰的战略格局。

相得益彰的通俗讲法就是文明互鉴,互相成就。在现实社会中,相互帮助是常态,构建原创化与本土化相得益彰的战略格局,也是未来中医药全球发展的常态。只是因为以往的战略研究对原创性重视不够,致使中医药难以成为一面镜子，失去了互鉴的前提。另一方面，我国的西医也是本土化的西医，也难以作为原创的西医所具有的互鉴功能。在相当长的历史时期内，我国的中西医之间的总体态势不是互鉴，而是互掐，陷入了以观念来判断高低的论战之中。因此，此处所谓的原创化概念，在中医药是指需要基于其本来的文化、哲学、科学和宗教特性去理解和阐释，从而有利于释放其促进建设健康社会的理论潜力。对中国的西医来说，应当改变多年来习惯的居高临下的角色，转而成为中西医沟通的桥梁。此处所谓的"本土化"则是指全球范围内其他文化、国家和民族主体对中医药的创造性转化和创新性发展，进而呈现出中医药全球发展的多样化形态。这个概念逆转了原来以中国为本土的看法，在这个看法中，西医应当成为本土化的对象，最终成为"中国化的西医"。可惜的是，由于中医药的全球化发展处于起步和较低水平，中西医之间的文化吸收、融合与创新并未取得整体性的突破，本来应该发生的"大开大阖"至今仍然被局限于技术性的医学范畴，使得文明互鉴的道路缺少了关键性的支持。

当现实不能满足需要的时候，理想的重要性则适时凸显。中医也好，西医也好，在其原创精神中皆对健康寄予了普世性的人文关怀，并从中对生与死给予了终极性的思考。这种思考是无止境的，这从世界卫生组织关于健康定义的演变中也可看出。不可否认的是，现有的关于健康的标准主要是西医的，其与中医学的关系主要表现在对精神健康的逐渐重视之中。从上述各章的探讨中可见，中医学对精神特殊性质的研究和应用可谓登峰造极，这主要表现为其对自主传统的认识和发展。这种传统的价值是永恒的，也是能够与时俱进，完成与时代相适应的创造性转化。综合来看，基于中医药的自主传统，结合全球医学人文价值的发展方向，可以进一步推测，中医药全球发展的影响将是全方位的，这种影响通过对健康自由意义的具体阐发而逐步扩大，并由此促进全球医学的转型和发展。

目前，全球医学的转型和发展是关系每个人健康的核心问题，从以疾病为中心向以健康为中心，方向很明确，但由于路径依赖的局限性，这种转型发展尚需要借助于新路径的开拓。从这个意义上来看，中医药是一种具有革命性价值的医学，对于这种功能或者作用，单纯从现代医学专业出发的常规认知难以接受，因此需要一种基于医学又超越专业的人文精神，适时引领这种革命性的转型发展，健康自由则有望激发现代医学新的创造精神，推进其转型发展。对中医药本身来说，健康自由也为其注入一种现代精神，既符合其基于精神修养和境界的历史传统，又在这种新的解释中，超越常规的历史叙事，使得医学在整体上呈现出新的人文精神。

在自由前面冠以健康，使得人类的普遍追求具体化为通过健康这一特殊领域来实现，这是中医药的理论方法及其历史文化给予当代世界的独特贡献。如前所述，中国文化发展的医学时代正在到来，这是促进中医药复兴发展的历史契机。进一步看，中医药也已迎来难得的全球发展机遇，而要把握好和利用好这个机遇，需要夯实中医药的理论解释能力建设。我们看到，由于中医药的出现和登场，通过这一特殊的"镜鉴"，原来很多难下定论的"疑难杂症"迎刃而解，其中就包括中国文化如何与西方文化融合创新的路径和目标问题，这也是我国学术界所关心的第三期中国文化的创新发展的核心问题。陈寅恪、柳诒徵、张岱年、费孝通等学人对此都有过精辟的论述，但限于历史发展的不充分性，他们的原则性论述并没有与中医药之间产生确定性的联系，从而在一定程度上导致对问题的搁置。我们也看到，第三期中国文化的创新发展问题所要解决的不仅是中国的问题，也包括世界的问题。随着全球化的发展，特别是在美国"9·11"事件发生之后，人们对全球文明的研究更加重视，基于文明的冲突或者融合及其对世界政治格局产生的影响，当代学者已经意识到主流国际政治理论的局限性，按照赵汀阳教授的看法，这种局限性来源于"作为世界之世界（the world qua a world）尚未存在"①，与此相联系，"民族国家体系、帝国主义、争霸模式所定义的国际政治概念，正逐渐与全球化的事实失去对应性"②。赵汀阳认为，在这样一个急剧变动和需要建设性的全球化时代，中国文化的"天下体系"重新获得了理论上的原创活力，从而为未来全球政治文明的建设提供了可能的路径选择。但是，最让赵汀阳教授感到疑惑的也是这一点，亦即"天下体系"的重新构建缺乏与之相适应的明晰的现实道路，他对"新礼乐文明"由何而成的问题暂无答案。从某种意义上说，这是一个颇类似于周初"天命转移"的合法性问题。那么，通过中医药而获得健康自由，这种路径实际上是对每个人所要担负的责任意识的深度唤醒，从而为解决诸多难题提供了思想理论的资源。

健康自由赋予中医药这个本土医学以全球意义，这是中医药全球发展过程必须明确的新起点。对这种意义的解读需要去掉历史的重重和层层遮蔽，使得中医药从原来几乎日用不知的状态，一变而为指导人们更好地理解自身与世界的独特文化资源，从而让生命变得透亮。这种透亮感来之不易，看似穿透了层层迷雾，其实只是对古老智慧的回归，即了解自己就是了解世界，把握自己才能把握世界。我们相信，在面对这些问题深入思考的时候，每个人都会经历一个相当迷惑和痛苦的过程，在这个过程中所经历的心理变迁既不能避免，也是无法重新选择的人生体验。对个人是如此，对中医药来说也是如此。中医药发展所遭受的曲折和痛苦既与对西方文化和自身的认识直接相关，也与现代世界的建构和发展紧密相关。不可否认的是，西方文化的传入在中国文化和中华民族的发展历史上自有其功，与此功相比，那些"不自由"的状态可以看作是"自由"的潜伏，或者是创造能量的蓄积。如今在中华

---

① 赵汀阳.天下的当代性：世界秩序的实践与想象［M］.北京：中信出版社，2016：209.
② 赵汀阳.天下的当代性：世界秩序的实践与想象［M］.北京：中信出版社，2016：2.

民族寻求更进一步发展的新时期，中医药带给全球的健康自由不仅可使自己重获自由，更能够推动全球的新文明建设，使得人人享有健康自由。

1978年，世界卫生组织在阿拉木图召开国际初级卫生保健会议，宣布到20世纪末期"人人享有卫生保健"的目标。当时，我国创造实施的以"县乡村三级医疗体系""农村合作医疗制度""赤脚医生"为三大法宝的"中国模式"得到一致认可，被世界卫生组织作为典范向发展中国家推荐。这个模式的主要作用是仅用世界卫生总费用的1%~2%，满足了世界总人口1/4人群的基本医疗卫生需求。2010年前后，我曾经到广州从化和上海嘉定实地调研世界卫生组织初级卫生保健合作中心的发展情况，发现在改革开放之后，合作中心不仅没有创造出新的经验，原来的"中国模式"也被逐渐淡化，"卫生不公平"的现象也日渐严重。实际上，世界卫生组织在提出初级卫生保健是实现"2000年人人享有卫生保健"目标的基本途径和关键之时，尚有如下与之相配套的内涵和策略，如健康是一项基本人权、平等分配卫生资源、政府对其人民的健康责任、健康为人人、人人为健康的社会大卫生观念等。1998年，在第51届世界卫生大会上，世界卫生组织发布了《21世纪人人享有卫生保健》文件，其中强调提供最高的并能获得的健康标准是一项基本人权，这与其提出的"追求最高的健康水平是每个人的基本权利"的精神相一致。当然，按照世界卫生组织的要求，各国政府应当把健康权的保障纳入其责任和政策之中，但由于国情不同，各国所能提供的"最高的并能获得的健康标准"也自然高低不同，加之全球卫生不公平现象的存在，单纯以外在卫生资源的供给水平作为评价标准难免以偏概全，将会导致评价失真，不能如实反映卫生资源的供给水平。实际上，这种偏向在世界卫生组织实施的《传统医学发展战略》里已经表露无遗，这就是基于现代医学的评价方式难以消除对传统医学的怀疑，不能建立对传统医学的真正信心，从而导致战略失效①。这种现象也发生在对"中国模式"的解释之中，即当"赤脚医生"逐渐演变为乡村医生后，中医药的基层实践也逐渐变得"不合法"，导致"模式"不再，医改失败。就目前我国和世界范围的卫生健康发展趋势来说，医学人文精神的缺失已经成为制约卫生健康水平提升的基础性因素。为此，韩启德院士一再呼吁"医学的温度"，超越技术和服务的冰冷，这也成为中国医学界所必须面对的严峻课题②。事实上，患者在医疗服务体系中的弱势地位既有医学本身的原因，也有人文精神缺失的原因，当医学在整体上表现出高于社会基本价值的强势，那么就需要医学重新出发，也就是说，医学的原创化也就成为必然。因此，从全球卫生健康发展的角度来看，中医药的原创化也是当代医学发展的必然，即在通过外在的卫生健康资源难以确保"人人享有卫生保健"的情况下，中医药关于"健康自由"的创造性理论和实践，开创了通过内在本有的健康资源的开发而实现"人人享有卫生保健"的新路径。

从自由的高度思考健康，或从健康的角度思考自由，皆能看到中医药的独特性及其所能给当代世界作出的可能贡献。一般来说，自由是对必然规律的绝对认识和对自己的绝对把握，从此出发来看待健康和健康权，就可看见其中不仅仅是关于社会理论的建构，更基础的当是对自己的认识，即关于自己的传统及其文化决定了健康促进和实现的路径。由此可见，关于健康的传统是多样化的，其实现路径也是如此，而最为自由的路径当是个性化的，这也是中医药的自主传统及其精神所显示的，即健康及其权利既是自己的责任，也是自己的潜力，或者说健康必须依赖自己才能最终实现。另一方面，健康是一种具体的生命状态，健康自由也是通过具体的标准对"自由"的一种考验和评价。如果具体的自由理论达不到支撑健康自由的作用，那么对这种理论失效的反思应当能够

① 张超中.WHO的传统医学发展战略具有"知识缺陷"［J］.中国基础科学，2006，（3）：29-31.
② 韩启德.医学的温度［M］.北京：商务印书馆，2020：29.

开启对新理论的建构。因此，从具体的健康自由出发，可以看到中医药的理论和实践应当是一种特殊的自由理论及其实践，而这种特殊性恰恰可以观照一般性或者普遍性的不足，进而使得中医药超越医学和文化的范畴，成为独特的人文社会科学理论。

从"人人享有卫生保健"到"人人享有健康自由"，中医药为实现全球卫生健康理念的全面提升提供了"中国模式"，而这一转变的影响也将超越医学领域，进入从全球政治、经济、文化、社会等关系到每一个人未来的全面性建设之中，从而促进未来全球新文明的生成和建设。这是一个在理论上存在和在实践中可达的目标，因而也是需要依靠全球发展的顶层设计才能促进其实现的目标。当然，前途的光明和道路的曲折也是相辅相成的，如果用积极乐观的心态来面对，那么唐代常建的《题破山寺后禅院》当可以表达对未来欣欣向荣的期待：

清晨入古寺，初日照高林。
曲径通幽处，禅房花木深。
山光悦鸟性，潭影空人心。
万籁此俱寂，但余钟磬音。

第二节　中医药的全球教化与互动发展

一、教化始于识己

中医药对人和宇宙万物的认识令人惊叹，其所表现出来的理性和成熟也将使全球受益，其中的基础和原因就是对人自己的认知。中医药的理论和实践充分证明，面对每个人的独一无二性，只有尊重这种特性才能更好地使之为每个人服务，满足健康自由的愿望，实现自己的充分发展。反之，爱之适足以害之，这是《庄子·应帝王》中"浑沌之死"的故事所指出的教训：

> 南海之帝为倏，北海之帝为忽，中央之帝为浑沌。倏与忽时相与遇于浑沌之地，浑沌待之甚善。倏与忽谋报浑沌之德，曰："人皆有七窍，以视听食息，此独无有，尝试凿之。"日凿一窍，七日而浑沌死。[①]

和上述故事的精神相一致，《庄子》关于"无用之用"的阐述也同样深刻。在现代通用的学术话语中，"无用之用"常常用来代指哲学这一"百科之王"，它不属于任何一门具体学科而又无所不在。随着时代的变迁，这一曾经占据优势地位的学科已经风光不再，与之相关的全球范围内人文学科的发展之势不是逊于自然科学，就是弱于社会科学。当

---

① 陈鼓应.庄子今注今译［M］.北京：中华书局，1983：228.

代科学讲究和注重实证性和重复性，受其影响，社会科学的发展也通过这种方式增强其阐释能力，赢得话语权。由于实用性不够，文学、历史、哲学、宗教、艺术等人文科学的发展一退再退，几乎无解。斯宾格勒在其《西方的没落》中已对这种发展趋势发出预警，让人感叹他的观相学方法确实技高一筹，从西方文明的繁荣处看到衰落的迹象。从性质来看，西方文明的总体发展类似于"日凿一窍"，从"无用"中发展出具体的"用"，从一种"默会"（tacit）状态发展成为"明晰"（explicit）状态。这种以打开整体为导向的发展已然占据当今文明发展的主流地位，但是这种模式也有自己的短处，即一旦打开，则无法复原整体，从而难以获得对人自身的终极性认识，进而使得健康自由难以立基。可以说，中医药之所以能够应之而起，其所代表的正是全球人文精神的复兴。作为一门中国独有而西方阙如的学科，仅从科学的角度要求和规范中医药的发展，看不到人类文明的整体发展趋势，自然不免削足适履，难以发挥中医药的大用。

担当起促进全球人文精神复兴的大任，关键在于首先要复兴中医药的原创精神，使其作为"为己之学"的原貌为当代社会了解和熟知，为其应用和实践奠定坚实基础。一旦进入对"为己之学"的研究，当会发现这是一个直指中华文明博大精深底蕴的基础问题，也就是说，只有把"何以谓己""何以为人"的问题廓清，才能立说建制，从容教化。在我国历史上，医学似乎不是教化的主流，其作为典范者当是周公的"制礼作乐"，老子、孔子等开创的道家和儒家学派，以及佛教进入之后在我国的传承发展等。与此相联系，对神人关系、天人关系、道德伦理关系、人性、自性等问题的探讨和澄清成为教化得以开展的基础问题。我们看到，在这些圣人之前，历史文献记载了许多高尚人士，他们多是"本生""贵己"之士，从而开创和建立了"为己之学"的传统。本文把中医药学看作"为己之学"，就是因为《黄帝内经·素问·上古天真论》中的"真人""至人"等皆属于高尚人士，虽不著姓名，但其境界却是真"成己"者。明代高濂著《遵生八笺》，在最后专集《尘外遐举笺》以注明这个传统：

> 高子曰：《易》云："不事王侯，高尚其事。"《诗》云："皎皎白驹，在彼空谷。"此指遁世无闷，而独善其身者也。士君子不得志于兼济，当坚贞以全吾形，保其余年，而林皋自足，迈德弘道，而不受尘鞅，以乐其志。外是则硁硁以类沽名，嚣嚣焉心将安所用哉！故余生平景仰峻德高风，神交心与，而梦寐不置者，上录人外高隐，凡百人焉。意取或隐居以求其志，或去危以图其安，或曲避以守其道，或庇物以全其清，或垢俗避喧，或审时敛迹，大或轻天下而细万物，小或安苦节而甘贱贫，扇箕山之风，鼓洪崖之志，侃侃高论，风教后人者，咸录以尚友千古。俾后之隐草莽者，当知甘心畎亩，而道不可以斯须去身；憔悴江潭，而行不可使靡焉同俗。杖履山水，歌咏琴书，放浪形骸，狎玩鱼鸟，出虽局于一时，而处则蹈彼千仞。如是则心无所营，而神清气朗，物无容扰，而志逸身闲，养寿怡生，道岂外是？余录是编，而笺曰《尘外遐举》。①

"不事王侯，高尚其事"，这种精神代有传承，其在当代社会则应该被理解为一心一意从事崇高的事业，这样才能取得最大成就。因此，"尚友千古"不仅要学习其志向，更要看看他们到底守了什么，做了什么，否则也只是徒有虚名，不足以风教后人，为后世称道。《遵生八笺·尘外遐举笺》首录披衣，介绍如下：

> 披衣，尧时人也。尧之师曰许由，许由之师曰啮缺，问道乎披衣。披衣曰：若正汝形，一汝视，天和将至；摄汝知，一汝度，神

① 高濂.遵生八笺校注［M］.赵立勋，校注.北京：人民卫生出版社，1993：757.

将来舍。德将为汝美，道将为汝君。汝瞳焉如新生之犊，而无求其故。言未卒，啮缺睡寐。披衣大悦，行歌去之，曰：形若槁骸，心若死灰，真真实知，不以故自持，媒媒晦晦，无心而不可与谋。彼何人哉！[①]

从上可见，"为己之学"自有授受，"天和""神""德""道"等古代学术的核心概念皆是为"己（汝）"服务的。《庄子·养生主》指出："缘督以为经，可以保身，可以全生，可以养亲，可以尽年。"这说明"为己之学"的用途是多方面的，其中也包括天下的治理，即"内圣外王"之道。以往的学术观点多认为儒家和道家为"高尚其事"，各自追述其渊源，但从"为己之学"的角度来看，二者的不同多在具体的应用方面，学术传承当是殊途同归。因此可以说，"为己之学"是中国上古文明的根柢，周公、老子、孔子等只是这种学问的传承者和弘扬者，各有贡献和发展，使得中国文化的精神和格局辉映千古。我们看到，个人也好，社会也好，要获得长期稳定的发展，必须以认识自己和尊重自己为依归，这是中国文化教化之道的起点，也是礼乐文明得以建立的基础。随着礼崩乐坏的春秋时代来临，老子和孔子等通过新的教化方式，试图传承"为己之学"，改变"百姓日用而不知"的状态，但是"今之学者为人"的趋势已难以逆转，学统、道统和政统时分时合，儒道异途，或积极参与社会的公共事务，或隐入民间，进入医学，使"为己之学"不绝如缕。由此来看，中医药学的传承和复兴发展直接继承上古精神，使得"为己之学"的发展柳暗花明。化用鲁迅先生的话来说，中国文化的根柢全在于中医药，中医药的全球教化亦将使中国文化的精神大昌于世界。

---

① 高濂.遵生八笺校注［M］.赵立勋，校注.北京：人民卫生出版社，1993：758.

二、"百家"更上层楼

与经历了"千年未有之大变局"相适应，我国的传统思想文化亦当为之一变，实现与时俱进且引领未来的创造性转化和创新性发展。在这个过程中，中医药异军突起，逐渐成为中国文化发展的新主体。这一新主体不仅天然符合"既是民族的，又是世界的"这两个普遍认同的标准，又在这个通行标准之外，为当代和未来世界的发展注入了新的活力，即通过"健康"的阐释，开拓了"自由"发展的新境界。

我们看到，通过对健康自由的阐释，中医药已经转而走到学术和社会发展前沿，成为健康科学与人文的集大成者和执牛耳者。"执古之道，以御今之有"，这既是整体论的典型表现，也是通过中医药会通古今学术的基础路径。前面的讨论已经指出，整体论的核心是人，人是一切，一切是人。《易传·系辞传下》曰："天下同归而殊途，一致而百虑。"其出发点和终极归宿是人，会通古今之道的也皆是人。按照一般的常识，医学是为人服务的，为了能够更好地为人服务，医学没有边界，完全开放，使自己成为知识的集大成者。古有天文地理，今有科学人文，凡触皆可入医。为人服务，可以避近祸，得健康，为实现健康自由奠定基础，但要真正实现健康自由，不能单纯依赖外力，必须依靠自己的努力才能解脱。这个原理寓于中医药之中，也是古之学者所遵循的，只是今之学者但思"为人之学"，对"为己之学"或不知其有，或只知其有，却难以付诸实践。因此，中医药的自主传统其理甚真，其义甚高，直堪为治世之良药，在使得"人人享有健康自由"的同时，也使医者从"永无止境"的服务中解脱出来，获得健康自由。这是一个具有时代意义和历史意义的转折点，也是一个中国文化面向全球健康变革充分发挥其智慧潜力和思想远见的出发点。

中医药作为健康与自由之间的纽带，打通了中国传统思想文化创造性转化的关键节点，使其在最现实的实践层面获得了新的全球价值认同，从而使中国文化的全球发展呈现崭新局面。我们看到，在纷纭杂乱的话语权的争夺中，对健康的阐释正在成为新标准建立的基础途径。一种非常"科学"的药品或者权威的理论，一旦被发现对健康的损害或者解释超乎预期，则立马就存在走下神坛的可能。反之，即便是基于传统的理论或者传说的产品，一旦被发现其对健康存在真实的促进作用，也可能迅速成为时代风尚。受其影响，儒家、道家、佛家等中国传统文化的当代发展也大多强调其对健康的促进作用，并且在一定程度上成为大众喜爱的健康风尚。在这种风潮中，儒道释等关于健康价值的阐释尚存在依赖于对其科学价值肯定的倾向，而中医药的出现打破了长期以来习以为常的阐释模式，使得中国传统文化真正获得了不依赖科学的独立价值。因此，对一个单品来说，其兴亡悠忽，影响有限，而对中国传统文化的整体来说，由于其底蕴甚深甚厚，一旦独立发展，其影响将至大至广。可以说，中医药的独立发展将会带动和引领中国传统文化的独立发展，并在这个过程中既通过"自由"为其赋予新的时代价值，同时又通过"健康"看到其进一步发展的可能性。例如，成圣、成仙、成佛固然是不同的自由样态，但在对上述境界和信仰的具体考察中，成就者的健康状态也应该是未来影响其创新发展的特别关键的因素。也就是说，中医药与儒道释之间将会呈现一种新的互动发展的新格局，使得健康自由真正呈现出促进中国文化精神基于健康而自由发展的新境界。超越科学才能得以真正的自由发展，这是近百年来中国传统文化寻求独立发展道路的历史经验。通过与古今中外有关学术的比较研究，中医药整体性的独立发展成为新意义、新价值生成的关键，对此需要逐渐理解，学深悟透，才能逐渐看到其潜力，做到齐心协力，共同促进中国传统文化的扶摇直上，做逍遥游。

回顾我国传统思想文化的发展历程，中医药一直处于不显山不露水，却默默发挥其保障中华民族繁衍生息的不可或缺作用之地。与儒道释和诸子百家的群星灿烂相比，中医药甘于隐身其中，不与之争锋，但是就在这种不争之中的波澜不惊，使其成为集各家之长于一身的文化宝库。近世以来，在遭遇"千年未有之大变局"的过程中，中医药不再沉默，渐露峥嵘，受尽磨难，涅槃重生，既成为"打开中华文明宝库的钥匙"，又为融合西方文明、协和全球文明发展做好了思想、理论、技术、人才、经验的初步储备，期待在未来的全球发展中让"人人享有健康自由"，免于因医疗资源匮乏而带来的不平等。当然，这是一种理想状态，也正是这种理想，使得中医药成为解决困扰当代科技、卫生、文化、经济、生态等诸多系统性问题的直接方案，并为全球的文明互鉴和融合发展提供了新的角度、新的前景。可以预见，中医药必将迎来一个历史性的大发展，而这种发展所带来的全球性冲击也前所未有，只不过这种冲击不是让人心潮澎湃，而是让人重回宁静，返璞归真，与己和解，共享自由与和平。因此，中医药将会以一种让习惯于竞争的人难以理解和吃惊的方式展现自己的精神风骨，促使人们把握住自己以创造新的世界。

至今为止，人们尚习惯于以现代科学尤其是现代医学的方式理解和发展中医药，而不是以中医药的方式去理解和促进现代医学甚至是现代科学的创新和发展，其根本原因在于人们尚未认识到中医药的精神世界及其独特价值，这样既不能从中受益，也自然建立不起来对中医药的敬重。事实上，中医药思想理论的整体性、系统性、原创性、实践性及其会通性，皆建立在人对自己生命与健康的直接体验和认识之上，从而为认识和把握每个人自己的独特性提供了可行的基础性路径。对于人的独特性的研究和认识，哲学、科学、文学、艺术、宗教等各有其说，各有表现，也各有其路。但与中医药相比较，其纯粹性可以相仿，其综合性则明显以中医药为优，也就是说，纯粹性以助其独立，综合性则助其会通，从而使得中医药兼具出世和入世之能，故而能够立下单纯出世或者入世所不能立之功。纯粹可表其心志，综合可验其效能。在以往的研究、认知和影响方面，中医药多以综合性呈现，其纯粹性则隐而不彰，故而多被误解为只是经验或者经验医学，没有看到或者没有认真思考其所以能综合会通的原因。从具体理论来看，中医药的经络理论和药性理论是其纯粹性的典型表现，这是中医药区别于其他系统和医学的独特理论，把这两个理论联系起来，就可以消除药物和非药物之间的障碍，看到人与万物之间的精神沟通和亲密无间。从中国文化的发展历程来看，中医药在实践中实现了与各家之间的会通，用其所长，避其所短，在无形之中促进了各家学说的综合创新。中医药的这种历史经验和成就既是中国文化的宝贵财富，也是其所以能够全球发展的理论禀赋。我们看到，中医药实际上跨越了科学与人文，在碎片化的时代给予人一种整体上的精神意义。这种意义不是单纯的说教，而是基于健康的实证，从而使得斯宾格勒所担忧的"文明的没落"得到拯救，也使得汤因比的期待成为现实中可操作的文明的"反作用"。

在我国学术发展史上，中医药一直是中国文化综合创新的实践者、推动者和成就者，以往的研究多注重其博，忽略其约，故而多见其"杂而多端"，而不知其"精义入神"，同样具有"放之则弥六合，卷之则退藏于密"的天下精神。在中国文化的原创时期，《黄帝内经》即主张医者要"上知天文，下知地理，中知人事"，全面了解，以防偏弊。佛教传入中国之后，以唐代的孙思邈著《备急千金要方》为代表，中医药又把佛教精神及其医药纳入其中，实现了中古时期的综合创新。近世以来，在西方文化与科学逐渐传入的同时，中国社会及其思想文化也发生了以现代化为主的转型发展，促进和实现中国文化的第三次综合创新成为中国面向全球化时代发展的历史性课题。在前面的论述中曾经多次肯定中医药的作用，认为其具有真正完成这次综合创新的潜力。认定中医药的这种潜力，制定原创化与本土化相结合的全球发展战略，这将是中医药第一次由暗转明，在中西发展易势的大时代背景下，承担起促进中华文明和全球文明未来发展的综合创新重任。随着中医药战略地位的提升，这一重任就落在今天和未来的医者肩上，即对医者的要求将会越来高，其中最基本的就是建立从医学自身出发去综合裁量相关学科和知识的标准和能力。相比之下，中医药的自由裁量比西医药的科学裁量要更综合，更实际，更能发挥医者和患者的创造性潜力，从而在一定程度上深入推进了个人主义和自由主义的健康发展，使得中西文化相得益彰，共同创造出"美美与共"的文明格局。

楼宇烈教授曾经提出要建立中医药的人文标准，应用中医药的精神指导行动，建立规范。实质上，中医药的精神就是"中"的精神，按照训诂转义的看法，这种精神就是"精神"自身的精神。可以说，按照中医药理论的理解，物质世界的研究将最终指向精神世界并将由精神世界的发展来引领，中医药精神具有"不偏不倚"、无过不及的特性，这将为发挥各种精神传统的特长而避免互相冲突，提供了基于精神自身发展规律的原则性和不可突破的底线。在这个意义上，中医药的临床诊治和辨证开方则可更上层楼，转而为全球文明的未来发展提供指导性的方案。因此，对中医药的研究和学习不仅是每个人的必修课，也是制定全球未来发展指导原则的基础性思想和理论体系。

随着信息社会的到来，每个人的个性化发展既成为趋势，也使得如何真正促进和实现这种个性化发展成为未来最为严峻的挑战。在这个过程中，一步有一步的问题，整体则有整体的战略，其中的关键是在依赖法律法规等外在强制规范的辅助下，提高每个人分析和判断真与幻的能力，促进其个性自觉的实现。从历史发展的经验和教训来看，医学历来是促进社会稳定和谐发展的积极力量，平常则为人诊治疾病，促进健康，而每有战争、瘟疫等引发的社会动荡，中医药皆能创造性地给予及时的医治，之后则深藏功名，随遇而安。在这个数千年的历史发展过程中，中医药积累了非常丰富的医治经验，并且基于其自主传统，分析和判断各式各样的真真假假、虚虚实实，从而成为促进未来个性化社会发展的文化宝藏。可以预测，随着人工智能社会的深入发展和建设，中医药将超越单纯的医学领域，成为引领和平衡社会发展的中坚力量，并将成为每个人必备的基础性知识素养。为了应对未来中医药需求的爆发性增长，转变观念，解放思想，未雨绸缪，及早制定中医药全球发展战略，必将成为我国引领未来全球发展的先机。因此，加强中医药发展的顶层设计，恢复中医药作为"为己之学"的本来功能，倡导教化，承载中华文明发展新命，这是中医药作为中国文化发展的新主体必须承担的历史使命。

与以往的中医药发展战略研究相比，本研究对中医药提出了新的定位，即在古是"为己之学"，在今则是"健康自由"之学，古今相通，二者一贯。把中医药看作"为己之学"，这个定位与其成为中国文化发展的新主体是一致的，也与儒道释的内在精神转义相通。医学的职责即是服务社会，中医药作为"为己之学"，深刻改变了对这种学术存在形式的既往认知，使中国文化的综合创新得以深入推进，从而为中医药的全球发展奠定坚实基础。从论述内容上看，本研究并没有过多叙述中医药在各个国家发展的动态情况，重点阐释的是影响中医药全球发展战略格局的内外因素，力求达到确定性的认识。如今新的格局已经显现，这就是原创化与本土化相得益彰的全球发展格局。实际上，中医药的全球发展就是中华文明的全球之旅，其逻辑起点、战略基点和基础路径就是"为己之学"的新教化。"周虽旧邦，其命维新"，中医药的全球教化亦然。

三、学以成己：中医药的定性与全球定位

认定中医药是"为己之学"，以之为健康自由立基，这是中国文化返本开新的基础性路径，也是全球化时代下中华文明新风貌、新格局、新精神和新发展的具体体现。我们看到，正是坚守"为己之学"的精神，中医药在中国古代、近代和现代的发展历史上异彩纷呈，既能虚己待物，又能坚定不移；既能高蹈云端，又能脚踏实地；既能博采众长，又

能守约不失；既能独善其身，又能兼济天下。通过中医药重新看待和审视中国文化，经史子集可由之而益明，百家之学可借此益通。

首先，通过中医药而"学以成己"，其中体现了中国文化一以贯之的人文精神，这种精神恰如一把钥匙，可以用以"打开中华文明的宝库"。古往今来，人是无可替代的最宝贵的财富，也是各种文化与文明的创造者。中国文化历来认为，改变"百姓日用而不知"的状态，使之自觉、自化和自用，这是儒道释三教分别以成圣、成仙和成佛作为文化目标的真实用意。成圣、成仙和成佛，这对百姓来说是榜样，对成就者来说，也无非是"成己"而已。中国文化历来推崇真正的"成己"者，所谓"苟非其人，道不虚行"，大意是指中国文化之道也因"成己者"而开显、传播和弘扬。通过典范载道的示现和教化，普通人可以从中看见自己的潜力，坚定自己通过努力最终成就自己的信心。从历史文化现象来看，中国文化也有把"成己"之道神圣化和纯净化的"励志性"加工过程，致使后人陷入"刻舟求剑"的僵化，而对"成己"之路的多样化无从了解和实践。中医药作为"为己之学"，恰恰还原了"学以成己"的历史原貌，并从中可见中华民族始祖的盛德和功业。从历代典籍及其名称来看，中医药的《神农本草经》和《黄帝内经》分别以中华民族的两位始祖"炎""黄"命名，其中蕴藏着中华文明的原创智慧和奠基性成果，只是自古以来，人们多以神话视之，虽以"人文始祖"称之而慎终追远，但对中华医药的理解出现了本不该发生的"文化漂移"，即看重其用而轻视其本。随着时代的变迁，特别是随着西方科学价值观的引入，这种现象变本加厉，以致出现废医存药甚至医药俱废之论。事实上，如果不能恢复中医药的原创思维，中医药的大用就难以充分发挥，即便表面上受到尊重和保护，仍然掩盖不了其等同残废的真相。如今，健康是个人和社会发展的根基渐成共识，开辟促进健康的多样化路径，并最终成就自己的健康成为时代性的需求。其实，健康在任何时代都是刚需，只不过这种需求被各式各样的个人欲望和社会时尚遮蔽，而在繁华过后，健康的教化才真正显现出自己的价值。这也如同对中医药的认识一样，只有在以健康自由为最高价值的时代，才能真正体会到中医药的价值。当然，健康自由并非一蹴而就，既要学，又要"学不学"，在"学"中砥砺自己，在"不学"中成就自己。因此，"学以成己"之"学"，非死学，要活学；既要学他人，更要学自己。"成己"是自己成就自己，健康自由也是自强不息的结果。可以说，从"学以成己"的意义上理解中国文化和中华文明，言简而意赅，可谓"一以贯之"之道。中医药自此而后成为每个人打开自己健康宝库的钥匙，人将"自化"，争端亦将"自息"。

其次，从"学以成己"出发，中医药学的定性问题可由之而明。迄今为止，医学仍然被划分到自然科学，受其影响，近百年来，中医药发展的主流倾向也是如此。有人对此划分虽有不同的看法，认为医学并不是纯粹意义上的自然科学，也有人认为现代医学仍然处于经验科学的水平，但是形势比人强，从全球医学的管理来看，科学已经成为评判医学的标准。通过上述研究，我们看到中医药并非自然科学所能尽括，只有通过人文的方式才能尽其奥蕴，也就是说，中医药学是最纯粹意义上的人文学科，只有从此意义上去理解和实践，健康自由才有可能。这一定性既规定了中医药学的独立性及其独特性，也将对调整全球医学的发展方向及其方式产生根本性的影响。人类文明发展的历史经验证明，只有"成己"才足以"成物"，"成物"的终极目的也是"成己"，换句话说，人文可以统摄科学而不是相反，如果反其道而行之，科学终将失去发展方向。中医药学的近现代发展历史证明，不明本性，失去本性，将不会遵循自身规律而发展，也难以做到"传承精华，守正创新"。如今明确了中医药作为人文学科的性质，使其从自然科学的管理模式中解放出来，那么这一微调，将有可能影响甚至改变人类文明发展的方向，实现全球人文发展与科学发展的再平衡。因此，中医药的国内及其全球发展模式需要发生根本性的转变，只有首先发生自身的改变，才能实现全球的平衡发展。

再次，中医药的全球发展将促进全球文明的互通互融。在中医药国际化发展过程中遇到了认知壁垒、知识产权壁垒、技术壁垒、标准壁垒等障碍，至今大多无解。进一步来看，这些壁垒的综合作用表现为文明的壁垒，亦即文明的边界。在世界各国不断强调文化、民族、国家认同的情况下，中医药关于健康自由的思想有可能打破文明边界，促进文明间的互通互融。从理论上看，中医药的健康自由是建立在真正的个体化基础之上的，而文明之间的互通互融也是以个体作为基础的。至今为止，中医药的全球传播尚未从跨文明的高度开展系统研究，具体来说，中医药的全球发展在本质上属于文明传播，在这种传播过程中自然会发生冲突，但这种冲突最终将因实现健康自由的本土化得以化解，也就是说，中医药及中华文明关于健康自由的原创体系将被全球各地的本土文明资源予以创造性的转化，从而构建起新的和而不同的世界文明体系。我们看到，在中华文明的发展过程中，中医药能够有效地化解"文明内部的冲突"①，与儒道释等各个文化和宗教体系保持稳定的和谐关系，并且能够与各个民族的文化和宗教信仰互通互融。这些现象和经验表明，中医药具有化解文明冲突的潜力，只是这种潜力尚未得到系统研究和总结，更未付诸教化。"观乎人文，以化成天下"，如何发挥中医药的人文精神，这是关系到未来全球文明走向的基础问题。

最后，通过开展中医药"学以成己"的教育，促进未来文明健康社会的生成。自从西方发生工业革命的数百年以来，人类社会已经在工业浪潮不断冲击下做出了适应性的改变，在这个过程中，如何建设更人性的社会一直成为东西方思想家共同思考的主题。由于缺乏自己的话语权，东方思想虽然在一定时期和一定范围内引起重视并成为热潮，但这

---

① 关于"文明内部的冲突"的概念和研究，参见［德］迪特·森格哈斯所著《文明内部的冲突与世界秩序》，张文武等译，新华出版社2004年出版。

并没有根本改变其弱势地位，成为推动当代社会建构的中坚力量。这种现象也可以从另外一个角度来解释，即世界文化和文明之间的交流尚未处于均衡状态，更未上升到"人人自觉"的水平。因此，尽管中医药关于"健康自由"的思想对促进人类社会的整体繁荣价值甚大，但其在全球范围的传播和实现需要相当长的历史过程，其中最重要的是培育和培养新文明的发展主体，所谓"苟非其人，道不虚行"。至今为止，中医药的教育基本上还是遵循"学以为人"的模式，这种模式虽然实用，但难以实现健康自由。"取法乎上，仅得其中"，从实现健康自由出发，"学以成己"，才能逐渐壮大中华文明的传承者和弘扬者的队伍，通过一代又一代新人的成长，有效促进全球卫生模式从以疾病为中心向以健康为中心的转变，并最终促进全球文明的均衡交流和发展。

第三节　促进中医药全球教化的基本措施

中医药的全球发展始于教化，重在启蒙，这既是中华文明复兴发展的基础性工程，也是充分发挥各个文化与文明自身潜力，共同促进未来全球新文明构建的基本方式。与以往的中医药国际化发展战略显著不同的是，本研究提出构建中医药原创化与本土化相得益彰的战略格局，这里的原创化实际上是强基工程，在新的时代夯实中医药全球发展的基础。

我们看到，与中医药全球发展的需求相比，目前我国中医药发展的基础还较薄弱，在整体上尚未形成足以影响全球文明发展的基本态势，其具体表现就是尊重和实践中医药的社会风气尚未形成。楼宇烈先生曾经提出要建立中医药的人文标准，其意也在于发挥中医药的教化功能，促进社会风气转变，让每个人都能够从中医药的实践中受益。这种转变是可能的，只是从以科学为标准转向以人文为标准，改变百年以来养成的思维方式，打破既有的文明格局，当非一日之功，必须渐次启蒙，积聚民气，才能移风易俗，开创中华民族新的文明格局。事实上，中医药既有破局之力，又有开局之功，应当在遵循其自身发展规律的基础上，通过健康新典范的建立，促进健康文明的全球传播和人类卫生健康命运共同体的构建。

从现实基础来看，我国已经具备建设健康新典范的基本条件。从中央到地方，从科技到人文，从传统到未来，健康中国建设已经成为国家战略和民族意志，"每个人成为自己健康的第一责任人"，也成为国家战略的最终目标。因此，只要顺天应人，因势利导，中医药就能够脱颖而出，成为培养和培育"第一责任人"的启蒙学科。与其他形式和类型的

"第一责任人"不同，做自己健康的第一责任人不仅需要有意愿，更需要因地制宜，找到符合自己文化、历史、民族、宗教信仰的医学资源。在这个意义上，中医药显示出无所不在的专业性和通用性，不仅具有启蒙中华民族每个人的潜力，也能够"美人之美"，创造性地促进中华文明与其他文明的有机融合。由此可见，超越中医药仅仅作为医学的性质和限制，从"成己之学"的高度"发皇古义，融会新知"，那么，中医药将成为培养和建设"健康第一责任人"的基础性学科，因而把中医药普及到每一个人也就成为国家推进健康中国战略规划的必由之路。

把中医药普及到每一个人，不仅可行，而且可能，但这只是促进"健康第一责任人"制度建设的基础，更为重要的是提高，使中医药成为每个人的健康实践，做到身体力行。在这个层面上，外在的强制已经基本失去作用，对健康的自觉将是决定性的因素。可以说，普及可被认为是国家责任，重在公平与共享，提高则是每个人自己的责任，重在效率与自觉。因此，开展中医药的当代教化势在必行，这将是一项把中医药的普及和提高相结合，并把促进和实现每个人的"健康自觉"作为文化目标的系统工程。深入推进这一工程，首先要做好顶层设计，把这一工程定位于推进中华文明传承发展的"新礼乐文明"工程，即立足于中华文明的原创精神及其体系，回到"轴心时代"之前，重现人类精神的完整，突破后世文化的异化和伪装。只有到达这一境界，才能体会教化之初心与使命，打破后世教化之疆界，集众家教化之长而融会贯通，赋予新义。

一、制定和实施中医药全民普及计划，构建新礼乐文明

如上所述，中医药作为"成己之学"，是每个人成为自己健康的"第一责任人"都应该知悉和掌握的基本知识，把中医药的普及与中华优秀传统文化的传承发展结合起来，将会深入推进健康中国战略，促进

中华新文明建设。2016年2月，国务院印发《中医药发展战略规划纲要（2016—2030年）》，提出："推动中医药进校园、进社区、进乡村、进家庭，将中医药基础知识纳入中小学传统文化、生理卫生课程，同时充分发挥社会组织作用，形成全社会'信中医、爱中医、用中医'的浓厚氛围和共同发展中医药的良好格局。"2017年，中共中央办公厅、国务院办公厅印发了《关于实施中华优秀传统文化传承发展工程的意见》，提出："把中华优秀传统文化全方位融入思想道德教育、文化知识教育、艺术体育教育、社会实践教育各个环节，贯穿于启蒙教育、基础教育、职业教育、高等教育、继续教育各领域。"综合来看，打通中医药与中华优秀传统文化之间的联系，借鉴中华文明开启教化的历史经验，以促进健康中国建设为抓手，通过中医药全民普及计划的实施，能够推进新时代的新民事业，使民心、民风、民气焕然一新。

我们看到，在已有的中医药知识普及教育中缺乏礼的参与，致使这些知识局限于科学的范畴，难以体现或者重现这些知识的创立、传播和应用过程中的人文精神。《礼记·礼器》曰："礼也者，合于天时……合于人心，理万物者也。"礼在周代是各种社会制度的总称，举凡治国理政、观象授时、交往仪节等通称之为礼。中医药礼仪的总体精神是表达对生命和健康的敬重之心之情，由此推而广之，达到对天地万物和人类社会的"同情的理解"。在众多的中医药非物质文化遗产中，礼是其中最重要、最关键的环节，礼仪不到，人心不安，万物难为之尽用。在当代社会恢复和建立中国文化的礼乐文明，其要点仍在于"治未病"。马一浮先生对此尝在《皇汉医学序》中有如下议论：

> 人之生也，寒暑燥湿攻其外，思虑忧患贼其内。形劳则敝，神劳则竭。或形羸而神亡，或形壮而神菀。故曰"剥奔马若稿，割狡兔犹濡"，形神偏伤也。唯善养生者，尽百年之寿而不衰，应四时之气而无逆，故能疾疢不生而形神以调，是以善医者治未病。此犹礼

禁未然而刑施以后，古之道术盖有在于是者，未可以方伎①小之。②

礼乐文明是我国上古文化的结晶和集大成者，并由此奠定了中国文化的基础。中医药作为"为己之学"，远能够与礼乐文明的精神相一致，近则能够通古今之变，借助于对养生和治未病的提倡和实践，重现礼乐文明的教化精神。因此，如何在中医药全民普及的过程中主之以新礼，辅之以新事，这将是中华文明建设新课题。"山重水复疑无路，柳暗花明又一村"，中医药的普及可以跨越千古，承接中国文化的原创精神，每论及此，其乐无以复加。可以想见，随着中医药的全面普及和教化，中国文化的人文精神将随之而普及，中华文明进而将发扬光大于天下。

二、综合推进中医药系统提升工程

中医药是未来支撑中国全球发展的国家重器，需要社会各界放下恩怨，凝聚共识，齐心协力，内通外联，以心怀天下，引领时代发展为己任，尽快形成全社会支持中医药事业发展的氛围。目前，我国中医药的基础在整体上非常薄弱，尚未建立遵循自身发展规律的体制、机制，最关键的是人才匮乏，不仅储备不够，格局也不够。因此，以构建中医药原创化与本土化相结合的全球发展格局为导向，以中医药人文精神的时代化阐释为突破，系统提升中医药吸引人才、培养人才、发现人才、使用人才的能力，把中医药打造成为中国和世界未来人才的广阔天地。

近现代以来，我国人才辈出，但大多以引进、吸收和发展西学为主，相对而言，传统文化与科学颇受冷落，人才发展也不尽如人意。这种现象在佛教进入中国之后也曾经出现，以"儒门澹泊，豪杰多为方外

① 伎：同"技"。
② 马一浮.马一浮全集：第二册（上）[M].杭州：浙江古籍出版社，2013：21.

收尽"为论。据宋代志磐《佛祖统纪校注》卷四十五记载:

> 荆公王安石问文定张方平曰:"孔子去世百年生孟子,后绝无人,或有之而非醇儒。"方平曰:"岂为无人,亦有过孟子者。"安石曰:"何人?"方平曰:"马祖、汾阳、雪峰、岩头、丹霞、云门。"安石意未解。方平曰:"儒门淡薄,收拾不住,皆归释氏。"安石欣然叹服,后以语张商英,抚几赏之曰:"至哉,此论也!"[①]

就目前而言,我国的一流大学尽非中医药大学,中医药科研院校里的人才结构也不能说是中医药占优势。正如宋代理学和心学的兴起一样,中医药承中国文化的千年之变,也自当奋起,继绝学,开太平。北宋理学家程颢游定林寺时,见僧堂威仪济济,感叹"三代礼乐尽在其中",从中可见佛教已然完全中国化的气象。相比之下,科学也好,西医也好,尚未完成自己的中国化任务,其关键原因在于思维方式上的失和,难以做到"道术合一"。期望科学界和西医界能够以天下健康为己任,虚心下礼,及时补课,届时其精神气象自当洋洋洒洒,不霸而强。

在长期的中医药发展战略研究与国情调研的过程中,会遇到党中央和国务院关于扶持和发展中医药事业的精神在基层贯彻落实不到位的情况。这是一个长期存在的问题,究其根本原因,还是多年来教育缺乏对中医药传统的正确认识在执行层面的反映。国务院原副总理刘延东曾经提出中医药的五大资源优势:中医药是我国独特的卫生资源、潜力巨大的经济资源、具有原创优势的科技资源、优秀的文化资源、重要的生态资源,挖掘利用好中医药资源,具有重大现实和长远意义[②]。但是,现实

---

① 志磐,撰.释道法,校注.佛祖统纪校注(全三册)[M].上海:上海古籍出版社,2012:1091.

② 刘延东.加快中医药发展,更好服务经济社会发展大局[OL].(2014-10-30)[2024-09-10].www.gov.cn/guowuyuan/2014-10/30/content_2773206.htm.

情况却不容乐观，此即韩愈所说的千里马现象，没有伯乐，千里马也只是资源，不能成为发挥实际效用的千里马。

2018年末，我国遭遇非常严重的"非洲猪瘟"的侵袭，导致猪只存栏数量锐减。我于2019年上半年调研中兽医药防治"非洲猪瘟"的效果，发现凡是应用中兽医药的地方，损失至少可降低一半。但是至今为止，中兽医药仍然难以在养殖业中顺利推广，这种情形在我国防控新冠病毒感染的过程中也不断发生，反映出综合提升中医药系统决策和执行能力的紧迫性。从历史文化传统来看，中医药本有"上医医国"的渊源，而今又是促进全球治理的文化资源，如何改变现有的决策思维，在"科学化、民主化"的基础上，提高决策的整体化水平，这将是促进中医药和中华文明复兴发展的关键因素。

《礼记·中庸》："文武之政，布在方策。其人存，则其政举；其人亡，则其政息。"人才是事业兴旺发达的根本。之所以出现好政策无法落实的现象，还是人才出了问题。事实上，能够促进中医药事业发展的人才并不只出于中医药界，党、政、军及科技、医药、农业、文化、外交等各行各业藏龙卧虎，均能够人才辈出，对中医药事业发展作出关键性的贡献。我国原来没有佛教，及至佛教逐渐成为时尚，其人才也就源源不断。在现代科学和现代医学传入之前，我国也本无此类人才，后来人才济济，居于主流，也是时代发展之使然。如今中医药将在全球兴起，如何提前布局，顶层设计，发现和培养全球范围内促进中医药事业发展的关键人才，并能够使用好这些人才，这也是一项新的综合性、系统性的课题。

三、重点打造国家中医药原始性创新转化平台

中医药不仅是医学，也是人学和科学，是一种代表整体意识和方法的通学。在知识的终极意义上，中医药既与自然科学相通，也与人

文社会科学相通，因而能够成为促进当代跨学科、跨领域、跨行业的天然沟通桥梁。经验表明，应用中医药的整体思维，能够提升有关学科、领域和行业分析问题、解决问题的能力，特别是对生命、健康、心理、农业、生态等领域推进关键科学问题的研究能够提出创造性的解决方案。中医药的这种能力可以解释科学史上的一个著名现象，即在牛顿、爱因斯坦等划时代科学家的晚年皆有与宗教相遇的精神经历，这个现象可以理解为皈依宗教，也可以理解为在与整体的沟通中寻找解决问题的灵感。这种整体感与中医药相通，或者可以说是中医药"得神者昌"的异域表达。我国著名科学家钱学森晚年对中医药情有独钟，其初衷也是基于解决当代科学分而不合的综合难题。我们看到，寻找解决系统问题的难点在于对学科系统本身的突破，获得一种新的掌控和主宰能力，而这在中医药体系内是一以贯之的原则。他山之石，可以攻玉，中医药本来就以看不见的方式存在于各个学科之中，只要意识到其存在，从"不存在"变成"存在"，那么这本身就是已经进入了澄明之境，为改变事物和系统现状开启了源源不断的创造发明之门。

在我国文化史上，"为己之学"仿佛与科学技术的发明互相排斥，此以《庄子》关于"机械""机心"与"道将不舍"之间的关系为典型。这种排斥类似于"慧而不用"，这种"不用"，不是"不懂"，而是"深谙"和能够"驾驭"。因此，突破了这种僵化的理解，对中医药原创化的追求将会创造性地再现对天、地、人的一体化理解，从而为寻求系统集成的大健康方案提供基础路径。2006年，科技部曾经联合原卫生部和国家中医药管理局制定和实施《中医药国际科技合作规划纲要（2006—2020年）》，其初衷就是以中医药的原创性为根基，通过搭建全球科技合作平台，推进"以我为主"的国际大科学工程的研究和应用。事实上，中医药不仅是独特性的医学，能够自成体系，而且也是整体性科学，即善于把握事物的整体性，提出解决问题的整体方案和终极方案，因而其在性质上是中国科学学派的典型代表。举例来说，中药理论以药性为主干，实际上是对药物性质的整体性把握和认识，这种认识具有终极性的特征，即所谓"天不变，道亦不变"。按照中药自身的生长特性去种植、采收、加工、炮制和使用，可以传承千年而药效如新，不被淘汰，其原因就在于中医药的整体治疗思想、理论及其复方实践。相比之下，从理论性和现实性看，现代化学药物的长效性及生物药物的精准性皆不如中医药，且其对人体的毒副作用和对人类发展的长期影响并未得到合理研究和控制。进一步来看，目前各个国家和民族皆对自己的文化传承和保护给予充分重视，并尽最大努力以维护其纯粹性，但对用药习惯的改变对自己文化和民族体质的破坏性并未给予警惕，几乎处于一种"慢性中毒"的状态。因此，以中医药为代表的中国科学学派应担负起人类健康"吹哨人"的角色，真正唤醒和健全人类可持续生存和发展的意识。

从中医药发展的历史经验来看，由于缺乏对中医药的认识，致使"黄钟毁弃，瓦釜雷鸣"，表现为矜于小用，舍弃大用，本末倒置。从因果关系来看，小用则小成，大用则大成，现在则是到了大用、大成的时候。董光璧先生曾经从整体论的高度预测中医药将成为未来评价西方科学与文明的标准，他之所以这样想和这样说，因为这是在理论上和方法上皆是可以推定的存在。当初爱因斯坦提出"相对论"，只因陈义太高，只有一二知已能够理解。董光璧先生的预言也是如此，信者以为这是中国科学和中华文明的历史性机遇，疑惑者碍于他在我国和东亚科学思想史研究领域中的权威地位，也并没有明确表示反对。因此十几年过去了，这一推定在我国科技界和中医药界应者寥寥，引起的反响仅限于几个人而已。如今在"百年未有之大变局"的情势下再次审视董光璧先生的预言，当可发现他所认定的中医药标准的意义还是对人的重新发现和肯定。在整体论的意义上，人的文化和文明属性直接影响科技的发展方向，改变了"科技中性"的认识及其发展路径。这一改变对全球科技的创新发展及其治理将产生根本性的影响，即一旦把人真正纳入科技体系自身而不是仅限于目前的转化和服务体系的时候，科技才能真正是为人的，而不是被各种利益所驱使的。在这种观念下，我们曾经提出过"构建全球健康高速公路"①和"构建全球疫情预报体系"②的建议，认为有其道，则必有其路，一旦走的人多了，没路也会走出路来。

综合来看，时代的发展变化确实为中医药在全球大展宏图提供了历史性机遇。从性质上看，整体论本来就善于把握和解决全球性问题，这是中医药脱贫解困的康庄大道。中医药或许不善于解决和回答现代医学提出的问题，但一定善于解决关系全球可持续发展的问题。中医药保障了中华民族的繁衍生息，在其五千多年的历史发展过程中蕴藏着可持续健康发展的智慧，通过中医药而获得这种智慧，这是中国科学家和医学家的独特优势。可以预见，建立国家转化平台，一旦把中医药和中华文明的历史优势转化为每个人现实的创造优势，一定能够助力中华民族的复兴发展。

四、以文明溢出效应为基础，构建中医药全球教化体系

至今为止，中医药的全球发展仍然处于探路阶段，存在各式各样的认识及其相应的路径。相比之下，贾谦先生的看法最具代表性和可行性：

中医药走向世界是必然的，但真正走向世界不是今天，而是当我们真正强大起来之后。现在可以为外国培养一大批亲中医药派，并到国外创办示范中医院，显示疗效，以医带药。再有20年的安

---

① 张超中.中医学：健康时代及其顶层设计［J］.中国软科学，2015，（07）：52-58.
② 张超中，吴克峰.发挥中医理论优势，构建全球疫情预报体系［N］.中国中医药报，2020-09-23（8）.

定团结，以及中医药在中国真正弘扬起来，届时走向世界，就顺理成章了。①

　　"中医药在中国真正弘扬起来"，这句话初看起来有些矛盾，但这是一句非常实事求是的话，表明中医药在中国的发展尚存在诸多理论和现实问题，使得中医药不能挺直腰杆，扬眉吐气。目前，从历史到现实，从理论到实践，从国内到全球，从个人到社会，弘扬和发展中医药都应当成为一种匹夫有责的自觉行为，亦即做自己健康的"第一责任人"应当成为一种个人自觉，进而促进全球的共同自觉，为构建全球人类卫生健康命运共同体奠定坚实基础。

　　这种责任意识和自觉意识的启蒙、培育、建立和传播既是建设未来健康社会的基础，也是使中医药真正弘扬起来的关键。近百年来，中医药饱受怀疑、指责、改造、曲解之苦，磨难重重，论者以为中医药是"封建的""迷信的""传统落后的"等与自己无关的"旧医学"，故而对中医药"施以重刑"，理由"充分"而"正当"，即便眼见其传统衰落、人才凋零、精神沉郁、流落社会，不以为忧，反而窃以为喜，认为"功不可没"，自当"流芳"。及其"自觉"认识到中医药不外于己，看轻中医药就是贬低自己，打击中医药就是自掘坟墓，解放中医药就是解放自己的时候，我们相信个人和社会的文明意识及其行为水平皆会大幅度提升。如能"吾日三省吾身"，对中医药做到"每日一善"，那么日积月累，"岁计有余"，对中医药的"生态补水"就会大见成效，中医药的文明溢出也将指日可待。

　　从历史到当代，中医药的知识溢出、技术溢出现象不断出现，但是归根结底，上述现象皆应看作文明溢出的一部分，只是人们尚不自觉而已。隋代的杨上善曾作《黄帝内经太素》，此书后来在国内失传，至清

---

① 贾谦，等.中医战略［M］.北京：中医古籍出版社，2007：81.

第四章　构建中医药全球教化体系

末杨守敬出使日本，在仁和寺发现旧本后传回国内，此为溢出之一例。《灵枢经》也曾在国内失传，宋元祐七年（1092）苏东坡接待朝鲜奉还此经的来使，当为溢出之又一例。日本的《医心方》和朝鲜的《东医宝鉴》大量引用中医药典籍，说明本土化的中医药已经成为输入国文明的一部分。2016年10月，由郑金生主编的《海外中医珍善本古籍丛刊》（全403册）出版，表明"不仅'礼失求诸野'，古籍佚失也可求诸邻"①，这是文明溢出现象的集中表现。我们看到，相对于唐宋以来自发性的中医药文明溢出，目前中医药的全球性文明溢出表现出新的特点，即要首先实现其创造主体高度的文明自觉，其中既需要国家自觉，民族自觉，更需要每个人的个人自觉。

综合来看，这将是一个中华民族创造新的文明并造福全球健康的历史过程。只是按照目前国内的中医药发展的文明水平，中医药尚不足以以文明溢出的方式走向世界，服务人类健康。虽然从性质上讲，中医药是中华文明最综合最集中的体现，并有可能成为未来全球文明发展的新标准，但是中医药的这种性质、特征、优势及其实践尚未在精神、物质、制度、文化等所构成的文明体系中得到充分体现，或者说，中医药尚未成为中华新文明建设的基础资源，也未能成为每一个中国人自觉文明行为的标识。因此，中医药的全球发展需要一个相当长时期的休养生息过程，这也是一个养势的过程，使其达到学术昌明、制度完备、人才济济、气象沛然的文明兴盛阶段，届时不须奋力推介，全球自当接踵而至，接受中华新文明的洗礼。论者或以为这种推测太过乐观，且难免自视甚高，自欺以欺人，殊不知中医药作为"为己之学"，早已经破除这些玄幻，"止于至善"，进入了"自知之明"的"神明"境界。

未来的社会可以拒绝霸道，但不可以拒绝文明。贺霆教授通过人类

---

① 杜羽.筚路蓝缕，传本扬学——《海外中医珍善本古籍丛刊》主编郑金生谈海外访书 [N].光明日报，2016–11–29（04）.

学的研究方式认识到，在西方文明占据世界主导地位的法国，通过对中医药的解读和重塑，可以增强西方社会的文明活力，推而广之，亦能够增强其他社会和民族的文明活力。其研究对象虽是小众，但其意义却具有普遍性，即中医药的全球发展能够有助于全球文明活力的普遍提升，其价值已经远远超出经济利益的范畴。2005年，杨煦生教授在《读书》杂志发表了《世界失魅，中医何为？》的文章，作为与同期发表的篇首文章《中医的传统与出路》的互动，其中作者既为中医药的世界性而自豪，又为其不堪大用的现实而忧虑[①]。因此，全球发展中医药首先要练好内功；其次才是其全球教化体系的构建，这就是中医药的原创化与本土化相得益彰的战略格局。提升各个文明的发展创造能力，促进各个国家、民族和社会对中医药的自觉，实现中医药的本土化发展，这是一个崭新的课题，也是有赖于中华民族身体力行，为全球作出健康文明新典范的课题。通过健康开拓中华文明的全球发展道路，进而协和万邦，这是中医药全球教化的历史责任及其时代赋予的使命。

"文明天下，匹夫有责。"每个人的健康自由既是文明的目标，也是中医药的全球发展及其教化的有机组成部分。认识自己，学以成己，中医药之心，真可谓"虚室生白，吉祥止止"。

---

① 杨煦生.世界失魅，中医何为 [J].读书，2005，（9）：26-34.

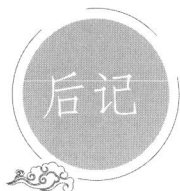

《中医药的全球教化》即将出版，这是国家社会科学基金项目"我国中医药全球发展的战略格局与路径研究"（批准号：17BGJ003）的研究成果。作为该项目的主持人，我感到欣慰。

"西学东渐"以来，中国文化为之一变。在以往的研究中，人们大多注重研究儒道释等中华优秀传统文化的因应和变化之道，而对中医药有所忽视，没有观察到其将成为中国文化的新主体。本书即基于这个认识而立论，对古今之变和时代之变提出了自己的看法，其要有三：中医药是"为己之学"，是中国文化的评价标准，是西方文明的接引者、转化者和提升者。从此着眼，中医药全球发展的战略格局及其路径或能破题。识者以为"全球教化"或会带来不适感，诸君若能"觉悟"其"自化"之义，允当会心。

自从走上学术研究的道路，我对中医药就情有独钟，从博士、博士后的研究主题直到如今的思考对象，中医药可谓"须臾不可离"，其中甘苦，惟堪自知。今年八月，我与朋友去甘肃参访，偶得一诗，似成写照：

> 四围知寒内经存，迷云走池断古意。
>
> 青波不照聚来时，引通上下梦圆归。

也是因为中医药研究的机缘，我得以向众师长请教，他们为人正直，治学严谨，诸多高见在书中时有介绍和引述。杨煦生、杨金生、张立平、张小敏、张刚、杜艳艳、谷峻战、肖格格、袁芳等先后进入项目组，大家共同切磋琢磨，美美与共，才有拙作之成。2019年8月，项目组在京召开"中医药的全球教化"学术研讨会，董光璧、梁秉中、刘铜华、肖诗鹰、朱海东、厉将斌、杨宇洋、吴克峰、邱凤侠、程旺等专家学者与项目组同仁一起，分别从正反两方面深入探讨中医药全球教化的必要性、可能性，智者之言，启人迷思，今特致谢。诸国本先生和王树人先生思维不衰，虽皆已年近九旬，仍欣然赐序，令人感佩。李秀明、高欣、史原朋、崔正山、金寒芽、鄢洁、李毅峰、张华豹等出版界和文化界的朋友，真诚相助，使本书得以顺利出版。诸君之功，神明鉴之！

张超中写于癸卯年冬月十九日